HEYNE

W0195232

dr. ulrich
strunz

die neue diät

Impressum

4. Auflage
Originalausgabe

in der Verlagsgruppe Random House GmbH
www.heyne.de

Redaktion: Nicola von Otto, Text & Form, München
Layout: Katharina Schweissguth, München
Coverdesign: Martina Eisele, Grafik-Design, München
Satz und Lithos: Buch-Werkstatt GmbH, Bad Aibling
Druck und Verarbeitung: OAN, Zwenkau

Printed in Germany
Gedruckt auf chlor- und säurefreiem Papier

ISBN: 978-3-453-12093-8

Danksagung

Mein herzlicher Dank gilt Marion Grillparzer für ihre ausdauernde und unermüdliche Hilfe sowie Holle Bartosch und Martina Kittler.

Haftungsausschluss

Die Ratschläge in diesem Buch sind vom Autor und vom Verlag sorgfältig erwogen und geprüft. Sie bieten jedoch keinen Ersatz für kompetenten medizinischen Rat. Jede Leserin und jeder Leser ist für sein eigenes Handeln selbst verantwortlich. Alle Angaben in diesem Buch erfolgen daher ohne jegliche Gewährleistung oder Garantie seitens des Autors und des Verlages. Eine Haftung des Autors bzw. des Verlages und seiner Beauftragten für Personen-, Sach- und Vermögensschäden ist ausgeschlossen.

Bildnachweis

Boxler, Frank: 99, 116, 130, 154, 159 li., 159 re., 160 li., 160 re., 162, 163 li., 163 re., 164 li., 164 re., 165 li., 165 re., 166 li., 166 re., 167 li., 167 re., 168, 169 li o, 169 li u, 169 re., 170 li., 170 re., 171 li., 171 re., 172 li., 172 re., 173 li., 173 re., 174, 175 li o, 175 li u, 175 re., 176 li o, 176 li u, 176 re., 177 li. o, 177 li u, 177 re., 178 li o, 178 li u, 178 re o, 178 re u, 179 li , 179 re.; **Buch-Werkstatt GmbH:** 13, 18, 20, 24, 30, 32, 34, 35, 36, 42, 52, 58, 60, 61, 68, 73, 76, 77, 79 re., 80, 81, 83, 84, 85, 88, 90, 92, 96, 97, 104, 110, 112, 115, 118, 120, 123, 124, 126, 128, 129, 136, 138, 140, 143, 144, 146, 147, 148, 150, 152, 153, 155, 156, 157, 158, 180, 182, 184, 186, 188, 189, 191, 192, 195, 196, 200; **Corbis, Düsseldorf:** 21 (RNT Productions), 47 (Michael Keller), 193; **IFA-Bilderteam, Taufkirchen:** 108 (Alexandre), 121 (Int. Stock.); **illuscope:** 16, 98; **Mauritius:** 38, 190; **Photo Bauer, Roth:** 8, 204, U4; **Plewinsky, Antje:** 64; **Stockfood, München:** 12 (Maximilian Stock LTD), 33 re. (Karl Newedel), 33 li. (Mich Rock), 49 (Eising Susie), 51 (Food Photogr. Eising), 54 (Uwe Bender), 66 (Brauner Michael), 70 (Harry Bischof), 75 (Daimling-Ostrinsky), 79 li. (Antje Plewinsky), 82 (Ian Garlick), 87 (Ellert L.); **Superbild:** 102; **Tony Stone (Sean Murphy):** 39; **Vogel, Norbert:** 26, 28; **Winkler, Jörg:** 106; **Zefa, Düsseldorf:** 10 (Creasource), 14 (Creasource), 94 (M. Keller), 198 (Grace), 199 (M. Thomsen), 202 (M. Keller)

dr. ulrich
strunz

die neue diät

fit und schlank durch metabolic power

+++ schlank und fit für immer +++
+++ das geheimnis der enzymrevolution +++
+++ maximale fettverbrennung sofort +++

HEYNE <

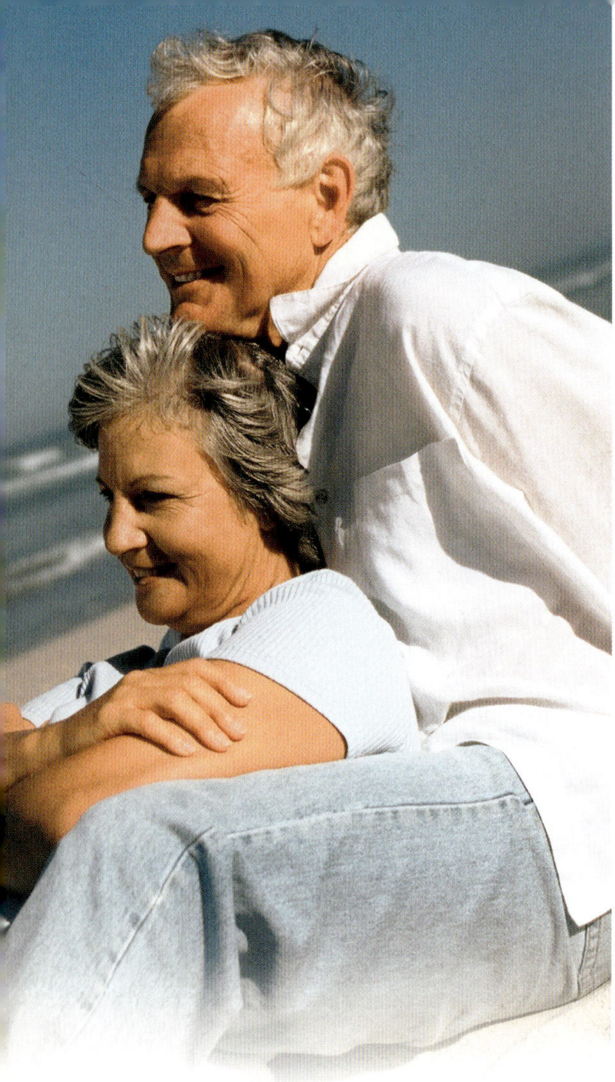

inhalt

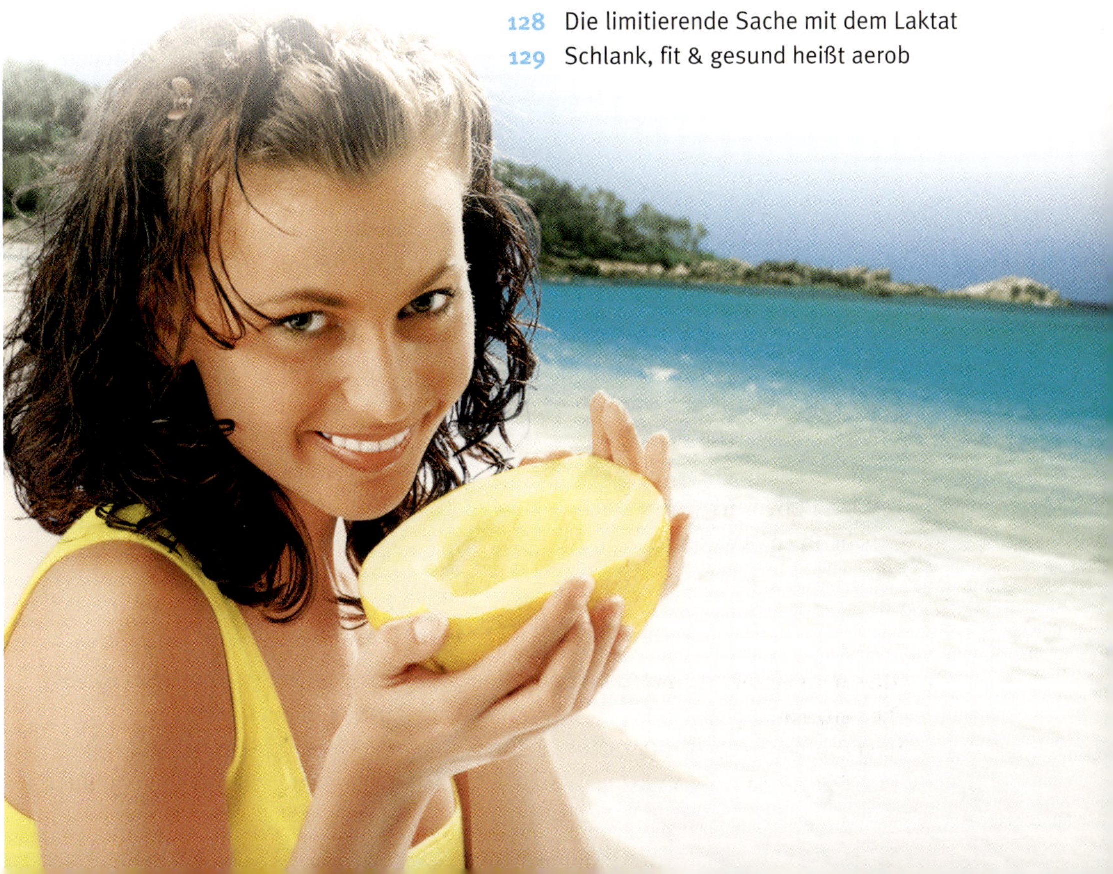

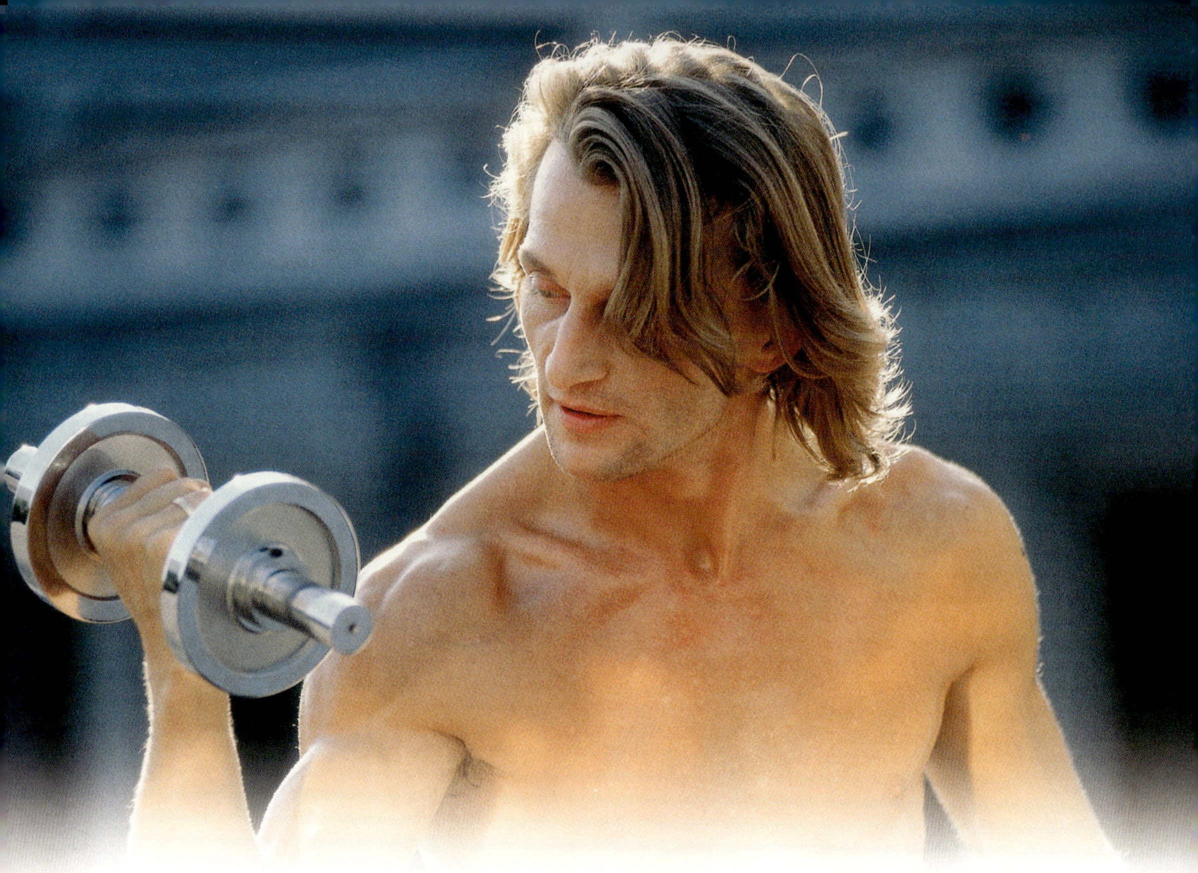

inhalt

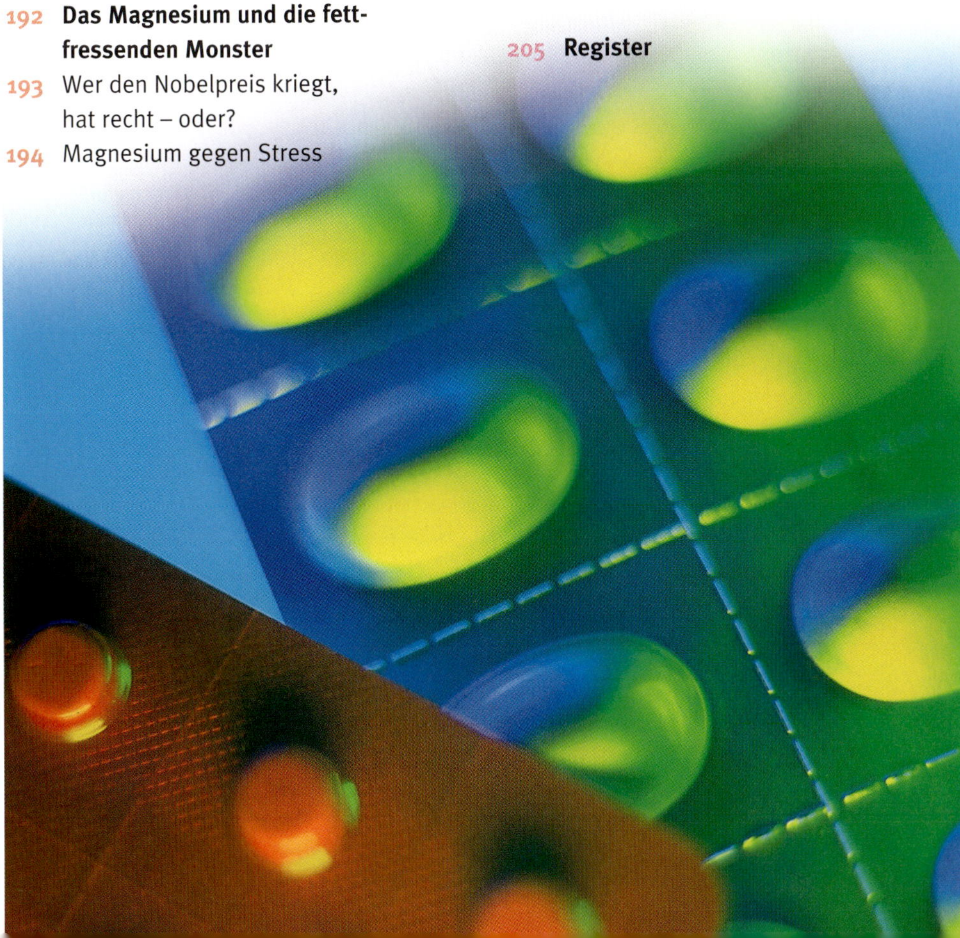

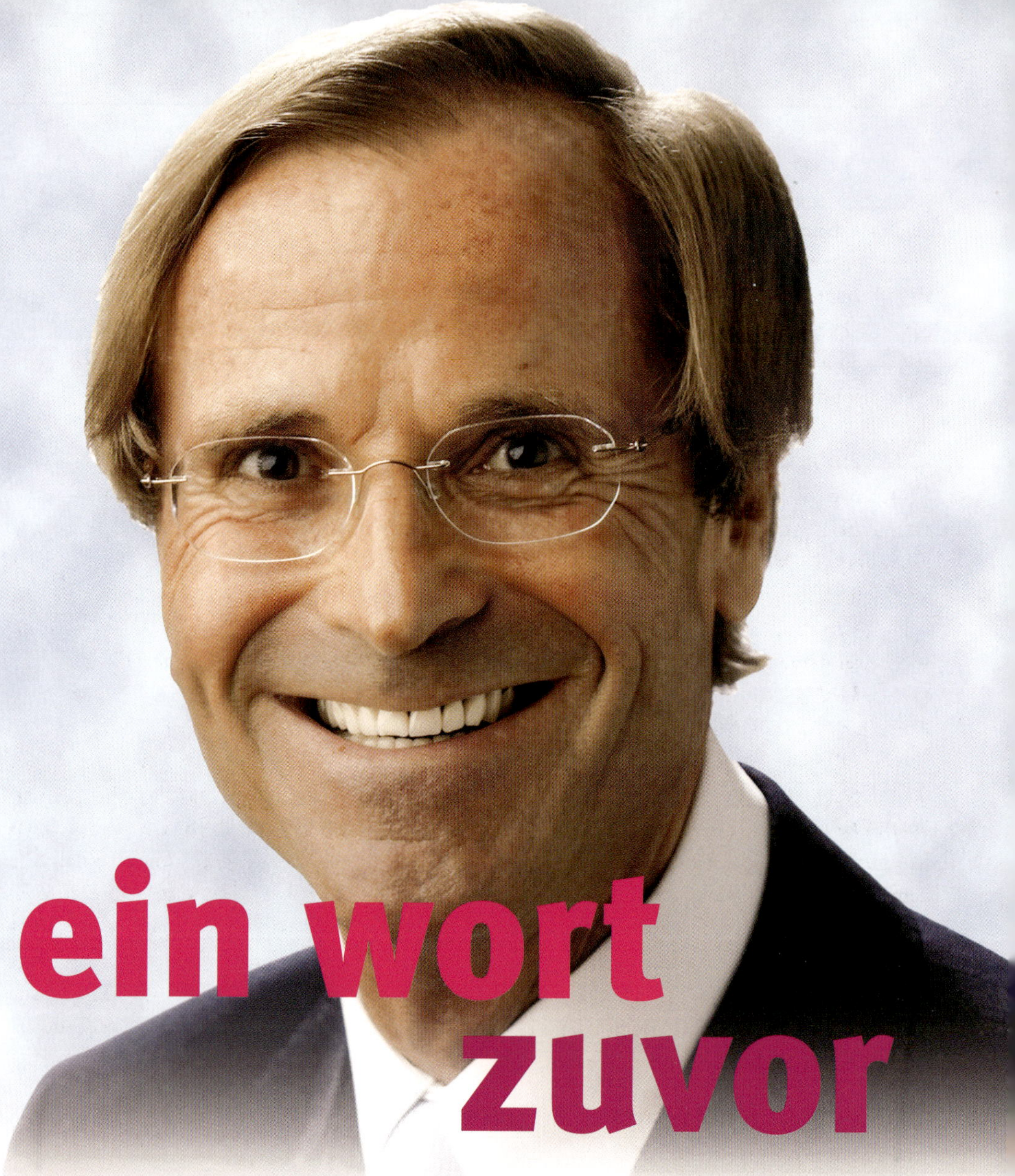

ein wort zuvor

Wo und wie wird man schlank? Ich sag's Ihnen: in der Fettzelle. Und nur dort. Bloß: Der Weg dorthin, der Weg zum Ziel führt über den Muskel, geht über das Blut – und über den Kopf. Und wieso Enzyme? Das sind kleine Arbeiter in Ihrem Stoffwechsel, die dafür sorgen, dass Sie Fett verbrennen – oder Zucker. Wenn Sie dick sind, haben Sie viele Enzyme, die leider das Falsche, den Zucker, verbrennen – und nur wenige Enzyme, die sich an Ihre Fettpölsterchen machen. Und noch weniger Enzyme, die Sie jung halten. Sie können gar nicht abnehmen. Ein unerbittliches biochemisches Gesetz. Das wollen Sie ändern. Und werden es auch. Mit diesem Buch. Mit der Enzymrevolution. Diese wird Ihren Stoffwechsel umkrempeln, sodass er für Sie arbeitet, schuftet – und das ist Metabolic Power. Zu Deutsch: Stoffwechselkraft.

Die Enzymrevolution

Revolution kommt von revolvere. Und heißt nichts anderes als „umkehren«. Sie krempeln also die Biochemie Ihres Körpers um. Werden vom

Zuckerverbrenner zum Fettverbrenner. Und haben plötzlich lauter kleine aktive Lipasen, die Fett abbauen, lauter fröhlich aktive Sirtuine, die Sie jung halten. Um mal zwei der Enzyme beim Namen zu nennen. Und was Sie dazu tun sollten, sieht schon mal vorweggenommen so aus:

1 Enzyme erziehen

Sie legen den Schalter um, Ihren Stoffwechselschalter, erziehen Ihre Mitochondrien, die kleinen Energiekraftwerke im Muskel, ihre Energie lieber aus dem Fett als aus dem Zucker zu holen – lassen endlich die schlafenden Stoffwechselarbeiter namens Enzyme aktiv werden. Auch nachts. Und wie legt man den Schalter um? Indem Sie all das nicht essen, was die fettverbrennenden Enzyme bremst. Nämlich schnelllösliche Kohlenhydrate (in Brot, Nudeln, Süßem usw.). Die stoppen die Lipolyse, den Fettabbau. Die gute Nachricht: Das können Sie auch auf dem Sofa vor dem Fernseher tun. Sie können abnehmen, ohne auch nur einen Muskel zu bewegen. Das habe ich getestet: Kürzlich war ich auf 75 Kilo aufgebläht. Und kam trotz Krücken wieder auf meine 64 Kilo. Mehr lesen Sie im Kapitel »Tatort Fettzelle« ab Seite 18.

2 Enzyme unterhalten

Wer fröhlich ist, entspannt ist, arbeitet besser. Tja, das gilt auch für Ihre Enzyme. Nehmen Sie Ihren Kopf mit auf die Reise von dick nach schlank. Über den wird alles leichter – warum, das lesen Sie ab Seite 92. Glauben Sie mir, da kann ich heute wirklich aus dem Erfahrungsnähkästchen plaudern. Lesen Sie mehr im Kapitel »Tatort Kopf« ab Seite 92.

3 Enzyme vermehren

Wer mehr will, wer schneller und dazu langfristig abnehmen will und dann auch wieder genießen möchte, der sorgt für ein bisschen Ausdauerbewegung. So beschleunigen Sie die Fettverbrennung, weil Ihre Muskeln mehr Kalorien verbrennen. Und zwar nicht wie bisher aus dem Müsli, der Nudel, dem Zucker, sondern endlich aus dem schwabbeligen Energiedepot auf der Hüfte, dem Fett. Gleichzeitig bilden Sie mehr Mitochondrien, mehr Energiekraftwerke im Muskel, die Fett noch schneller verbrennen. Wenn Sie dann immer noch mehr wollen, noch mehr und schneller abnehmen wollen – dann machen Sie etwas Besonderes: Muskeltraining für mehr und aktivere Muskeln. Größere Muskeln lassen mehr Mitochondrien, mehr Kraftwerke, an der Fettverbrennung arbeiten. Lesen Sie mehr dazu im Kapitel »Tatort Muskel« ab Seite 110.

4 Enzyme unterstützen

Sie möchten, dass das Abnehmen ganz leicht wird? Mit mehr Energie durchs Leben federn? Sich wohl dabei fühlen? Dann lassen Sie vom Arzt in Ihrem Blut messen, welche Vitalstoffe Ihnen fehlen, Stoffe, die den Energiestoffwechsel in Richtung schlank trimmen. Wenn einer fehlt – auffüllen und leichter leben. Sie geben Ihrem Körper also die Stoffe, die die Enzyme bei ihrer Fettverbrennungsarbeit unterstützen. Sie können:

- mit Magnesium Kraftwerke vermehren,
- mit Jod, Selen und Eiweiß die Schilddrüse ankurbeln,
- mit Eiweiß und Zink die beiden entscheidenden Schlankhormone stimulieren – lesen Sie mehr im Kapitel »Tatort Blut« ab Seite 184.

Wie Sie also Ihre Enzyme richtig erziehen, lesen Sie in diesem Buch. Auch, wie diese Enzyme Sie nicht nur schlank, sondern auch jung machen.

Ich wünsche Ihnen viel Spaß dabei!

Herzlich,

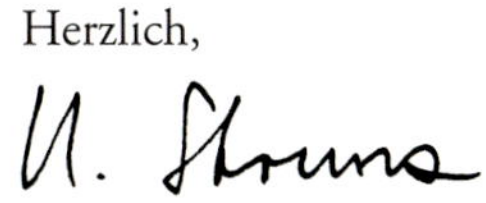

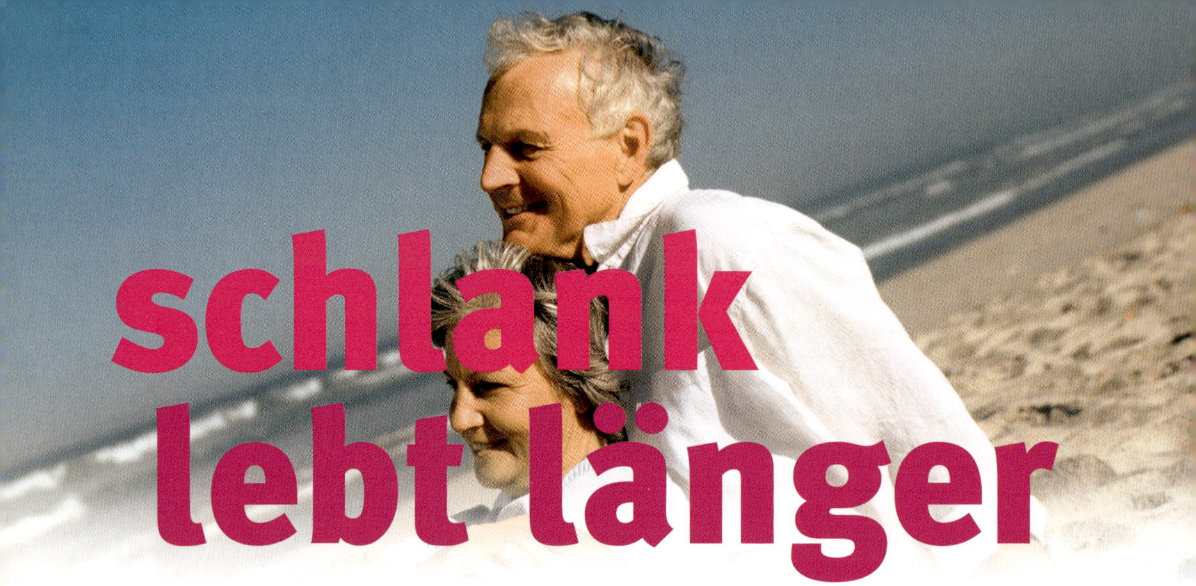

schlank lebt länger

Dieses Buch, das verspreche ich Ihnen, ist die ultimative Lösung. Die Lösung Ihres Übergewichtproblems. Eine wissenschaftlich begründete, komplette, praktisch erprobte und immer – also auch bei Ihnen – wirksame Methode, Ihr Fett zu verbrennen und auch wirklich für immer loszuwerden. Also nicht nur für ein paar Wochen. Und dann – ich nehme an, das erwarten Sie als Forever-Young-Leser ganz einfach – hält das Ganze auch noch jung.

Jung heißt minus 400 Kilokalorien

Jung? Was hält Sie jung? Natürlich Enzyme. Darum geht es ja in diesem Buch. Man nennt sie Sirtuine. Derzeit ein heißes Thema in der Forschung. Ein Jungbrunnen. Dr. Florian Holsboer vom Max-Planck-Institut in München sagt im *Focus*-Interview: »Diese Stoffe können negative Alterseffekte ausgleichen und so Zellen verjüngen. Sie werden vermehrt ausgeschüttet, wenn wir uns kalorienarm ernähren. Sirtuine verzögern den Zelltod und wirken indirekt Entzündungen entgegen.« Rund sieben Sorten dieser Enzyme ackern in unserem Körper für die Jugend. Die Japaner auf der Insel Okinawa werden so alt, weil sie ganz viele aktive Sirtuine haben. Und warum verfügen sie über so viel mehr von dem Jungbrunnen? Weil sie mehr essen. Sich täglich satt und glücklich essen, dabei aber 20 % weniger Kalorien aufnehmen. Sie essen frisches Gemüse. Seetang. Fisch. Punkt. Da steckt alles drin. Und: hat praktisch keine Kohlenhydrate. Und: Sie lassen Pausen zwischen den Mahlzeiten. Erst nach ein paar Stunden ohne Futter im Bauch gehen die Sirtuine an ihre Arbeit.

20 %. Das ist ein einfaches Ziel für ein längeres, gesünderes Leben. Das sind in Kalorien ausgedrückt 400. Ein Stück Torte weniger, 80 Gramm Nougatschokolade weniger, ein Fisch-Mac weniger – oder eine halbe Stunde mehr joggen. Diese 400 Kilokalorien sparen Sie

ganz natürlich mit diesem Buch ein. Einfach so, ganz nebenbei. Und werden täglich wieder jünger. Werfen Sie gleich mal einen Blick auf die Tabelle auf Seite 12f.

Vergessen Sie das Moppel-Ich

Weshalb dieses Buch? Weshalb sich denn nicht zurücklehnen und vom Wohlfühlgewicht schwärmen? Weshalb nicht überlegen lächelnd das Moppel-Ich propagieren? Weshalb nicht kulturell gebildet auf das Körperideal der arabischen Scheichs und ihrer Frauen hinweisen? Vielleicht haben die ja doch recht …

Nein. All die Verteidiger des Fettes haben eben nicht recht. Den letzten, den endgültigen Beweis finden Sie in zwei aktuellen wissenschaftlichen Studien. Studien, die sich endlich einmal auf so viele Teilnehmer in so hoher Zahl stützen, dass sie nicht mehr bezweifelt werden können. Eine amerikanische mit 500 000 und eine koreanische mit 1,2 Millionen Menschen. Also auch zwei kulturelle und vom Lebensstil her völlig verschiedene Völker. Beide Studien kommen zum selben Ergebnis: **Schlank lebt länger.**

Ein paar Pfund mehr machen doch nichts aus? Doch: Sogar ein paar Pfunde mehr verkürzen Ihr Leben. Das ist jetzt eindeutig belegt. Und dass wir uns recht verstehen: Unbestritten schon vorher und auch in diesen Studien bestätigt sich, dass »zu dünn« genauso wie »zu dick« Ihre Lebensspanne drastisch verkürzt. Zu dünn heißt: BMI (siehe Kasten) unter 20, zu dick heißt: BMI über 25. Bereits leichtes Übergewicht, so die Studien, erhöht das Risiko eines frühzeitigen Todes um 20 bis 40 %. »Schlank lebt länger« bezieht sich auf einen BMI zwischen 20 und 24.

small talk

Formeln für die gute Figur

- Der ***Bodymass-Index (BMI)*** errechnet sich aus dem Körpergewicht in Kilogramm geteilt durch Körpergröße in Metern zum Quadrat. Ein Wert unter 19 heißt Untergewicht. Ein Wert von 20 bis 24 ist okay, darüber beginnt Übergewicht. Der BMI ist umstritten, weil er den prozentualen Anteil an Muskeln und Fett nicht berücksichtigt. Eine Körperfett-Analysewaage liefert genauere Daten. Mehr dazu lesen Sie auf Seite 22.
- Der ***Taille-Hüft-Quotient (Waist-to-Hip-Ratio; WHR)*** misst Ihr Lebensrisiko. WHR = Taillenumfang : Hüftumfang. Weibliche Problemzonen – dicke Oberschenkel und Po – sind nicht gefährlich. Aber ein dicker Bauch ist das pure Risiko für Herz und Kreislauf. Fettzellen im Bauchbereich nehmen Zucker und Fette aktiver auf und verstoffwechseln gespeicherte Fette schneller. Je größer der Bauch, desto höher ist die Menge an Fettsäuren, die in der Leber ankommen und den Insulinstoffwechsel belasten. Der Triglyzeridspiegel im Blut steigt an, und das gute HDL-Cholesterin sinkt. Das erhöht das Risiko für Herzinfarkt und Schlaganfall.

Messen Sie Ihren Taillenumfang, stehend, zwischen Rippenbogen und Beckenkamm. Ihren Hüftumfang ermitteln Sie in Höhe des seitlichen Knochenhügels am Oberschenkel. Setzen Sie die Werte in die oben genannte Formel ein. Ab 0,85 WHR sollten Sie als Frau Ihren Fettzellen den Kampf ansagen. Für Männer gilt dasselbe ab 1,0 WHR.

So einfach kann man das Leben verlängern

Sammeln Sie 400 Minuskalorien pro Tag

Die folgenden Bewegungshäppchen schlagen auf dem Energiekonto zu Buche, senken Ihren Kalorien-DAX um 200 Punkte – und locken die Forever-Young-Enzyme. Es ist so einfach, 200 Kalorien in Muskeln zu verbrennen – und 200 völlig unnötige Kalorien auf dem Teller zu lassen.

200 Minuskalorien durch Bewegung ernten Sie, indem Sie ...

- ... 15 Minuten joggen,
- ... 15 Minuten Squash spielen,
- ... 20 Minuten Seil springen,
- ... 25 Minuten Treppen steigen,
- ... 25 Minuten schwimmen,
- ... 25 Minuten gemütlich radeln,
- ... 25 Minuten Tennis spielen,
- ... 25 Minuten rudern,
- ... 30 Minuten inlineskaten,
- ... 35 Minuten Rasen mähen,
- ... 35 Minuten walken,
- ... 1 Stunde Fenster putzen oder
- ... 1 Stunde spazieren gehen.

Diese 200 Kalorien bleiben einfach auf dem Teller liegen

- Zum Frühstück 2 Scheiben Sechskornbrot (90 g; 200 kcal) statt 2 Croissants (400 kcal).
- 150 g Magerquark mit 100 g frischen Erdbeeren (202 kcal) statt 3 EL Schokomüsli mit 1 Becher Fruchtjoghurt und 1/2 Banane (404 kcal).
- 1 Vollkornbrötchen mit 1 EL Hüttenkäse (20 kcal) und 10 g Honig (30 kcal) statt mit Nutella (3 gehäufte TL; 175 kcal) und Butter (2 TL; 75 kcal) bestreichen.
- Beim Mittagessen statt 4 Kroketten (200 kcal) und Sahnesauce (2 EL; 100 kcal) zum Putenschnitzel 1 große Portion gedünstetes Gemüse (300 g; 100 kcal) wählen.
- Luxus-Kohlenhydratbeilage gewünscht? 1 Ofenkartoffel (108 kcal) spart 200 Kalorien im Vergleich zur 150-Gramm-Portion Pommes frites (330 kcal).
- Nachmittags die heiße Schokolade mit Sahne (200 ml plus 2 EL Sahne; 304 kcal) durch 1 Glas Buttermilch (250 g; 88 kcal) ersetzen.
- Wer zum Nachmittagskaffee was Süßes braucht, sollte lieber 1/2 Bratapfel mit Nussfüllung essen (85 kcal) und die 3 obligatorischen Doppelschokokekse (300 kcal) im Schrank lassen.

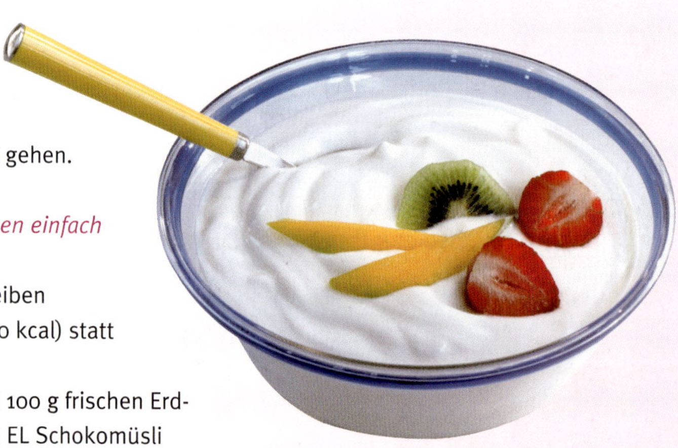

- Zum Dessert statt aus der Tiramisu- (1 Portion; 365 kcal) lieber aus der Roten-Grütze-Schüssel (1 Portion; 165 kcal) nehmen.
- 1 Vollkornbrötchen, das mit 30 g Rindertatar (39 kcal) bestrichen ist, liefert 200 Kalorien weniger als 1 Semmel, die mit 1 TL Butter (75 kcal), 4 Scheiben Salami (120 kcal) und 1 Scheibe Schmelzkäse (64 kcal) belegt ist.
- Pizzahunger? Dann vergessen Sie mal Ihr Rezept für die klassische Salamipizza (250 g; 585 kcal) und belegen Sie Vollkornhefeteig mit bunter Gemüsevielfalt nach Saison und Laune (250 g; 398 kcal).
- 1 Leberkäsesemmel (1 Semmel plus 100 g Leberkäse) können Sie mit 425 kcal verbuchen, 1 Roggenvollkornbrötchen mit viel Salat und Geflügel mit 200 kcal.
- 5 Fischstäbchen mit 250 g Kartoffelsalat liefern kohlenhydratreiche 543 kcal. 1 gegrilltes Lachsfilet mit 250 g Ratatouille dagegen eiweißreiche 350 kcal.
- 30 Kartoffelchips (300 kcal) durch 1 Handvoll Erdnüsse (96 kcal) ersetzen.
- Abends vor dem Fernseher statt Cola (0,33 Liter; 200 kcal) oder Bier (0,5 Liter; 200 kcal) kalorienfreies (Mineral-)Wasser oder Kräutertee trinken.
- 0,4 Liter Cola (240 kcal) durch Apfelschorle (48 kcal) ersetzen.

Minus-200-kcal-Extrabonus

Wer 2 Liter (Mineral-)Wasser am Tag trinkt, kann sich 200 Minuskalorien anrechnen. Forscher der Berliner Charité fanden heraus: Jedes getrunkene Glas Wasser kurbelt den Stoffwechsel an und liefert selbst keine Energie; macht laut Forschern pro Glas: minus 20 kcal.

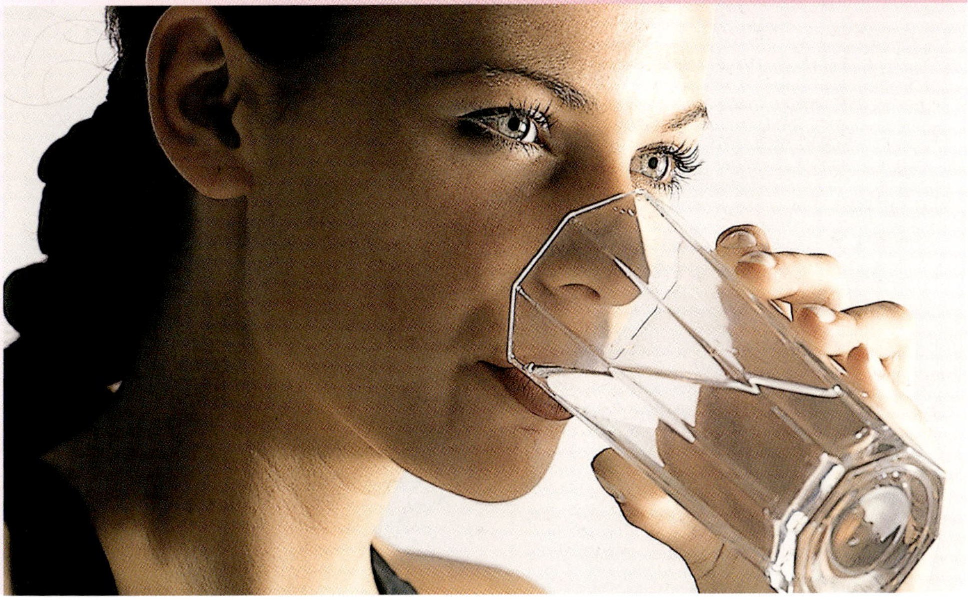

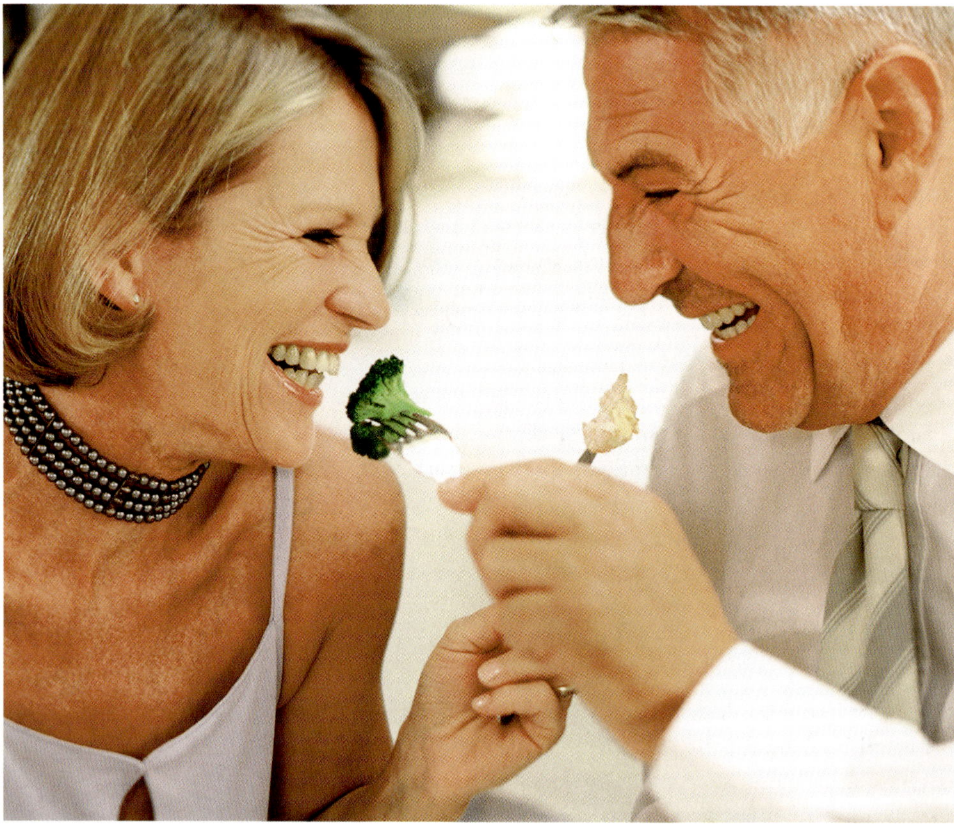

Achtung, Bauchfett!

Viszerales Fett nennt der Mediziner Fettzellen, die sich unter der Bauchmuskulatur im Bauchraum befinden. Ich sage »Hüftgold« dazu. Im Vergleich zum Fettgewebe, das direkt unter der Haut sitzt, schicken die viszeralen Fettzellen mehr freie Fettsäuren und Glyzerin ins Blut und fördern so die Entstehung einer Insulinresistenz – die macht dick und Diabetes (mehr dazu auf Seite 23). Neben Diabetes mellitus (»Zuckerkrankheit«) gehen auch Bluthochdruck und Fettstoffwechselstörungen auf das Konto von viszeralem Bauchfett. Sagt man metabolisches Syndrom oder Syndrom X dazu. Die hohe krank machende Stoffwechselaktivität des viszeralen Fettes erkennt man, wenn man Fett absaugt. Entfernt man nur die Fettzellen unter der Haut, verbessern sich die krank machenden Stoffwechselgrößen kaum. Nur wenn auch viszerales Fett durch den Schlauch des Schönheitschirurgen wandert, ist eine Besserung nachweislich. Aber es geht auch ohne OP: Übergewichtige, die nur 5 bis 10 % ihres Gewichts abspecken, können ihre viszeralen Fettspeicher und damit ihr gesundheitliches Risiko deutlich verkleinern. Ganz wichtig ist Bewegung. Das sieht man an den japanischen Sumoringern. So lange sie im Ring stehen, bleibt ihr viszerales Fettdepot trotz des ansonsten sehr hohen Gewichts relativ klein. Nach dem letzten Kampf wächst es jedoch in kürzester Zeit an, macht den Sumoringer krank und lässt ihn frühzeitig sterben.

Fett hat Nebenwirkungen

Es gibt viele Gründe, das physiologische Gesetz »Schlank lebt länger« wirklich ernst zu nehmen. Fett, auch nur ein bisschen mehr Fett als erwünscht, hat ganz ungeheuerlich viele andere unerfreulich-gefährliche Nebenwirkungen.

1 Fett macht dumm. Steigt nach dem Essen der Insulinspiegel im Blut, tut er das auch im Gehirn. Das hilft uns beim Denken. Vor allem Merken. Außer beim Übergewichtigen. Insulin steigt zwar im Blut an, kommt aber nicht im Gehirn an. Prof. Kern, Universitätsklinik Lübeck: »Je dicker ein Mensch ist, desto geringer ist der Insulinanteil in der Hirnflüssigkeit – und desto schlechter ist offensichtlich sein Denkvermögen.«

2 Fett lässt einen leiden. Dicke Menschen sind deutlich schmerzempfindlicher. Schon häufig und immer wieder studiert und verkündet, kürzlich auch bei Migränepatienten in erschreckender Weise festgestellt: Übergewichtige haben häufigere und heftigere Migräneattacken, so die Deutsche Migräne- und Kopfschmerzgesellschaft.

3 Fett macht Diabetes (»Zuckerkrankheit«). Erhöht das Risiko bis auf das 20fache. Und damit macht es blind und zum Rollstuhlkandidaten. Es zerstört die Nieren. Endgültig. Bis zur Dialyse. Und Diabetes erhöht das Alzheimerrisiko auf das 2,5fache.

4 Fett bringt einen auf die Intensivstation mit Herzinfarkt oder Schlaganfall. Das Risiko, am Herzinfarkt auch noch zu sterben, steigt mit den überflüssigen Pfunden um 43 %.

5 Fett macht vergesslich. Das Risiko, bei leicht erhöhtem Gewicht irgendwann eine Demenz zu entwickeln, steigt um 35 %, bei stark erhöhtem Gewicht um 70 %.

6 Fett macht die Gelenke kaputt. Unsere Gelenke, unsere Wirbel sind nicht für Fettberge geschaffen. Knirschen Ihre Knie empört? Schon mal Ischiasschmerzen erlebt?! Übergewicht verdoppelt auch das Arthroserisiko.

7 Fett macht Krebs …

… und diese Liste könnte man jetzt noch endlos verlängern, Ihnen mit Horrorbotschaften noch mehr Zeit stehlen. Das möchte ich einfach nicht. Das tun die Schlagzeilen jeden Tag in den Zeitungen schon bis zum Abwinken.

Kurz und gut: Sie lassen sich nicht von Moppel-Ichs Sand in die Augen streuen. Sand, der die Augen entzündet und zu grässlichen Schmerzen führt, wenn es zu spät ist. Sie haben recht. Es wird Zeit. Das Fett gehört weg, ein für alle Mal. Wenn Sie dieses Buch gelesen haben, dann wissen Sie:

- dass es geht,
- wie es geht!

Und dann haben Sie auch verstanden, dass diese Gebrauchsanweisung die erste ist, die Sie dann auch für immer vom Fett befreit. Also nicht wie übliche Diäten für einige Wochen oder Monate.

Freilich können auch dicke Menschen – trotz heftiger Migräneschmerzen – fröhlich sein. Können positiv denken. Wenn Sie zu diesen erfreulichen Mitmenschen gehören, dann lassen Sie sich auf den folgenden Seiten einmal ein bisschen Frohmedizin (bisher war das Ganze Drohmedizin) erklären. Lassen Sie sich erzählen, was auf Sie wartet, wenn das Fett weg ist. Wenn Sie schlank sind.

Sie leben nämlich nicht nur länger, sondern Sie leben anders. Fröhlicher, leichter, beschwingter, viel optimistischer, deutlich erfolgreicher, souveräner … Ich übersetze das mit: Forever Young.

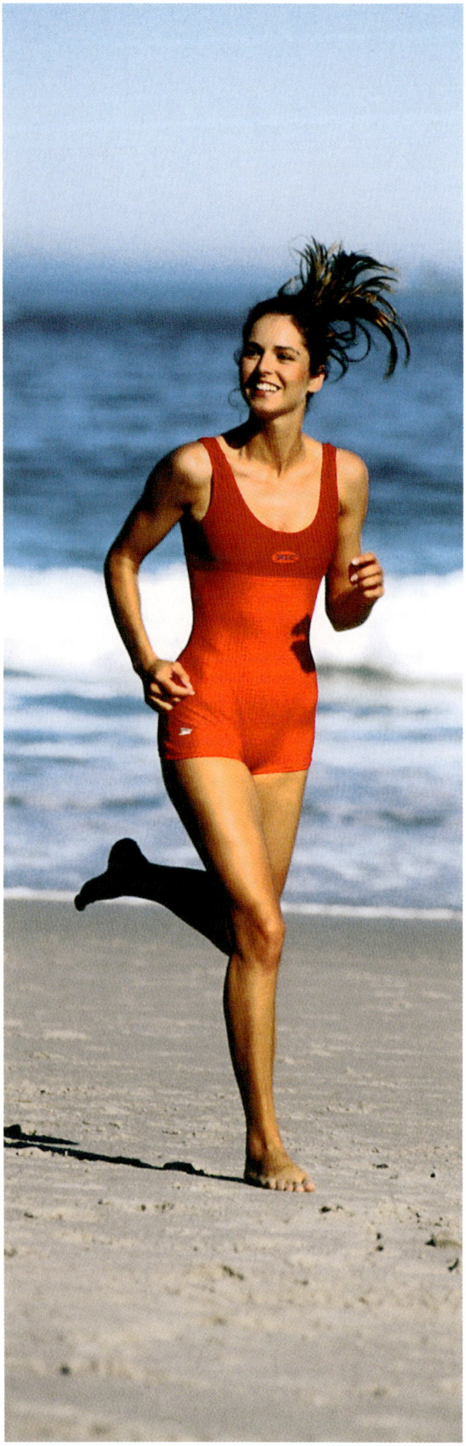

Was heißt Forever Young?

Nun, Sie wissen ja, Forever Young ist der Traum der Menschheit, seit es uns gibt. Und der führt über das geheimnisvolle Wort »schlank«. Und »fit«. Schlank allein ist nämlich nicht das Ziel. Siehe all die Models, die sich schlank hungern. Aber höchst unfit sind und sogar krankheitsgefährdet. Nein – zu schlank gehört immer auch das Wort »fit«. Zusätzlich.

Normal – das höchste Gütesiegel der Medizin

Die gute Nachricht: Der Weg zur Schlankheit, zur Fettverbrennung, den Sie hier lernen, macht Sie automatisch fit. Fitness gehört dazu. Dieser neue Lebensstil, der Sie forever young werden lässt, lässt sich auch anders und präziser umschreiben mit den Worten »völlige Gesundheit«, wenn Sie wollen, komplette Gesundheit, wenn Sie wollen, ganzheitliche Gesundheit. Kurz und gut: Sie werden normal.

Normal ist das höchste Gütesiegel, das ich in der Medizin kenne. Gibt es normale Menschen? Weiß ich auch nicht. Ich jedenfalls bin's nicht, sagt meine Frau. Ich weiß aber, wer heute noch so lebt, wie unsere Vorfahren lebten, wer genetisch richtig isst, wer sich völlig naturgemäß verhält: der Schimpanse, unser genetisch nächster Artverwandter. Der hat den gleichen Stoffwechsel wie wir. Von ihm könnten wir heute noch lernen. Zum Beispiel, was normal is(s)t.

Bitte stellen Sie sich einen Schimpansen vor. Dort oben in der Baumkrone. Hat der dort oben einen Sessel, davor ein Fernsehgerät? Oder schwingt er sich nicht gerade fröhlich kraftvoll, elastisch federnd von Ast zu Ast? Greift hier und da nach einem frischen grünen Pflanzensprössling, nach einer Mangofrucht, beißt schmatzend hinein. Hat dann keine Blähungen und muss sich nach dem Essen erst mal ausruhen, muss kein Nickerchen machen, sondern schwingt genauso elastisch und kraftvoll weiter ... Sehen Sie: Der Schimpanse lebt. Lebt! Ich bin mir sehr sicher, dass es unter Schimpansen höchst selten Depressionen gibt. Oder auch Krebs oder Herzinfarkt oder Schlaganfall oder Zuckerkrankheit oder Alzheimer oder grauen Star oder Makuladegeneration oder, oder, oder.

Abnutzung hat mit der Natur nichts zu tun

Abnutzung gibt es nicht. Gucken Sie doch mal über den Tellerrand. Schauen Sie mal, wie alle anderen Lebewesen auf dieser Welt normal leben – außer wir gelehrten Menschen. Nur hier kann man wirklich etwas lernen.

Alt werden ist nämlich eine Erfindung des Menschen. Der angeblich so unabänderliche Verfall von Körper und Geist ab 30 – manche sagen ab 20 oder gar ab 16 –, ist eine rein menschliche Erfindung. Ist künstlich. Hat mit der Natur nichts zu tun. Gibt's bei Tieren nicht. Noch nie aufgefallen?

Wenn Sie Ihr Übergewicht erst los sind – und das geht ganz leicht –, wird das Leben leicht. Werden Sie ganz automatisch sehr viele Dinge sehr viel richtiger machen. Ohne sich anzustrengen. Werden immer fröhlicher und lebenslustiger werden und genau deshalb diesen Weg sehr gerne immer weitergehen.

Forever Young ist kein Traum

Forever Young ist längst Realität – bei den anderen. Bei all denen, die natürlich und genetisch korrekt leben. Oder glauben Sie, dass ein uralter Schimpanse sich nicht genauso elastisch und springlebendig durch die Bäume hangelt wie der ganz junge Schimpanse? Das gilt auch für uralte Menschen. Das haben Forscher aus Hamilton/Ohio gerade belegt: Bei älteren Menschen ist Krafttraining ein regelrechter Jungbrunnen. Wer als Senior regelmäßig ein paar Übungen macht, bremst den Alterungsprozess der Muskeln nicht nur – sondern dreht ihn sogar um. Verjüngt den Muskel. Die 70-Jährigen in dieser Studie ernteten binnen eines halben Jahres durch zwei Mal ein bisschen Üben pro Woche 50 % mehr Kraft – und verjüngtes Muskelgewebe. Forever Young ist real.

Die Natur wollte uns immer forever young, also einen jugendlichen Körper und Geist bis ins hohe Alter. Bis unsere genetisch programmierte Lebenspanne zu Ende ist. So war das ursprünglich gedacht. Bis wir Menschen das Denken begonnen haben – uns hingesetzt und genetisch höchst unerfreulichen Müll gegessen haben.

Aber jetzt werfen wir einen kleinen Blick an den ersten Ort des Geschehens: Tatort Fettzelle.

small talk

Weiblicher Schutzschild vor Herzinfarkt

Frauen sind durch die Sexualhormone vor einem Herzinfarkt ganz gut gefeit. So lange, bis sie in die Wechseljahre kommen. Dann geht der natürliche Schutz verloren. Kluge Frauen basteln sich natürlich sofort einen neuen Schutzschild. Wie das funktioniert, zeigte eine Harvard-Studie mit 90 000 Frauen. Das Ergebnis: Schlanke Frauen, die pro Woche mehr als 3,5 Stunden Sport betreiben, haben ein verschwindend geringes Risiko für eine Herzerkrankung. Nur 65 von 100 000 erwischt es. Von denjenigen Frauen, die normalgewichtig waren, aber keinen Sport trieben, erkrankten 140. Heißt andersherum: Auch schlanke Frauen können ihr Infarktrisiko noch einmal um satte 53 % senken, einfach durch Bewegung.

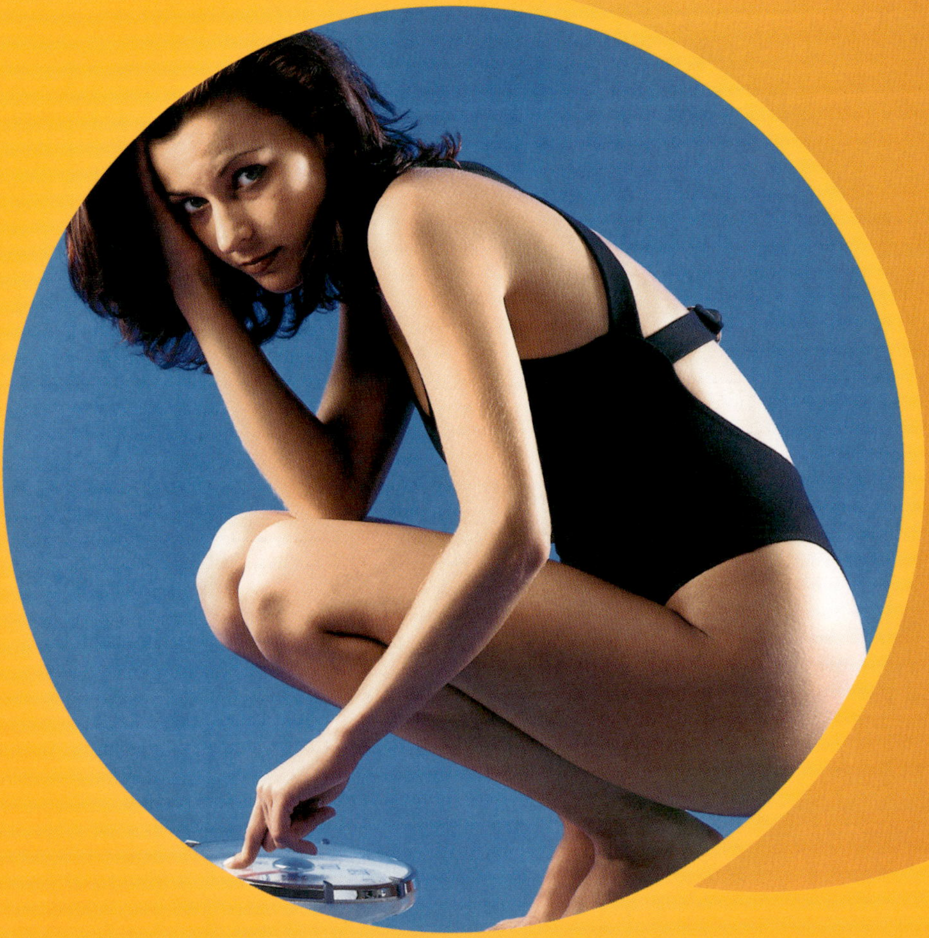

Beenden Sie die Hüftgold-Di(c)ktatur!

tatort fettzelle

In Ihrem Körper thronen Fettzellen. Buchstäblich. Die haben eine Aufgabe, wie jede Zelle im Körper, nämlich: Fett zu speichern und bei Bedarf wieder abzugeben. Tun sie nicht gerne, das Abgeben. In der Regel. Weil man sie nicht lässt. Tun sie schon gerne, wenn Sie Ihre Fettzelle ganz lieb bitten. Ein großes Geheimnis – die Sprache der Fettzelle. Vielen unbekannt.
Doch erst einmal sollten Sie wissen, was Sie erwartet. Weil Sie Ihren Lebtag lang vergeblich gegen die Mauer namens Fettzelle gerannt sind. Weil Sie deren Sprache nicht gesprochen haben. Was erwartet Sie, hinter dieser Mauer namens Fettzelle, natürlich streng wissenschaftlich gesehen? Gesundheit. Klugheit. Glück. Leben!

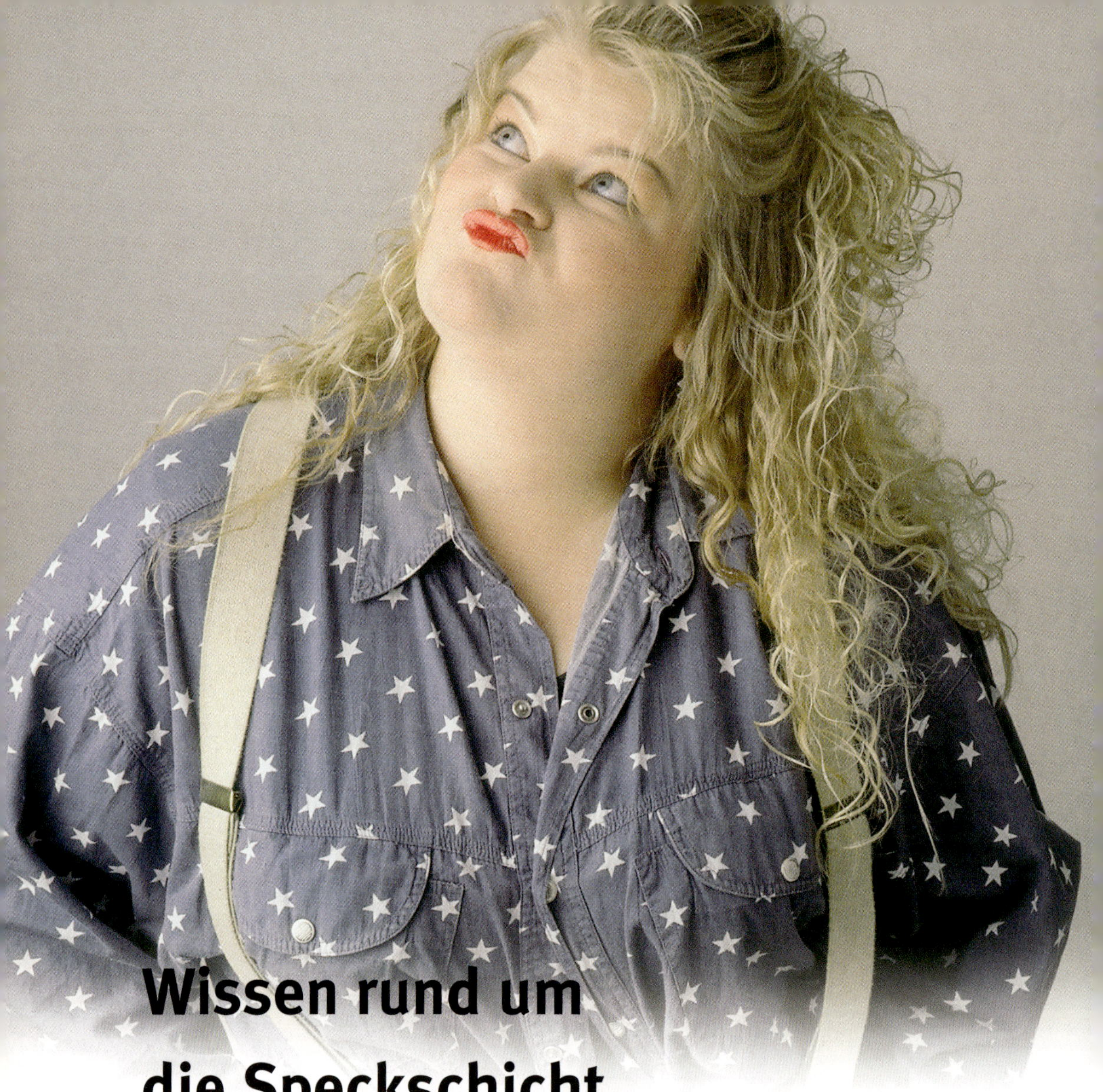

Wissen rund um die Speckschicht

Die Fettzelle

Die Fettzelle ist groß. Sie misst bis zu 100 µm, also 5 bis 15 Mal so viel wie ein weißes Blutkörperchen – und Sie haben 40 Milliarden davon. In dieser Fettzelle oder diesem Adipozyt, wie der Wissenschaftler sagt, liegt ein großer Fetttropfen. Öliges Fett. Ölsäure, genau so, wie sie im Schweinebraten auch steckt.

Adipozyten nehmen Fettsäuren aus dem Blut (der Weg: Wurst vom Brot – ab in den Darm – rein ins Blut) auf und bauen mit einem Glyzerinmolekül aus dem Stoffwechsel Fetttröpfchen für Fetttröpfchen auf. Das, was bei Ihnen den ganzen Tag stattfindet, nennt man Lipogenese. Genese bedeutet: Da entsteht was. Was? Na, Schwabbeleffekt! Tagein, tagaus.

Nun könnte der Körper diese Fetttropfen namens Lipide wieder in ihre Bausteine spalten (Lipolyse), diese an das Blut abgeben, und die Muskel-, Leber- oder eben anderen Körperzellen verbrennen sie, gewinnen daraus Energie. Das könnte der Körper also. Nur: Er tut es in der Regel nicht. Denn beide Vorgänge, die

Lipogenese und die Lipolyse, der Fettaufbau und der -abbau, werden vor allem durch die Hormone Insulin und Adrenalin beeinflusst. Das Blutzuckerhormon Insulin baut Fett auf. Das Adrenalin baut Fett ab – aber nur, wenn Sie gleichzeitig Sport treiben. Sie tun aber im Zweifelsfall alles, damit die Speckschicht wächst. Kommt hinzu: Die kleinen Stoffwechselarbeiter namens Enzyme, die das Fett klein machen, sind einfach nicht da.

Hüftgold & Co.

Fettzellen findet man überall im Körper. Sie isolieren, stützen, schützen Gelenke und Organe – oder ärgern an den »Problemzonen«, wo sie in dieser Masse von der Natur eigentlich nicht vorgesehen sind. Meist tummeln sie sich gemeinsam in großer Anzahl locker eingelagert im Bindegewebe zu Läppchen gruppiert – hervorragend mit Blutgefäßen versorgt. Den Pipelines für Nachschub. Der Muskel hat ein bisschen eigenes Fett, etwa 10 %, das verbrennt er sofort, wenn Sie sich bewegen. Die Organe haben Fett, das geben sie nicht her. Macht etwa 15 %. Um den Bauch horten Sie etwa 15 % des gesamten Fettes, und die dickste, auf mehrere Zentimeter anwachsende Speckschicht liegt unter der Haut (60 %). Deutlich sichtbar als Mastfett. Haben Sie täglich voll im Griff. Vor dem Spiegel. Und diese Speckschicht wollen Sie loswerden. Die Fettzellen leeren. Sich leicht fühlen, gesund fühlen – und fit im Kopf sein. Kein Problem. Kommen Sie mit …

… werden Sie gesund

Das Fettgewebe ist nicht einfach nur ein ungeliebter Energierucksack, der an Ihnen hängt. Es produziert über 100 verschiedene Wirkstoffe, darunter Entzündungsstoffe und Hormone, es kommuniziert mit dem Gehirn über Nervenbotenstoffe – und ist verantwortlich für viele Krankheiten. Das Fettgewebe und seine Aktivität sind mit schuld am Entstehen von Brust- und Prostatakrebs. Es fördert Bluthochdruck, Herzinfarkt und Schlaganfall. Es macht dumm, verkalkt die Arterien. Und es führt zu Altersdiabetes. Jedes Kilo Fett weniger bedeutet Unmengen mehr an Gesundheit.

Vom Lauftier zur Couch-Potato

Als der Mensch vom Baum stieg, jagte er erstmal Insekten und dann das Mammut. Beides hieß: Eiweiß. Er aß dazu Wurzeln, Samen und Früchte – und im späten Sommer und im Herbst fand er dann noch süße Beeren. Die garantierten ihm das Überleben. Denn die süßen Früchte machten ihm Hunger und sorgten dafür, dass sein Körper mehr Fett speicherte, um über den kargen Winter zu kommen. So weit, so gut. Doch vor 10 000 Jahren ließ sich der Mensch am Acker nieder. Baute Kohlenhydrate an, in Form von Getreide, mahlte das Ganze – und erhitzte das Ganze. Das war seine Bauchspeicheldrüse nicht gewohnt. Dass da nun plötzlich tagein, tagaus eine riesige Flut an

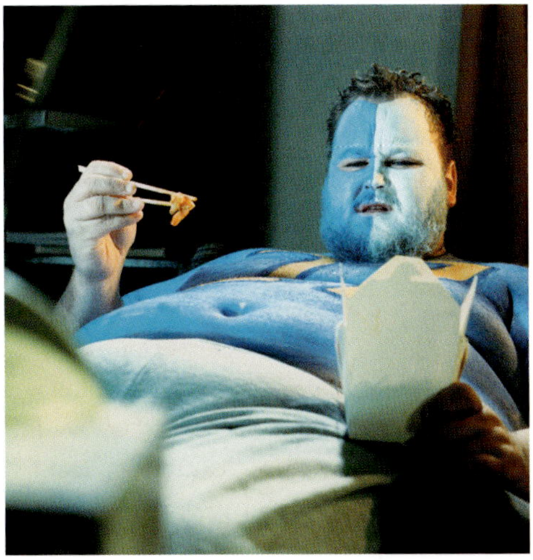

schnell verfügbaren Zuckermolekülen aus dem erhitzten Getreide ins Blut kam. Die Hormondrüse vervielfachte ihre Insulinausschüttung, damit der Zucker schnell aus dem Blut in die Zelle gelangte. In die Muskelzelle. Weil der Ackerbauer sich ja den ganzen Tag auf dem Acker bewegte. Seine Muskeln haben den vielen anflutenden Zucker verbrannt. Der Ackerbauer war damals zwar nicht dick, aber er war schon krank. Weil er weniger Fleisch und viel mehr

small talk

Fakten, Fakten, Fettverbrennung

Grundumsatz Der Körper verbrennt in Ruhe pi mal Daumen etwa 1500 kcal (mehr dazu auf Seite 117). Einfach damit der Stoffwechsel läuft, Sie atmen, das Herz schlägt, alle Organe funktionieren ...

Speckenergie 1 Kilo Fett enthält 7000 kcal. 1 Gramm Fett hat 9 kcal. Der Rest des Kilos Fett ist Wasser. Wenn Sie also herumliegen und überhaupt nichts essen, dauert es etwa 6 Tage, bis 1 Kilo Fett verschwindet.

Energiekonto Und wie viel Kilos Fett tragen Sie mit sich herum? 10 Kilo wären 70 000 kcal. So viel gehört auch in den gesunden Körper. 20 wären 140 000 kcal. Das ist schon weniger gesund. Wiegt man 100 Kilo und hat einen Körperfettanteil von 45 %, sind das 45 Kilo Fett – sage und schreibe 315 000 kcal. Und davon muss man einen Großteil loswerden. Die wird man aber herumliegend und diäthaltend nicht los. Und bis die die Muskeln verbrannt haben, dauert es eben ein bisschen.

Hosentest Muskeln wiegen mehr als Fett. Und sind dichter. Darum schlackert die Hose, wenn man Muskeln auf- und Fett abbaut. Aber die Waage zeigt keinen Verlust – oder sogar mehr Gewicht. Die Fakten: Fett hat eine Dichte von 0,95 Gramm pro Kubikzentimeter und Muskelmasse eine von 1,05 Gramm pro Kubikzentimeter. Damit hat Fett bei gleichem Gewicht ein um etwa 11 % größeres Volumen. Doch Vorsicht, wenn die Hose zwackt und enger wird. Ihre Oberschenkel trotz Bewegung wachsen. Geben Sie dann nicht auf! Die Muskeln unter der Fettschicht wachsen. Das ist gut. Denn sie werden dem Fett noch den Kampf ansagen. Also ein wenig Geduld und das richtige Tempo, dann klappt es auch mit den Hosen.

Die kluge Körperfettwaage Das intelligente Fettauge schaut aus einer ganz speziellen Waage. Sie bedient sich der BIA-Methode. Was so viel heißt wie bioelektrische Impedanzanalyse. Man stellt sich drauf oder legt sich hin, und sie misst über Elektroden per Leichtstrom (keine Angst, tut nicht weh) Muskelmasse und Fettgehalt. Denn das Körpergewicht allein sagt noch lange nichts über die Zusammensetzung aus. Ein vermeintlich dicker Mensch kann aus gesunden Muskeln bestehen – und ein dünner aus Fett. Junge Männer sollten unter 20 % Fett im Körper haben, junge Frauen unter 25 %. Ältere Männer unter 25 %, ältere Frauen unter 30 %. Der Körperfettanteil einer Frau sollte nicht unter 12 % absinken, Männer brauchen eine Schutzschicht von 7 %.

Getreide aß als seine Vorfahren, war er kleiner, litt er unter Karies, Eisenmangelanämie, Knochenschwund, Gelenkentzündungen …

Der denkende Sesselhocker

Nun kommt die große Tragik: Sie essen Getreide, Zucker, Kartoffeln – und bewegen sich nicht mit der Hacke auf dem Acker. Sie sitzen auf dem Stuhl und bewegen Gedanken hin und her. Und das Gehirn braucht gerade mal 150 Gramm Kohlenhydrate. Sie essen aber das Fünffache. Jetzt passiert Folgendes: Die Kohlenhydratflut erhöht den Blutzuckerspiegel. Die Bauchspeicheldrüse reagiert und schickt ihr Hormon Insulin. Das Insulin befördert den Zucker in die Körperzellen, die daraus Energie gewinnen. Und wenn die keine Energie daraus gewinnen, weil Sie nicht ständig Ihre Muskeln in Aktion halten, macht der Körper daraus eben Fett. Denn immer wenn Zucker da ist, ist auch Insulin da. Und Insulin sperrt das Fett fest in die Fettzelle. Insulin ist nämlich ein anaboles Hormon, befiehlt dem Körper: Aufbau! Aus Eiweiß Muskeln. Aus Kohlenhydraten und Fett Hüftgold. Tödliche Tatsachen.

Ein Blick auf den Insulinstoffwechsel

Auf der Zelle von Muskel, Leber und Fettgewebe sitzen kleine Rezeptoren. Dort lagert sich Insulin an. Signalisiert der Zelle im Schlüssel-Schloss-Prinzip: Mach' auf, es kommt Fett zum Speichern, Zucker zum Verbrennen, Eiweiß für deine Reparaturarbeiten, um jung und stark zu werden.

Kommt immer viel Insulin an, um den vielen Zucker in die Zelle zu dirigieren, reagiert die Zelle ärgerlich: Dauernd will da jemand was von mir. Ich mag nicht mehr. Ich bin voll. Ich hab' den ständigen Zucker gestrichen satt. Sie zieht ihre Insulinrezeptoren zurück. Nennt man Down-Regulation. Und weil nun die Zelle, ihre Rezeptoren, nicht mehr auf das Insulin hören, spricht man von Insulinresistenz.

Endstation Diabetes

Zucker ist da, Insulin ist da, die Zelle nimmt den Zucker nicht. Die Bauchspeicheldrüse, brav und folgsam, schüttet immer mehr Insulin aus. Weil der hohe Blutzucker ja beseitigt werden muss. Das passiert auch anfangs noch: Der Zucker landet als Fett im Fettdepot. Das führt zu Übergewicht – und irgendwann zu Diabetes.

Insulinresistenz messen

Insulinresistenz kann man messen – und das sollte man auch tun. Jeder vierte Deutsche leidet unter Insulinresistenz. Die Bauchspeicheldrüse stellt erst Pro-Insulin her, das wird aufgespalten in Insulin und das unwirksame C-Peptid. Bei Insulinresistenz kommt der Körper nicht mehr mit dem Spalten nach. Pro-Insulin nimmt immer weiter zu. Ein neuer Test kann Pro-Insulin und seine Spaltprodukte messen. Liegt der Wert für »intaktes Pro-Insulin« unter 11 pmol/l, hat man noch keine Insulinresistenz. Weitere Messmethoden: oraler Glukose-Toleranztest, Nüchterninsulinspiegel oder Adiponektin-Messung. Leidet man unter Insulinresistenz, produziert das Fettgewebe weniger von dem Hormon Adiponektin.

Vorsicht, tierisches Fett!

Auch Fett, tierisches Fett, führt zu Insulinresistenz, es verfettet das Schloss, blockiert den Rezeptor von innen – aber nur beim unbewegten Muskel. Was bedeutet das? Die Zelle bekommt keine Nährstoffe mehr. Sie verhungert, während sich draußen alles staut. In den Gefäßen. Und dort ist Zucker Gift. Fett lagert sich ab. Kennen Sie als Gefäßverkalkung, als Arteriosklerose.

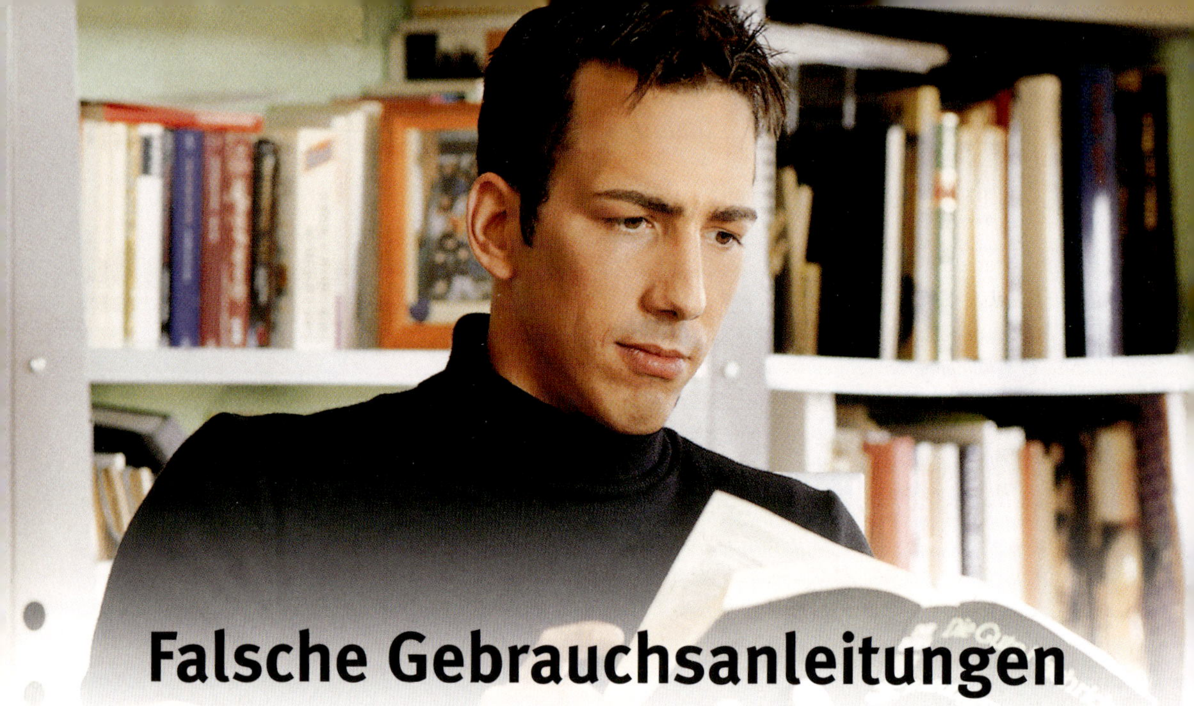

Falsche Gebrauchsanleitungen

Kennen Sie dieses Zitat: »Die Ernährungsberatung der letzten 50 Jahre hat versagt. Deutschland wurde immer dicker!« Und immer noch erzählt man Ihnen nicht die Wahrheit. Bitte: Glauben Sie nur an sich selbst. An das, was Sie messen, was Sie fühlen – und vielleicht noch an Thomas Gottschalk.

Thomas Gottschalk kennt das Geheimnis, auch im Seniorenalter (56) schnell mal eben fünf Kilo abzunehmen. Er sagt:

- »Mehr Fleisch und Fisch«,
- »die ganzen Kohlenhydrate« weglassen, nämlich »Kartoffeln, Brot und Reis«,
- »täglich 35 Minuten Sport«

sei ihm von seinem Arzt empfohlen worden. Hätte prompt gewirkt. Klingt banal. Ist es aber nicht.

Heute noch empfiehlt das oberste Fachgremium Deutschlands, die Deutsche Gesellschaft für Ernährung (DGE), also versammeltes Professorenwissen, den ach so schlanken Deutschen, endlich mehr Kohlenhydrate, nämlich statt bisher 46 % doch 60 % und gleichzeitig weniger Eiweiß, nämlich statt bisher 13,6 % nur 10 %, zu essen. Das sei gesund. Nachzulesen in der Fachzeitschrift *Focus* I/2007.

Als ob wir nicht schon genug und zunehmend Diabetiker hätten, als ob wir nicht schon genug und zunehmend Übergewichtige mit sämtlichen kostspieligen Folgekrankheiten hätten.

Deshalb sind Verlautbarungen wie die von Gottschalk so wichtig: Gottschalk machte genau das Gegenteil – und hatte Erfolg. Das wird von Millionen Deutschen gelesen – und vielleicht wenigstens ein Stück weit nachgemacht. Thomas Gottschalk hat einen guten Arzt.

Essen Sie nach Vorschrift?

Sie sind dick. Zumindest fühlen Sie sich so. Sonst hätten Sie dieses Buch nicht in der Hand. Natürlich können Sie ständig mit einem schlechten Gewissen herumlaufen. Natürlich können Sie sich über sich selbst ärgern, über Ihr Übergewicht. Natürlich können Sie glauben, dass Sie schuld sind, dass Sie alles falsch gemacht haben. Aber zunehmend berichten Menschen, dass sie ihre Ernährung völlig verändert haben. Ihrer Meinung nach gesund essen. Genau nach Vorschrift essen. Nach den Vorschriften all der Kommissionen und Ernährungsexperten: viel mehr Kohlenhydrate, dafür ein bisschen weniger Fett und wenig Eiweiß.

Und sind trotzdem dick. Übergewichtig. Nehmen nicht ab.

Sind Sie schon einmal auf den Gedanken gekommen, dass all diese Gebrauchsanweisungen falsch sein könnten? Falsch sein müssen? Auf den Gedanken gekommen, dass inzwischen 50 Millionen von 80 Millionen Deutschen mit ihrer Figur beweisen, dass diese Gebrauchsanleitungen falsch sind? Das sind doch nicht 50 Millionen dumme Menschen. Die nicht lesen können. Die bewusst alles falsch machen. Sondern das sind 50 Millionen Menschen, die sehr aufmerksam mit großem Leidensdruck all die hochoffiziellen Verlautbarungen der Ernährungsexperten lesen. Wörtlich: sich mehr bewegen, nämlich laut Sportmediziner zwei Mal die Woche, sich satt essen mit Kohlenhydraten und ein bisschen Fett einsparen. Genützt hat all das nichts.

Die Ernährungsberatung der letzten 50 Jahre hat versagt

Die Antwort kommt von der obersten Ernährungsbehörde selbst, von der DGE. 2003, zum 50-jährigen Bestehen, berichtete ihr Sprecher, Herr Prof. Volker Pudel: Die Ernährungsberatung Deutschlands der letzten 50 Jahre habe versagt.

Das schlug wie eine Bombe ein. Endlich wieder einmal eine Wahrheit. Die oberste Behörde gibt zwar nicht zu, dass sie selbst versagt habe, aber immerhin »die Ernährungsberatung«. Für welche die DGE schließlich zuständig ist.

Spätestens jetzt sollten Sie aufwachen. Sollten Ihr schlechtes Gewissen ablegen. Sie haben eben gutgläubig etwas falsch gemacht. Das falsche Rezept wird langsam enthüllt. Gaanz laaaaangsam. Das falsche Rezept können Sie im Internet als 10 Regeln nachlesen. Als die 10 Regeln der drei großen deutschen Gesellschaften, die für Ernährung, für Diabetes, für Übergewicht zuständig sind.

small talk

Kaum Kohlenhydrate – viel Gewichtsverlust

Sie glauben immer noch an Low Fat? Wachen Sie auf! Fakt: Wer Kohlenhydrate minimiert, nimmt schneller ab, so eine im Jahr 2007 veröffentlichte amerikanische Studie. Über ein Jahr lang beobachteten die Wissenschaftler 311 übergewichtige diäthaltende Frauen im Alter zwischen 25 und 50 Jahren. Die Frauen wurden in vier Gruppen eingeteilt. Eine Gruppe sollte sich das Jahr über »No Carb« ernähren; nur sehr wenige Kohlenhydrate waren erlaubt. Die zweite Gruppe durfte etwas mehr Kohlenhydrate in ihren Speiseplan einbauen. Die dritte Gruppe bekam viele Kohlenhydrate und wenig Fett, während sich die vierte Gruppe an die Vorgaben der sogenannten Learn-Methode hielten, einer Vorgabe wissenschaftlicher Fachgesellschaften: wenig Fett, viele Kohlenhydrate, Umstellung der Lebensweise plus körperliche Bewegung. Nach einem Jahr erzielten die No-Carbler die besten Ergebnisse: Im Schnitt ließen die No-Carb-Frauen 4,7 Kilogramm auf der Strecke und konnten am Ende sogar höhere Werte des guten, herzgesunden HDL-Cholesterins und einen niedrigeren Blutdruck als die Teilnehmerinnen der Vergleichsgruppen verbuchen. Die anderen Gruppen verloren nur zwischen 1,6 und 2,6 Kilogramm.

10 »neue« Ernährungs-regeln der DGE

Dass man versagt hat, kann man schon in den jüngst neu formulierten Regeln der Deutschen Gesellschaft für Ernährung nachlesen. Zwischen den Zeilen. Hier die Regeln – und meine Meinung dazu.

1. Vielseitig essen

Genießen Sie die Lebensmittelvielfalt. Merkmale einer ausgewogenen Ernährung sind abwechslungsreiche Auswahl, geeignete Kombination und angemessene Menge nährstoffreicher und energiearmer Lebensmittel.

Sehr gut. Aber leider leere Hülsen. Was ist abwechslungsreich? Heute Schweinebraten, morgen Rindersteak? Wie sieht eine geeignete Kombination aus? Die Wurst auf dem Brot? Heute: Wurstbrot. Morgen: Doppel-Whopper. Was ist eine angemessene Menge? Damit kann kein Mensch etwas anfangen.

Warum schreibt man nicht: Trinken Sie täglich 3 Liter Wasser. Essen Sie 1,5 Kilo Gemüse und Obst – bunt gemischt. Versorgen Sie Ihren Körper mit genug Eiweiß: täglich Fisch oder Eier oder Geflügel oder mageres Biofleisch – und Milch- oder Sojaprodukte. Meiden Sie die Kombination Kohlenhydrate und Fette – Brot und Wurst, Braten und Knödel, Pizza, Torte, Currywurst mit Pommes frites und die schlimme Kohlenhydrat-Fett-Falle namens Fertigprodukt.

2. Reichlich Getreideprodukte und Kartoffeln

Brot, Nudeln, Reis, Getreideflocken, am besten aus Vollkorn, sowie Kartoffeln enthalten kaum Fett, aber reichlich Vitamine, Mineralstoffe, Spurenelemente sowie Ballaststoffe und sekundäre Pflanzenstoffe. Verzehren Sie diese Lebensmittel mit möglichst fettarmen Zutaten.

Wunderbar. Hier hat die DGE schon gelernt. Vor Kurzem hieß die Regel noch: Getreideprodukte – mehrmals am Tag und reichlich Kartoffeln. Man sieht, ganz langsam tritt die Kehrtwende ein. Denn was brachten uns den ganzen Tag Kohlenhydrate? So mästet man Schweine, so mästet man Menschen. Höchst erfolgreich: Mehr als drei Millionen Menschen sterben jedes Jahr weltweit an den Folgen eines zu hohen Blutzuckerspiegels, stand kürzlich im Medizinjournal *Lancet.* 6,4 Millionen Deutsche haben Diabetes – so viele wie in kaum einem anderen europäischen Land. Ja, woher kommt denn der hohe Blutzuckerspiegel? Der fällt bekanntlich nicht vom Himmel. Dahinter steckt eine einfache Wahrheit, ein Naturgesetz der Chemie: »Kohlenhydrate lassen den Blutzucker steigen.« Auch die heilige Kartoffel. Sie zerfällt im Mund schon in lauter kleine Zuckermolekülchen, die den Insulinspiegel hochtreiben, erst Heißhunger und Übergewicht machen – und dann Diabetes. Hier hat die DGE gelernt – und verschreibt Reduktionskost. Empfiehlt Kohlenhydrate nicht mehr mehrmals täglich – sondern nur noch »reichlich«. Was heißt: reichlich? 55 %? Wovon, von vier Kilo? Das Gehirn braucht 150 Gramm Kohlenhydrate. Die stecken in Gemüse und Obst drin. Mehr braucht der Körper nicht. Kein Getreide, kein Brot, keine Nudeln …

… kein Fett dazu!

Einen waghalsigen Schritt aus den verstaubten Ernährungsregeln in die Gegenwart der For-

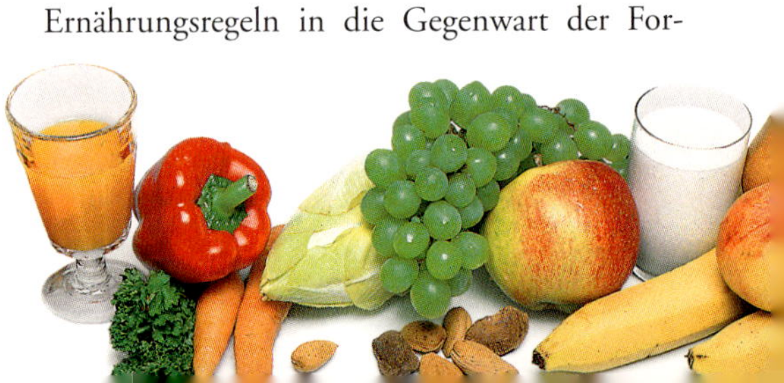

schung tat die DGE mit dem kleinen letzten angehängten Satz: *»Verzehren Sie diese Lebensmittel mit möglichst fettarmen Zutaten.«* Das ist schier revolutionär. Da gibt die DGE nämlich all den Glyx- und Low-Carb-Propheten recht, vor denen sie so lange gewarnt hat, die erzählten: Kohlenhydrate sind der Feind. Kohlenhydrate sperren das Fett auf der Hüfte ein. Und wenn du sie doch isst, darfst du wenigstens kein Fett dazu essen. Also: das Brot ohne Butter, ohne Wurst. Den Knödel ohne den Braten, die Nudeln ohne die Sahnesauce …

small talk

Kurz angemerkt – eine kleine Vitaminlüge

Bitte lesen Sie bei Regel 2 noch einmal genau hin. Da steht zum Beispiel: »Nudeln sind vitamin- und mineralstoffreich.« Da lächeln ja sogar Volksschüler. Die genau wissen, dass Nudeln aus Mehl gemacht werden. Und dass Mehl kaum noch Mineralien enthält. Dass Nudeln außerdem gekocht werden. Und dass Kochen alle Vitamine abtötet. Nudeln sind eindeutig leer. Leere Kohlenhydrate. Aber unsere oberste Ernährungsbehörde schreibt hin: »Nudeln sind vitaminreich.« Das sollte eigentlich genügen. Wachen Sie auf. Es ist Ihr Leben. Schauen Sie sich um. Gucken Sie sich etwas Gesundes, Schlankes, Fröhliches an, zum Beispiel ein Reh: Frisst ein Reh Nudeln? Hergestellt aus fein gemahlenem, totgekochtem Gras? Oder unser nächster Artverwandter: Frisst ein Schimpanse Nudeln? Sehen Sie: Genau das ist der Unterschied. Nicht mehr und nicht weniger.

3 Gemüse und Obst – nimm 5 am Tag!

Genießen Sie fünf Portionen Gemüse und Obst am Tag, möglichst frisch, nur kurz gegart oder auch als Saft – idealerweise zu jeder Haupt- und auch als Zwischenmahlzeit: Damit werden Sie reichlich mit Vitaminen, Mineralstoffen sowie Ballaststoffen und sekundären Pflanzenstoffen (zum Beispiel Karotinoiden, Flavonoiden) versorgt. Das Beste, was Sie für Ihre Gesundheit tun können.

Hier hätte ich ja im Grunde keinen Einwand. Stünde da nicht das kleine Wörtchen »Saft«. Mit dem in Deutschland jährlich drei Milliarden Euro Umsatz gemacht werden. Saft ist präzise 11 % Zuckerwasser. Identisch mit Cola. Ein Glas Saft oder Cola pro Tag reicht aus, um das Diabetesrisiko im Lauf der Jahre um 80 % zu erhöhen. So kriegen unsere Kinder Altersdiabetes. Ich würde hier hinschreiben: frisch gepresster Saft, in Form von Schorle im Verhältnis 1 : 3.

Man könnte auch in dieser Regel noch ein bisschen genauer werden: Um Herz-Kreislauf-Erkrankungen, Übergewicht, Diabetes, Bluthochdruck und Krebs vorzubeugen, sollte man täglich mindestens ein Kilo Gemüse und Obst essen. Vielleicht auch zwei oder drei Kilo. Wer weiß das schon. Denn wichtig ist: Die Früchte sollten die angepriesenen Vitamine und sekundären Pflanzenstoffe auch tatsächlich enthalten. Das tun sie dann, aber eben nur dann, wenn sie am Morgen vom Biobauern geerntet wurden (Gemüsemarkt!) – und nicht im Kochtopf landen. Siehe auch Regel 8.

4 Täglich Milch und Milchprodukte, ein- bis zweimal in der Woche Fisch; Fleisch, Wurstwaren sowie Eier in Maßen

Diese Lebensmittel enthalten wertvolle Nährstoffe, wie zum Beispiel Kalzium in Milch, Jod, Selen und Omega-3-Fettsäuren in Seefisch. Fleisch ist wegen des hohen Gehalts an verfügbarem Eisen und an den Vitaminen B1, B6 und B12 vorteilhaft. Mengen von 300 bis 600 Gramm Fleisch und Wurst pro Woche reichen hierfür aus. Bevorzugen Sie fettarme Produkte, vor allem bei Fleischerzeugnissen und Milchprodukten.

Hier hat die DGE in die neue Regel eine zweite – nur mögliche! – Portion Fisch draufgepackt. Früher hieß es: eine Portion. Heute halt »ein bis zwei«. Warum aber soll man offiziell nur einmal in der Woche Fisch essen, wenn man

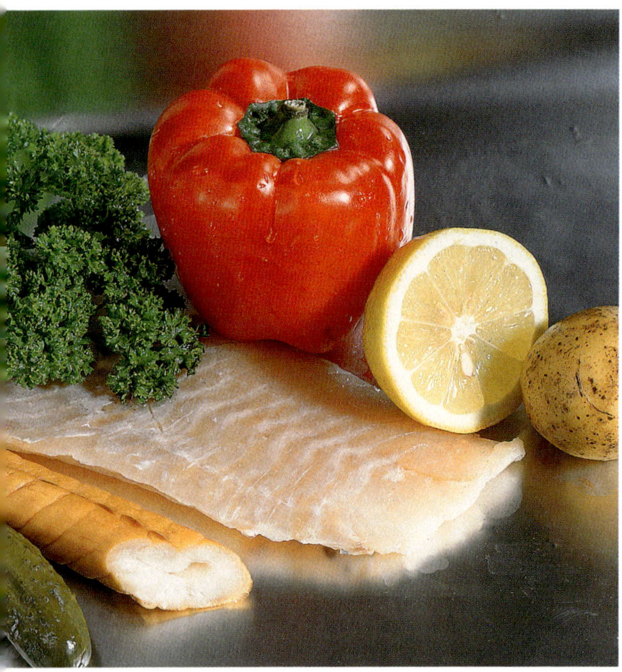

schon zwei Portionen Seefisch allein dafür braucht, um das Herz mit Omega-3-Fettsäuren zu schützen? In wissenschaftlichen Studien wurde gezeigt, dass mindestens zwei Portionen Seefisch nötig sind, um vor Herzinfarkt zu schützen. Mindestens! Wozu gibt es eigentlich wissenschaftliche Studien, wenn Institutionen wie die DGE wissenschaftliche Erkenntnisse unter den Tisch fallen lassen? Mir übrigens viel einleuchtender: Ernst Jünger wurde 103 Jahre alt, er aß täglich Seefisch. Täglich, wie die herzgesunden Eskimos.

Und warum empfiehlt die DGE bis zu 600 Gramm Wurst? Wurst ist »zu 80 % schlechtes Fett«, wie mein Lieblingskardiologe Prof. Korth immer sagte. Meine Meinung: Bleib beim Fleisch – fettarm. Nur das Eiweiß. Denn heutiges Fleisch enthält nicht mehr wie das Fleisch unser Vorfahren, die wild herumliefen, wertvolle Omega-3-Fettsäuren. Heutiges Fleisch hat Drecksfette. Siehe Regel Nr. 5.

Die Milch macht's? Früher riet die DGE deutlich zu täglich 1/2 Liter Milch. Heute legt sie sich nicht mehr fest, sondern empfiehlt sie nur täglich. Vertragen halt nicht alle, reagieren mit Laktoseintoleranz. Und mehr als ein halber Liter täglich kann – so neueste Erkenntnisse – sauer machen und damit Osteoporose erzeugen. Sprich, genau das, was die Milch mit ihrem Kalzium verhindern soll. Übrigens liefert Brokkoli genauso viel und Grünkohl doppelt so viel Kalzium wie Milch. Warum empfiehlt man nicht Brokkoli für die Knochen? Na ja, irgendwie muss der Euterüberfluss der deutschen Turbokühe wohl unters Volk kommen.

5 Wenig Fett und fettreiche Lebensmittel

Fett liefert lebensnotwendige (essenzielle) Fettsäuren, und fetthaltige Lebensmittel enthalten auch fettlösliche Vitamine. Fett ist besonders energiereich; daher kann zu viel Nahrungsfett Übergewicht fördern, möglicherweise auch Krebs. Zu viele gesättigte Fettsäuren fördern langfristig die Entstehung von Herz-Kreislauf-Krankheiten. Bevorzugen Sie pflanzliche Öle und Fette (zum Beispiel Raps- und Sojaöl und daraus hergestellte Streichfette). Achten Sie auf unsichtbares Fett, das in Fleischerzeugnissen, Milchprodukten, Gebäck und Süßwaren sowie in Fast-Food- und Fertigprodukten meist enthalten ist. Insgesamt 60 bis 80 Gramm Fett pro Tag reichen aus.

Fast alles richtig. Fast. Falsch ist: Zu viel Nahrungsfett kann Übergewicht fördern – und Diabetes. Richtig wäre: Zu viel tierisches Fett macht dick. Olivenöl können Sie stamperlweise trinken, wie die Griechen. Das macht Sie nicht dick. Apropos: Warum empfiehlt die DGE eigentlich kein Olivenöl? Das hat sich doch in Tausenden von wissenschaftlichen Studien als Herzschutzmittel erwiesen. Oder noch besser: Leinöl, mit unglaublichen 60 % glücklichen Omega-3-Fettsäuren.

small talk

Apfel- oder Birnentyp?

Eine Studie von Dr. David Ludwig (Children's Hospital Boston) zeigte vor Kurzem, dass Menschen, die sehr viel Insulin ausschütten, auch wenn sie nur wenig Zucker gegessen haben, Fett vor allem an der Taille ansetzen – sie gehören zum sogenannten Apfeltyp. Menschen, die nur wenig Insulin ausschütten, horten die Fettdepots auf den Hüften – man spricht vom Birnentyp. Man fand außerdem heraus, dass die Apfeltypen mithilfe einer fettreduzierten Diät nicht so viel Gewicht verloren (2,5 kg in 6 Monaten) wie mithilfe einer kohlenhydratarmen Diät (6,5 kg in 6 Monaten). Die Birnentypen nahmen mit beiden Diätformen gleich gut ab, nämlich 5 kg in 6 Monaten. Nur: Nach 18 Monaten hatten die Birnentypen die Hälfte der verlorenen Kilos wieder auf den Hüften. Die Apfeltypen, die mit der Low-Fat-Diät abgenommen hatten, nahmen im Lauf des folgenden Jahres wieder 1,5 Kilogramm zu, die Kaum-Kohlenhydratgruppe speckte überhaupt nicht zu.

6 Zucker und Salz in Maßen

Verzehren Sie Zucker und Lebensmittel bzw. Getränke, die mit verschiedenen Zuckerarten (zum Beispiel Glukosesirup) hergestellt wurden, nur gelegentlich. Würzen Sie kreativ mit Kräutern und Gewürzen und wenig Salz. Bevorzugen Sie jodiertes Speisesalz.

Was heißt gelegentlich? Bei jeder Gelegenheit oder einmal am Tag, zweimal, dreimal oder einmal die Woche, im Jahr? Wissen Sie was? Da würde die Ernährungsindustrie zusammenbrechen. Es steckt überall Zucker drin. In allem, was Sie gelegentlich essen. Darum ist Deutschland dick. Darum haben 6,4 Millionen Diabetes.

Hier müsste eigentlich noch stehen: Genau das Gleiche gilt für Weißbrot, das ausgemahlene Mehl besteht nämlich aus lauter kleinen Zuckermolekülen und erhöht den Blutzuckerspiegel noch stärker als Zucker, lockt noch mehr Insulin, treibt noch schneller in den Diabetes. Und das Gleiche gilt für die Kartoffel. Auch die ist schlimmer als Zucker. (Das herauszufinden, brauchte es eine Frau. Eine Frau Professor der Harvard-Universität.)

Zum Salz: Warum soll man damit sparsam würzen? Ganz einfach, weil viel Salz in den Fertigprodukten drinsteckt, die Sie gelegentlich, also bei jeder Gelegenheit, essen. Wer die Fertigprodukte weglässt, muss nicht auf das Salz aus dem Streuer verzichten. Das im Übrigen eben nicht immer den Blutdruck hochtreibt – im Gegenteil, bei vielen Menschen sogar senkt. Und so kommt man dann auch auf die nötige Tagesdosis an Jodsalz. Erst zehn Gramm liefern die empfohlenen 200 Mikrogramm Jod. Die würde ich übrigens lieber wohldosiert als Jodpräparat nehmen – und dafür mit Meer- oder Steinsalz streuen.

7 Reichlich Flüssigkeit

Wasser ist absolut lebensnotwendig. Trinken Sie rund 1,5 Liter Flüssigkeit jeden Tag. Bevorzugen

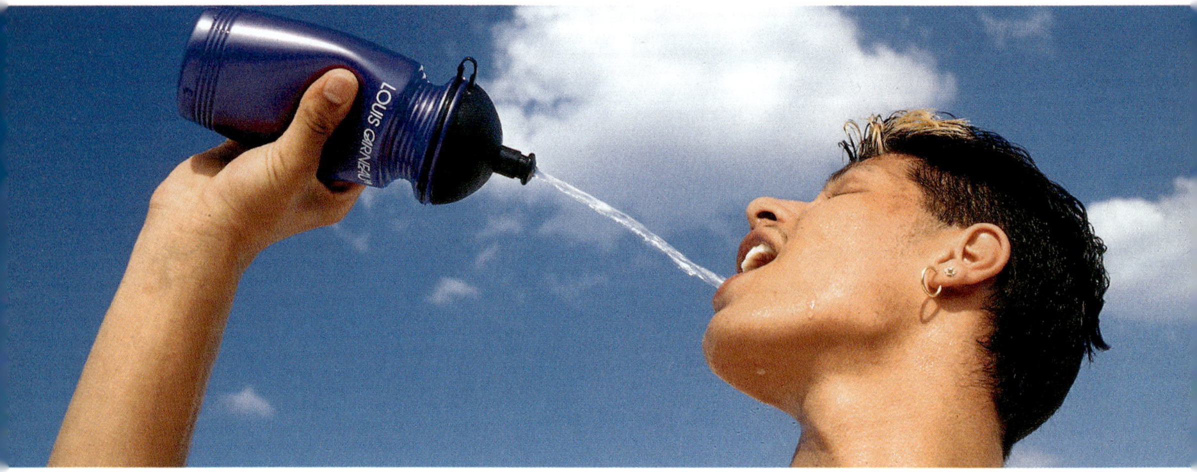

Sie Wasser – ohne oder mit Kohlensäure – und andere kalorienarme Getränke. Alkoholische Getränke sollten nur gelegentlich und nur in kleinen Mengen konsumiert werden.

Weil Wasser absolut lebensnotwendig ist, empfehle ich Ihnen die doppelte Menge. Vor allem, wenn Sie sich gerade von Ihrem Übergewicht trennen. Jedes Glas, das haben Forscher der Charité Berlin gemessen, ja: gemessen!, bedeutet 20 Minuskalorien. Wassertrinkend regen Sie auf die einfachste und gesündeste Art und Weise den Stoffwechsel, die Fettverbrennung an. Und spülen all die Gifte aus dem Körper, sodass so manche Wehwehchen verschwinden, wie Kopfweh, Rückenschmerzen, Verstopfung …

Mein Lieblingsthema: Alkohol. Am Glas Wein sollten Sie nicht mehr als riechen. Schon kleinste Mengen »gelegentlich« senken sofort den Spiegel des Wachstumshormons HGH, das uns jung und schlank hält. Auf Dauer senkt er den Testosteronspiegel, auch bei der Frau. Raubt Muskeln und Dynamik. Außerdem schwemmt Alkohol Magnesium aus. Das führt zu Bluthochdruck, Herzrhythmusstörungen und irgendwann in den Herzinfarkt.

8 Schmackhaft und schonend zubereiten

Garen Sie die jeweiligen Speisen bei möglichst niedrigen Temperaturen, soweit es geht kurz, mit wenig Wasser und wenig Fett – das erhält den natürlichen Geschmack, schont die Nährstoffe und verhindert die Bildung schädlicher Verbindungen.

Welche Nährstoffe? Die, die angeblich alle in einer ausgewogenen Mischkost drinstecken? Die Sie bislang schlank und gesund hielten? Merke: Wo nichts ist, kann auch nichts funktionieren. Ihr Herz nicht, Ihr Immunsystem nicht, Ihre Fettverbrennung nicht. All das lebt von Magnesium, Kalzium, Zink & Co.

Ich zitiere: »Es ist eine alarmierende Tatsache, dass die derzeit auf Millionen von Hektar angebauten Lebensmittel (Früchte, Gemüse und Getreide) nicht mehr länger bestimmte Mineralien beinhalten und uns danach hungern lassen. Kein Mensch kann heutzutage so viel Früchte und Gemüse essen, um alle Mineralien zu bekommen, die er für eine perfekte Gesundheit braucht. Der Magen ist einfach nicht groß genug. Die Wahrheit ist, dass unsere Nahrungsmittel sehr stark in der Wertigkeit variieren, und einige sind es nicht wert, als Lebensmittel gegessen zu werden.« Nachzulesen im Dokument Nr. 264 vom US-Senat. Veröffentlicht im Jahre 1936.

Welchen Jahrgang bevorzugen Sie? Bei Ihren Orangen? Versuchen Sie doch mal die 2003er. Lecker! Nicht gewusst? Orangen dürfen bis zu fünf Jahre gelagert und dann als Frischobst verkauft werden. Der Vitamingehalt ist nach fünf Jahren nicht mehr messbar – aber gut genug für Ihre Kinder … heute.

Wissen Sie was? Wissen ist ein völlig anderer Lebensstil. Hören Sie einfach auf zu glauben, was man Ihnen alles erzählt. Messen Sie. Lassen Sie in Ihrem Blut all die entscheidenden Stoffe messen. Dann verstehen und wissen Sie. Mehr dazu auf Seite 201ff.

9 Nehmen Sie sich Zeit, genießen Sie Ihr Essen

Bewusstes Essen hilft, richtig zu essen. Auch das Auge isst mit. Lassen Sie sich Zeit beim Essen. Das macht Spaß, regt an, vielseitig zuzugreifen, und fördert das Sättigungsempfinden.

Hochrichtig! Fromme Wünsche …

10 Achten Sie auf Ihr Gewicht, bleiben Sie in Bewegung

Ausgewogene Ernährung, viel körperliche Bewegung und Sport (30 bis 60 Minuten pro Tag) gehören zusammen. Mit dem richtigen Körpergewicht fühlen Sie sich wohl und fördern Ihre Gesundheit.

Wunderbar. In der alten Regel durfte man noch auf sein »Wunschgewicht« achten. Nur müsste dann halb Deutschland eine radikale Diät machen – und das schadet der Volkswirtschaft gewaltig. Es ist viel ökonomischer, auf sein Gewicht zu achten – damit es nicht noch weiter raufgeht. Oder runtergeht. Oder wie, oder was? Also: Achten Sie …! Auch was die Bewegung betrifft, hat die DGE umgedacht. Vor Kurzem hieß das noch: »Mit reichlich Bewegung bleiben Sie in Schwung.« Nun wurde aus dem nebulösen »reichlich«: 30 bis 60 Minuten! Täglich! Wunderbar, endlich! Für mein »täglich« hat man mir vor Jahren noch einen Vogel gezeigt.

Hier müsste man nur noch etwas an der Reihenfolge ändern: Das ist die Regel Nummer 1. Das hat man hierzulande noch nicht kapiert und jammert à la Prof. Pudel: »Die essen einfach kein Obst.« Die Lösung heißt: Wer läuft, tut's. Die Reihenfolge, werte Damen und Herren, wäre: Ernährung fängt mit Bewegung an. Erst ist man dem Mammut nachgelaufen – und dann hat man es gegessen.

small talk

Metabolic-Power-Geheimnis – Thermogenese

Nach dem Essen gibt der Körper Energie als Wärme über die Haut ab. Man spricht von Thermogenese. Sie macht normalerweise etwa 10 % des täglichen Energieumsatzes aus und wird durch komplizierte hormonelle und metabolische Prozesse gesteuert. Übergewichtige Menschen weisen im Vergleich zu Normalgewichtigen eine reduzierte Thermogenese auf – weniger Metabolic Power. Allerdings weiß man noch nicht, ob die verminderte Wärmeabgabe Ursache oder Folge des Übergewichts ist. Klar ist: Eine wichtige Rolle für eine funktionierende Thermogenese spielt das Blutzuckerhormon Insulin. Wer insulinresistent (siehe auch Seite 23) ist, kann den über die Nahrung aufgenommenen Zucker nicht richtig verwerten, produziert nach dem Essen weniger Wärme. Tja, das passiert eben, wenn man 60 % Kohlenhydrate …

Sie sind nicht schuld ...

Wenn Sie dieses Geheimnis verstanden haben, haben Sie Ihr Leben bereits verändert. Und sind in wenigen Monaten ein neuer Mensch. Buchstäblich.

Tatsache ist, dass Sie zu dick sind. Sonst würden Sie dieses Buch gar nicht in die Hand nehmen. Tatsache ist auch, dass Sie so nicht geboren worden sind. Dass dieser unschöne Zustand sich entwickelt hat. Indem Sie das getan haben, was Sie getan haben. Was auch immer das war, es war offenbar falsch. Sonst wären Sie jetzt nicht zu dick und unglücklich.

Es ist wichtig, dass Sie einsehen: Das jetzige Essen, das, was Sie einfach für richtig gehalten haben, war falsch. Wenn Sie bisher geglaubt haben: ein Glas Wein abends schadet nicht … nun: Sie sehen das Resultat. Wenn Sie bisher geglaubt haben: »Iss dich satt mit Kohlenhydraten« (ein Zitat des führenden deutschen Ernährungswissenschaftlers), dann war das offensichtlich falsch. Wenn Sie bisher geglaubt haben: Frühstücke wie ein Kaiser, und beim Abendessen natürlich auch wieder zugelangt haben – das Resultat, Ihren Bauch, können Sie anfassen.

Es ist wichtig einzusehen: Was Sie bisher gemacht haben, hat Sie dick gemacht.

Genau so wichtig ist es zu verstehen: Es gibt Menschen, die schlank, gesund und glücklich sind. Die gibt es wirklich. Also gibt es eine Lebensweise, die Sie verstehen und erlernen können. Diese Lebensweise – und um nichts sonst geht es – möchte ich Ihnen in diesem Buch beibringen.

Und noch ein bisschen mehr: Ich möchte Ihnen die Lebensfreude zurückgeben, die Sie ja einmal hatten. Erinnern Sie sich? Als vierjähriges Kind? Unbeschwert, fröhlich, trällernd, hüpfend, springend … Sie waren doch schon einmal am Ziel, Sie haben es nur vergessen.

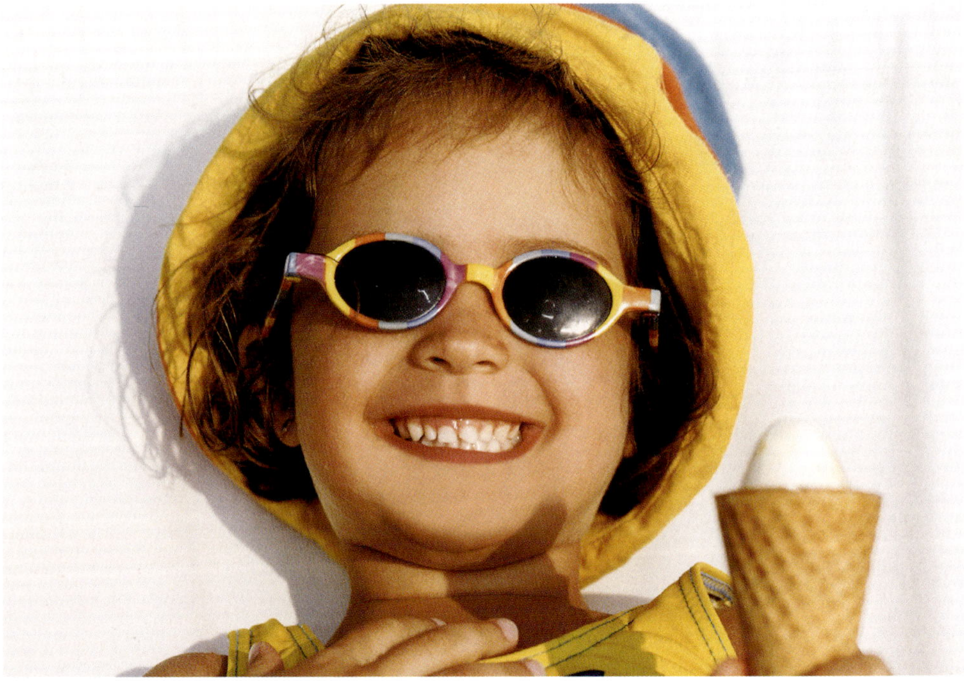

small talk

Meine zehn Metabolic-Power-Regeln

Auch daran sollten Sie erst einmal nicht glauben. Probieren Sie es aus, spüren Sie – und dann reden wir weiter ...

1 Bewegen Sie sich 30, 60, 90 Minuten am Tag. Wie ein Kind.

2 Trinken Sie täglich 3 Liter Wasser, ruhig auch mal mit Teebeutel oder Kaffee.

3 Meiden Sie Softdrinks und Alkohol.

4 Essen Sie täglich 1, 2, 3 Kilo frisches Pflanzliches, also Gemüse und 1 bis 2 Portionen Obst.

5 Versorgen Sie Ihren Körper bei jeder Mahlzeit mit Eiweiß – ohne Fett (Ausnahme Seefisch): Fisch, Geflügel, Eier, Milchprodukte oder Hülsenfrüchte (Soja!). Und wenn Sie keine Zeit zu kochen haben – dann shaken Sie sich einen Eiweißdrink.

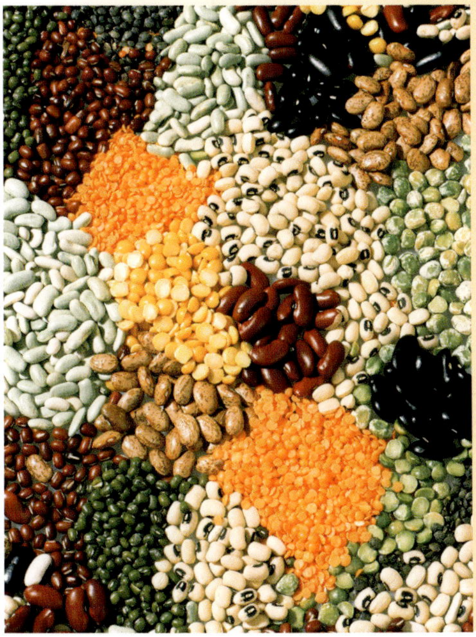

6 Versorgen Sie Ihren Körper mit täglich 2 bis 6 Esslöffeln wertvollen Pflanzenölen (Oliven-, Raps-, Nuss-, Leinöl) und 20 bis 40 Gramm Nüssen und Samen.

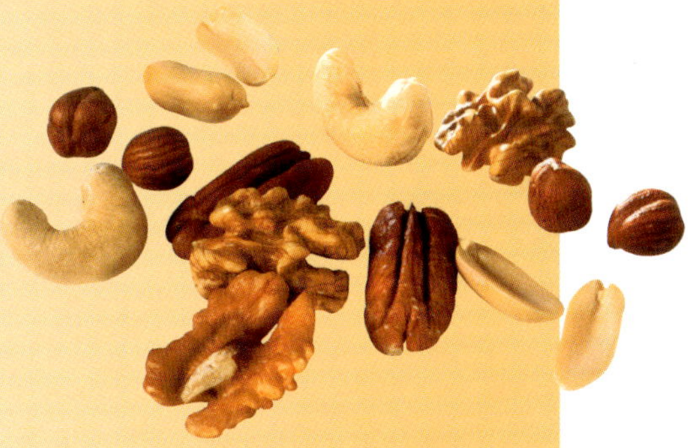

7 Sehen Sie Beilagenkohlenhydrate (Brot, Nudeln, Reis & Co.) als puren Luxus.

8 Das braucht Ihr Körper nicht, aber: Luxus gönnt man sich – manchmal. Füllen Sie Zucker und Weißmehl in den Salzstreuer – diese Dosis verträgt der Körper.

9 Meiden Sie den Industriemüll namens Fertigprodukte.

10 Essen Sie, so gut es geht, wie es die Natur zubereitet: roh. Essen Sie, um zu leben – und leben Sie nicht, um zu essen.

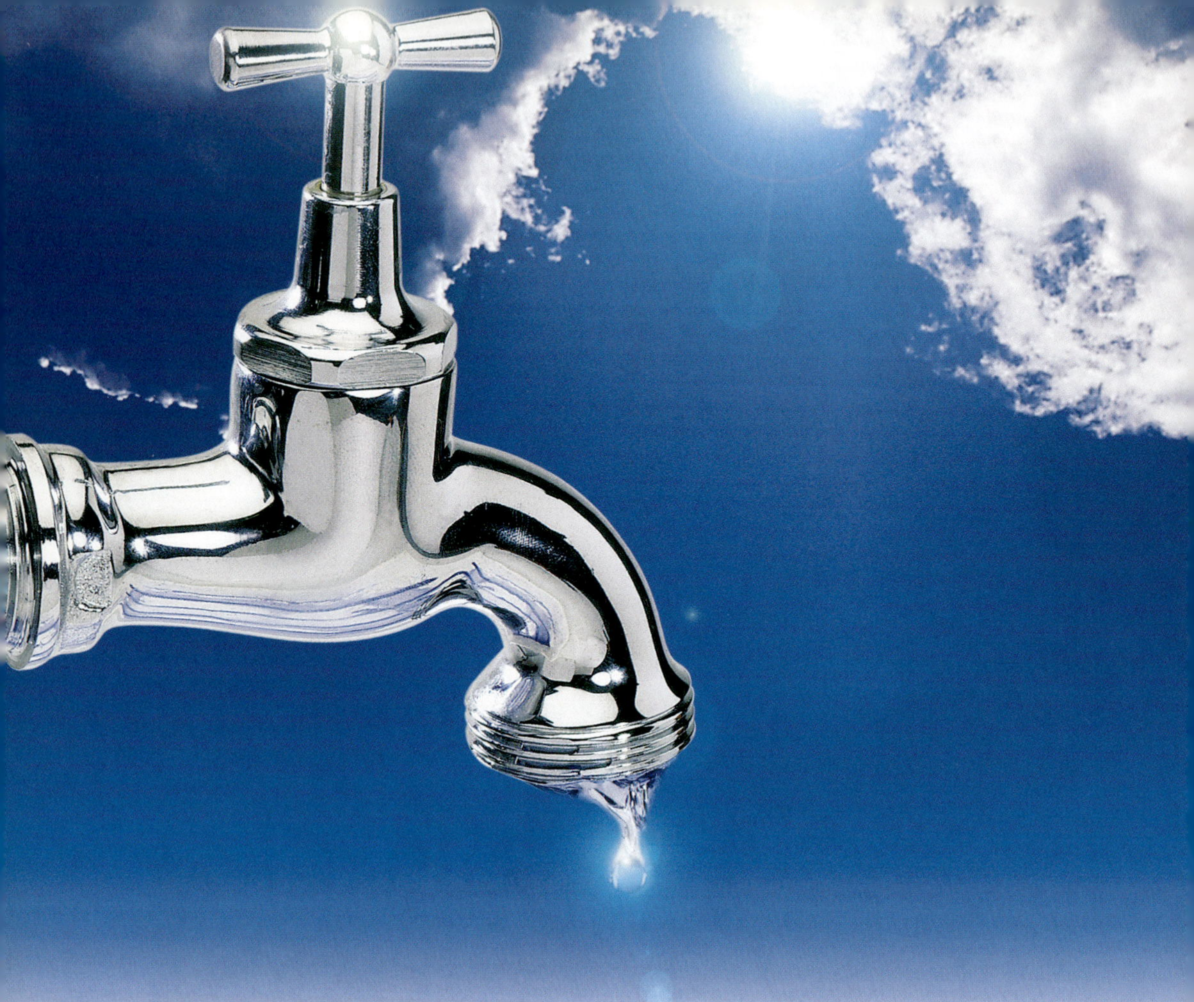

Drehen Sie den Hahn zu

Sie haben zwei Energietanks. Den für Kohlenhydrate und den für Fett. Wenn Sie den für Kohlenhydrate nur eine Woche zudrehen, dann polen Sie Ihren Körper um auf Fettverbrennung. Das heißt praktisch: null Zucker, null Mehl, null Kartoffeln, null Obst. Sie werden es diese eine Woche nicht vermissen. Dafür sorgen die Rezepte ab Seite 72.

Kennen Sie den Unterschied zwischen Autos und Menschen? Wirklich? Gar nicht so leicht. Denn schließlich gibt's auch unter den Menschen Vier-, Acht- oder Zwölfzylinder – also schlappe Fernsehgucker bis hin zu energiegeladenen Hochleistungssportlern. Es gibt auch unter den Menschen die ganz fetten Brummis mit den ganz schwachen Dieselmotoren, die rußen, sprotzen und die Straßen verstopfen. Genauso wie es die fetten Brummis gibt mit den starken Motoren, die sich überall durchboxen. Kennen Sie. Oder die Mittelklasse-Pkws, die grau, unauffällig, brav vor sich hinsurren. Dann freilich auch die jugendlich aufgemotzten GTIs, angeberisch, mit Goldkettchen. Freilich auch elegante Sportwagen, Fitnessstudiogänger, mit prallen Muskeln, in teures Outfit gehüllt … Sie sehen – man kann Autos mit Menschen sehr wohl vergleichen.

Aber in einem wesentlichen Punkt unterscheiden sich die beiden. Menschen haben nicht einen, Menschen haben zwei Benzintanks. Wie Sie gleich merken werden, ist das nicht unbedingt ein Vorteil. Beide Tanks sind zwar gefüllt mit Treibstoff – der eine Tank aber mit dem Treibstoff Kohlenhydrate, der andere mit dem Treibstoff Fett.

Und beide Tanks haben jeder eine Leitung in den Motor, füttern unser Auto. Der menschliche Motor, also der Muskel, hat jetzt in jeder Sekunde die Wahl: Er kann sich bedienen aus dem Kohlenhydrat- wie aus dem Fetttank.

Der kleine und der große Tank

Die zwei Energievorratstanks im Menschen haben nicht nur einen anderen Inhalt, sondern unterscheiden sich ganz gewaltig in ihrer Größe: Der Kohlenhydrattank ist winzig klein, nämlich nur ungefähr einen halben Liter groß. Wussten Sie das? Der Mensch kann nur einen halben Liter, höchstens 500 Gramm Kohlenhydrate speichern. Und das reicht nicht lange. Das reicht nur ungefähr zwei Stunden, dann ist der Ofen aus. Dann bleibt der Motor stehen. Sie nennen das Unterzucker, der Sportler nennt es Hungerast. Davon konnten Jan Ullrich bei der Tour 1998 oder Olympiasieger Dieter Baumann von seinem ersten Marathonversuch ein Liedlein singen. Deren Kohlenhydrattank war nämlich leer – und sie lagen auf der Nase.

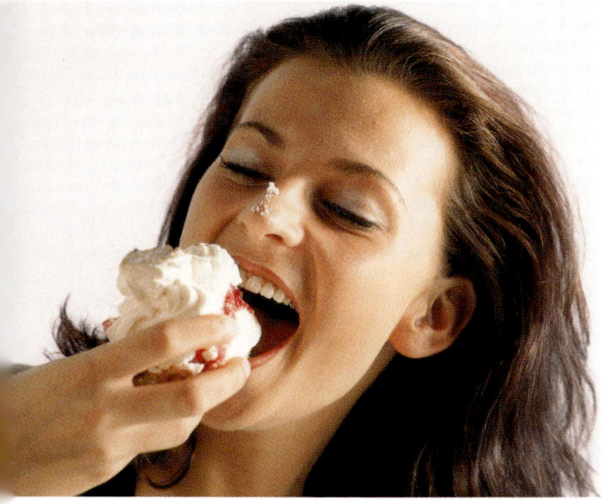

Dieser kleine, feine Kohlenhydrat-Energievorrat kann voll oder leer sein. Unterschied: 500 Gramm. Das hat logischerweise mit Ihrem Körpergewicht gar nichts zu tun.

Ganz anders der Fetttank: Der ist riesig. Der fasst ohne Weiteres 20 bis 30 Kilo, ist also 60 Mal größer als Ihr Kohlenhydrattank. Da passt was rein. Sehen Sie ja: am Bauch, auf der Hüfte ... unendlich viel Energie. Das ist Ihr Gewicht. Ihr Körpergewicht. Ihr Fett. Eigentlich überflüssig. Gedacht wohl für jahrelange Notzeiten. Nur: Erleben Sie die?

small talk

Kohlenhydrate – der schnelle Treibstoff auf dem Teller

- Unter Kohlenhydraten verstehen wir das, was vom Körper in kleine Zuckermoleküle (Glukose) zerkleinert wird und vom Darm ins Blut gelangt – und dort den Blutzucker erhöht. Ein erhöhter Blutzucker lässt die Bauchspeicheldrüse Insulin produzieren. Das Hormon senkt den Blutzuckerspiegel, indem es der Zelle sagt, auch der Gehirnzelle, auch der Muskelzelle: Hier, nimm' den Zucker auf, mach' Energie daraus.
- Von diesen Kohlenhydraten essen Sie Unmengen: Zucker, Kartoffelstärke, Mehl. Eines von diesen dreien verbirgt sich auch immer im Fertigprodukt.
- Von diesen Kohlenhydraten nehmen Sie genug fürs Gehirn auf: Auch in Fleisch, Milch, Milchprodukten und Gemüse stecken kleine Mengen Kohlenhydrate. Obst liefert ebenfalls viel vom Süßstoff der Natur.

Der bequeme Weg ...

Jetzt kommt die Gemeinheit. Vielleicht die größte Gemeinheit der Natur. Die Schuld an Ihrem Problem, an Ihrem Riesenfettproblem: Das wirklich Dumme an diesen zwei Benzintanks des Menschen ist nämlich, dass die Kohlenhydrate für den Menschenmotor, für die Muskelzelle, leichter verbrennbar sind. Dass sie bequemer aufzuspalten sind. Die Kohlenhydrate mag er lieber, Ihr Muskel. Denn Kohlenhydrate verbrauchen bei der Verbrennung 10 % weniger Sauerstoff.

Und nachdem die Muskelzelle genau wie der ganze Mensch ziemlich faul ist, wird sie – wann immer Kohlenhydrate und Fett gleichzeitig angeboten werden – erst mal Kohlenhydrate wählen. Also immer. Ist einfach leichter. Ist bequemer. Der Mensch ist ein Zuckerverbrenner. Von Natur aus.

Das hat Konsequenzen. Schlimme Konsequenzen – an denen 42 Millionen Deutsche täglich leiden.

... heißt gegen Windmühlen kämpfen

Hat der Mensch den Wunsch, leichter zu werden, Gewicht abzunehmen, Fett abzubauen, hat er keine Chance. Sein Motor wird immer den kleinen Benzintank mit Zucker entleeren, daraufhin Hunger kriegen und den kleinen Tank wieder füllen mit typischer Ernährung, nämlich mit Kohlenhydraten.

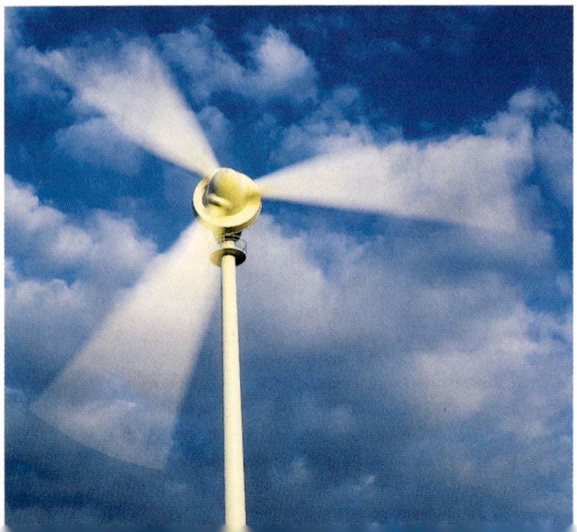

small talk

Aus Kohlenhydrate mach Fett

Sind die kleinen Kohlenhydratspeicher in Muskel und Leber voll, werden die überschüssigen Kohlenhydrate ebenfalls zu Fett umgebaut. Denn Fett in der Fettzelle ist die einzige Möglichkeit des Körpers, große Mengen an Energie zu speichern.

Und schlimmer noch: Bei der täglichen Ernährung, den Kohlenhydraten, ist ja immer ein bisschen Fett dabei. Das, wie wir gesehen haben, gar nicht verbrannt wird. Und was passiert mit dem Fett? Es kommt wieder in den unendlich großen zweiten Energievorrat, kommt in den Fetttank, wandert auf Ihre Hüften. So ganz nebenbei.

Das Gewicht des typisch abnehmwilligen Menschen verringert sich also in Wahrheit nicht. Im Gegenteil. Er nimmt eher noch ein bisschen zu. Tagaus, tagein. Übrigens auch beim Joggen. Auch wenn er einen Marathon läuft. Solange der Mensch von Kohlenhydraten lebt, greift er den Fetttank am Bauch, den Hüften eigentlich nie an. Er kann sein Gewicht gar nicht verringern. Außer – er kennt den Schlüssel. Außer – er kennt das zentrale Geheimnis. Außer – er kennt das Geheimnis der Enzymrevolution.

Und das ist so banal, dass es schon wieder absolut genial ist.

Die Frage ist einfach

Wie bringt man nun den menschlichen Motor dazu, den Muskel dazu, eben nicht den bequemen Weg der Kohlenhydrate, des Zuckers, sondern den schweren Weg der Fettverbrennung einzuschlagen? Fett zu verbrennen. Gewicht zu verlieren. Mit gutem Zureden? Mit Meditieren?

Mit Sport? Ja – das wird Ihnen oft erzählt. Kennen Sie in Form von Ratschlägen wie: »Machen Sie doch lange langsame Fettverbrennungsläufe.« Hat eigentlich noch nie was genutzt. Wussten Sie das? Fragen Sie doch 1000 Freizeitjogger. Gucken Sie sich doch mal im Eurosport den Zieleinlauf eines beliebigen Stadtmarathons an: Da laufen dicke Leute ins Ziel, sehr fitte, aber dicke Menschen. Wenn Sport schlank machen soll – dann müssten die doch dünn sein. Sind sie aber nicht. Typische Zuckerverbrenner. Die Muskeln knabbern nur selten oder nie am Fett.

small talk

Unsere Energietanks

- Der Mensch hat zwei Energietanks. Der eine heißt Glykogen. Der Speicher für Zucker. Er steckt in Muskeln und Leber. 100 Gramm Glykogen liefert die Leber, den Rest steuern die Muskeln zur Energiegewinnung bei. Diesen Tank leeren Sie täglich beim Denken, bei der Arbeit, und füllen ihn genauso täglich mit Kohlenhydraten – mit Zucker (Haushaltszucker, Obst) und Stärke (Kartoffeln, Getreide).
Der zweite Speicher heißt Fett. 40 Milliarden Fettzellen können sich auf das 1000fache ausdehnen. Mitunter 400 Kilo speichern. Die Bilder kennen Sie. Diesen Tank füllt man mit tierischen Fetten direkt und mit Kohlenhydraten auf Umwegen: Die nämlich locken das Dickmacherhormon Insulin, die nämlich wandelt der Körper dann auch um in Fett.
- Was der Körper nicht kann: Der Körper kann Eiweiß in Zucker fürs Gehirn umwandeln und Zucker in Fett verwandeln. Aber er kann kein Fett in Zucker oder Eiweiß umwandeln.

Eine wirklich dumme Tatsache: Der Menschenmotor mag das Fett nun einmal nicht. Einfache Rechnung: 1 Gramm Kohlenhydrate hat 4 Kilokalorien. 500 Gramm können Sie bunkern. Sind 2000 Kilokalorien. Damit kann man ganz schön lang laufen.

Werden Sie kurzfristig radikal!

Haben Sie es auch satt? Ein für alle Mal? Können Sie sich morgens vor dem Spiegel einfach nicht mehr sehen? Und haben Sie die Ratschläge satt, angefangen von FdH bis hin zu: Treiben Sie mehr Sport?

Wenn Sie's wirklich satt haben, wenn Sie nachhaltig etwas verändern wollen, dann hilft eben auch nur etwas ganz Drastisches. Etwas ganz Ungewöhnliches. Etwas, was Ihren Körper bis in seine Grundfesten erschüttert. Was den Stoffwechsel auf den Kopf stellt: Drehen Sie den Hahn zu. Sperren Sie die Benzinleitung, die von den Kohlenhydraten zum Motor führt, einfach ab. Geben Sie Ihrem Motor keine Kohlenhydrate mehr. Nichts mehr. Bitte, bitte: nicht schon wieder Kompromisse! Nicht schon wieder: Och, ein bisschen. Ein bisschen kann doch nicht schaden. So wie das berühmte Gläschen Wein abends.

Werden Sie radikal. Tun Sie's einfach. Null Kohlenhydrate! Dann nämlich bleibt dem armen Muskelzellmotor gar nichts anderes übrig, als sich – mühselig stotternd – umzustellen auf Fett. Auf die Verbrennung vom Fett. Denn von irgendwas muss er ja leben.

Züchten Sie die richtigen Enzyme

Tatsächlich ist es so, dass Sie Ihre Benzinleitung mit Enzymkaskade übersetzen können. Enzyme sind kleine Stoffwechselarbeiter, die dafür sorgen, dass der Muskel Zucker kriegt – oder Fett. Eine ganze Kette, eine Kaskade von Enzymen regelt die Zuckerverbrennung in Ihrem Muskelmotor, in den Mitochondrien. Den kleinen Energiekraftwerken im Muskel, wo Fett oder Zucker verbrennt. Hungern Sie die Enzymkette für Zucker einfach aus.

Dann erwacht die andere Enzymkette für Fett. Dann strömt plötzlich durch die zweite Benzinleitung aus dem riesigen Fetttank all Ihr Vorratsfett in den Motor. Sie haben Ihren Stoffwechsel umgepolt. Sie haben Ihre Enzyme von Zucker auf Fett revolutioniert. Den Vorgang umgedreht. Revolvere heißt nämlich »umdrehen«.

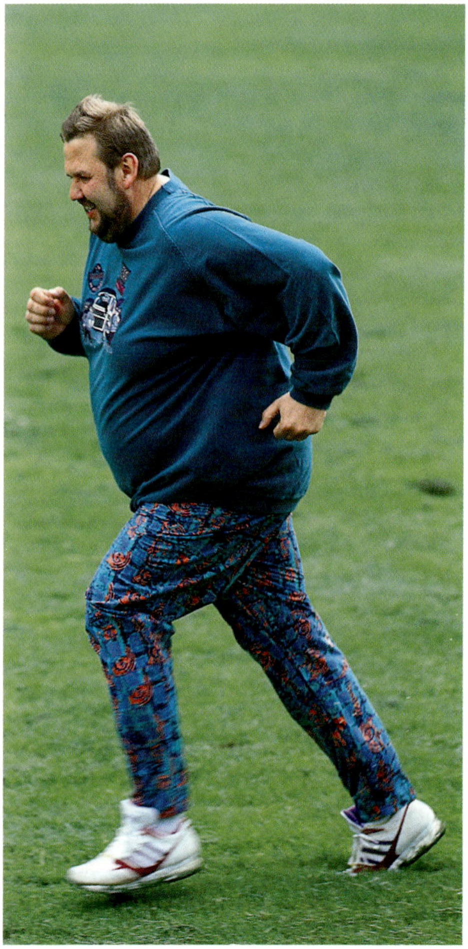

Der Motor beschäftigt sich mit Fett

Das war in dürren Worten das Geheimnis der Enzymrevolution. Wenn Sie schlank werden wollen, wenn Sie Gewicht verlieren wollen, wenn Sie endlich Ihr Fett verbrennen wollen, dann verlangen Sie einfach, verlangen Sie kompromisslos von Ihrer Muskelzelle, von Ihrem Motor etwas fast Unmögliches. Reden Sie nicht lange herum, fangen Sie nicht gleich schon wieder mit einem »Aber ...« an, sondern zwingen Sie den Muskel. Kappen Sie die Zufuhr von Zucker, und Ihr Motor muss, er muss einfach, er muss sich mit dem Fett beschäftigen und lernt das auch viel, viel schneller, als Sie glauben. Und dann wird es plötzlich leicht, dann bekommen Sie auf einmal Rückenwind, dann hilft Ihnen Ihr Stoffwechsel (Metabolic Power!) auf einmal, dann müssen Sie gar nicht mehr so radikal sein.

small talk

Was ist Lipolyse, was Beta-Oxidation?

- Ein Fettmolekül besteht aus Glyzerin plus drei Fettsäuren. So lässt es sich träge in der Fettzelle nieder. Spricht man von Fettabbau (Lipolyse), bauen Enzyme (Lipasen) dieses Fettmolekül ab. Freie Fettsäuren dringen ins Blut. Die schwimmen dort herum, bis sie der Muskel verbrennt (Beta-Oxidation). Das Glyzerinteilchen kommt in die Leber und wird in Zucker umgewandelt.
- Schwimmen viele freie Fettsäuren im Blut, ist auch die Leber sehr, sehr aktiv, sie baut Fett zu Fettsäuren ab. Der Eiweißstoff Carnitin transportiert die Fettsäuren in die Mitochondrien, die kleinen Energiekraftwerke der Zelle, wo die Beta-Oxidation stattfindet. Energie entsteht.

small talk

Metabolic Power: Locken Sie Enzyme, die im Fettstoffwechsel mitmischen

- Fettabbauende Lipasen: Jahrzehntelang glaubte man, dass die hormonsensitive Lipase (HSL) das hauptverantwortliche Enzym für den Abbau von gespeichertem Körperfett ist. 2001 fand man heraus: Fettabbau funktioniert auch ohne HSL. 2004 entdeckte der Grazer Molekularbiologe Zechner die Adipose-Triglyzerid-Lipase (ATGL). Das Enzym übernimmt den ersten Schritt beim Abbau von Fett.
- Das Hormon Insulin, das die Bauchspeicheldrüse nach dem Essen (vor allem von Kohlenhydraten) ausschüttet, hemmt die Lipasen, Fett auf der Hüfte abzubauen. Und Insulin hemmt auch noch den Abbau von Fettsäuren in den kleinen Energiekraftwerken. Warum? Weil nach dem Essen immer Zucker da ist – und der muss als Erstes in den Mitochondrien verbrannt werden.
- Die Hormone Glukagon, Wachstumshormon und Stresshormone (Katecholamine) aktivieren die Lipase, ja recht viel Fett auf Hüfte und Po abzubauen.
- Das Enzym Acetyl-CoA-Carboxylase (ACC2) benötigt der Körper, um Fettsäuren herzustellen. Ist das Enzym gehemmt, können die Fettsäuren nicht mehr zwischen den Energiekraftwerken der Zelle, den Mitochondrien, und dem Zellplasma hin- und hertransportiert werden. Die Folge: Die Zelle verbrennt ständig Fett, speichert es kaum noch. Könnte man die Acetyl-CoA-Carboxylase mithilfe von Medikamenten hemmen, wäre das eine Chance, Insulinresistenz und Fettleber zu Leibe zu rücken. Die Forschung arbeitet daran. Sie auch. Sie bewegen sich lieber.
- Viel vom Enzym Aromatase sitzt im Bauchfett des Mannes. Es wird vom Stresshormon Kortisol aktiviert und wandelt männliche Geschlechtshormone (Androgene) in das weibliche Geschlechtshormon Östrogen um. Die Aromatase wartet also im Bauchfett, bis ein Testosteronmolekül vorbeikommt, nimmt es in die Mangel und lässt es als Östrogen wieder frei. Und das lässt dem armen Mann zum Bauch auch noch einen Busen wachsen. Kann man was tun dagegen. Zum Beispiel mit Zink: ein Aromatasehemmer. Zink hemmt also das Enzym, das das so wichtige Schlankhormon Testosteron in Östrogen umwandelt. Ein erwünscht hoher Zinkspiegel erhöht also indirekt den Testosteronspiegel.

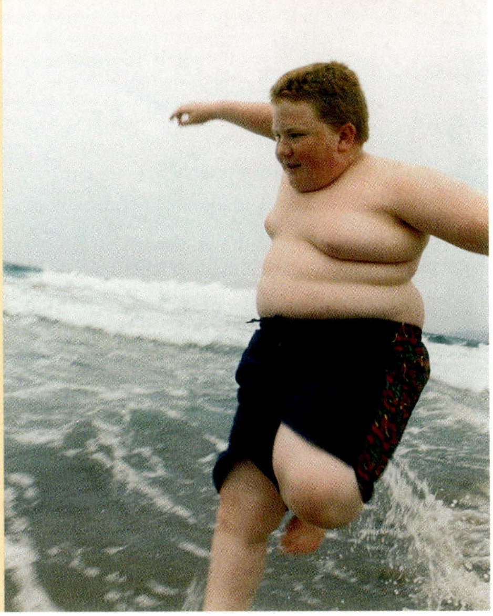

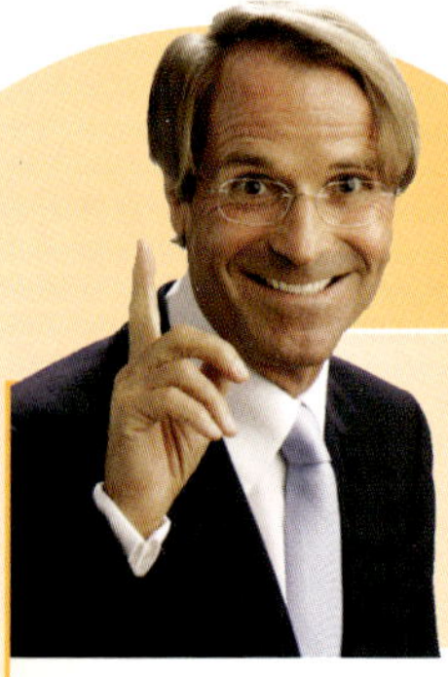

AUS MEINER PRAXIS

Schneller schlank

Es gibt auch noch andere Möglichkeiten, die Enzyme zu revolutionieren, also umzudrehen – für mehr Metabolic Power. Allerdings ist das nur was für ganz Verrückte. Hier kann ich aus persönlicher Erfahrung berichten. Mein Weg der Enzymrevolution war: täglich fünf Stunden aufs Rad mit einer Trinkflasche Eiweißpulver. Nach zwei Stunden Radfahren merkt man, wie die Zuckervorräte ausgehen. Wie es schwerer wird. Wie man sich schwerer tut, wie man mehr schnauft, wie man weniger Lust hat. Würde man jetzt mit Volldampf anaerob die Berge hochsprinten, käme man in den Unterzucker, in den Hungerast. Und würde umfallen. Ist mir auf Hawaii bereits passiert.
Das weiß man natürlich und fährt lieber ganz gemächlich weiter. Damit die Luft reicht für die jetzt einsetzende, zwangsweise Fettverbrennung. Und wendet zwei Tricks an:

Der erste Trick heißt Eiweiß. Reineiweißpulver in Wasser in der Trinkflasche aufgelöst. Weil ja der Körper in dieser Kohlenhydrat-Hungerphase versucht, fürs Gehirn Kohlenhydrate herzustellen. Und das tut er ja wirklich aus Alanin, aus einer Aminosäure, aus Eiweiß. Damit dies nicht aus meinen Muskeln, aus meinem Immunsystem weggeräubert wird, trinke ich also ständig Eiweiß. Genau das tun Sie, wenn Sie in Ihrer ersten Woche die Kohlenhydrate völlig streichen, natürlich auch. Sie nehmen viel Eiweiß auf, um sicherzugehen, dass die Muskulatur und das Immunsystem nicht angegriffen werden.

Der zweite Trick heißt ein paar Gramm Zucker. Ohne Zucker im Blut fühlt man sich schlecht. Wird quengelig wie die Kinder. Wird leicht depressiv. Mag nicht mehr. Also habe ich mir das ausgerechnet und nehme immer geringste Mengen Zuckergel zu mir. So etwa fünf Gramm. Und fühle mich schlagartig wieder gut. So wie mit einem bisschen Traubenzucker am Nachmittag. Seltsamerweise hält dieses Wohlgefühl eine

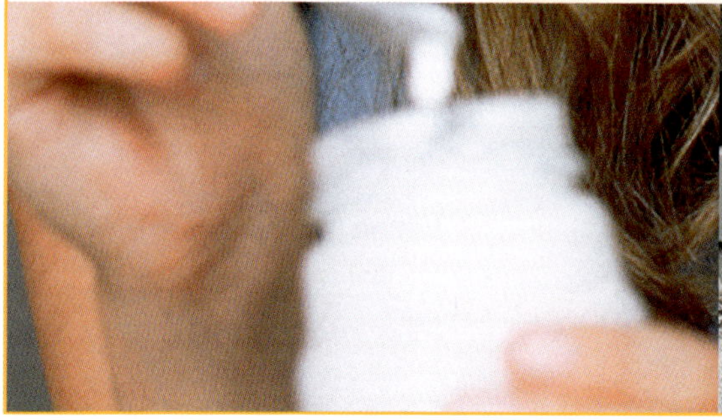

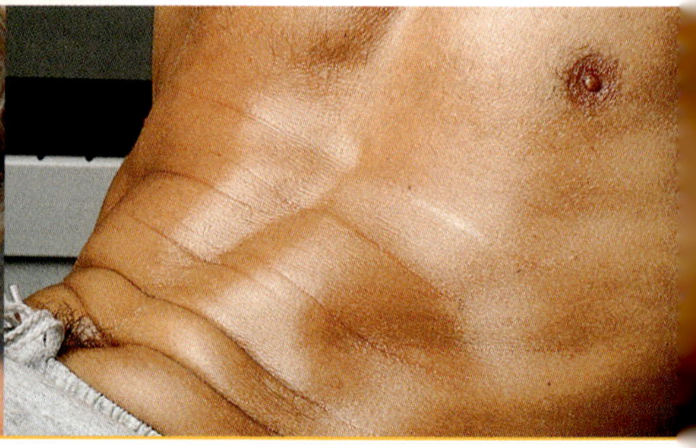

halbe Stunde an. Rechnerisch unmöglich. Denn fünf Gramm Zucker sind 20 Kalorien, die (wenn man auf dem Fahrrad 600 Kalorien pro Stunde wegtritt, also zehn Kalorien pro Minute), locker in zwei Minute verbraucht sind. Dennoch – der Effekt hält länger an. Und dann nehme ich eben wieder fünf Gramm Powergel, also reine Kohlenhydrate. Man kann – und das ist die für Sie interessante Quintessenz – mit Minimengen Kohlenhydraten sehr wohl arbeiten oder Sport treiben und dennoch im Fettstoffwechsel bleiben.

Sie dürfen also in Ihrer kohlenhydratfreien Woche ruhig ab und zu ein Stückchen Schokolade, ein Bonbon, ein Teelöffelchen Honig zu sich nehmen. Das unterbricht die Fettverbrennung nicht. Ein Müsliriegel, ein Sportlerdrink tun das aber schon.

Morgens Muskeltraining, nachmittags laufen – abends Kohlenhydrate

Noch'n Gedicht? Eine zweite Methode, die Zucker- auf Fettverbrennung umzupolen – aus der Praxis meines fröhlichen Lebens? Morgens hat die Muskulatur ja tatsächlich vom Abendessen zuvor genügend Kohlenhydrate für einen Eineinhalb-Stunden-Lauf gebunkert. Zu viel, um wirklich in die Fettverbrennung zu kommen. Daher habe ich morgens meinen Körper kohlenhydratfrei gemacht. Indem ich so eine Stunde an verschiedenen Fitnessgeräten in meinem Haus (Laufband, Ergometer, Schwimmbank für die Schultermuskulatur) meine Muskulatur kohlenhydratfrei gemacht habe. Ich habe versucht, mit großer Anstrengung zu trainieren, also beinahe anaerob, um wirklich gut Zucker zu verbrennen. Und war nach einer Stunde immer recht geschafft. Habe dann den ganzen Tag in der Praxis nur von Eiweißpulver gelebt und – jetzt kommt's – am Spätnachmittag trainiert. Bin eben ein oder zwei Stunden gelaufen. Mit der Sicherheit, in dem Moment kohlenhydratfrei zu sein, also nur im Fettstoffwechsel zu laufen. Und abends habe ich reingehauen. Richtiggehend gefuttert. Ganze Schalen Obstsalat, aber auch Industriemüll. Habe Kohlenhydrate wieder gebunkert.

So muss man also auf Kohlenhydrate nicht wochenlang verzichten, sondern nur tageszeitweise. Muss aber die Anstrengungen auf sich nehmen, jeden Tag aufs Neue die entsprechende Muskulatur leer zu machen von Zucker. Mit dieser Methode wurde ich zum 100-prozentigen, also nachweislich ein in Ruhe wie auch unter Belastung bis 200 Watt absolut nur fettverbrennender Mensch. Laut RQ (mehr dazu ab Seite 118).

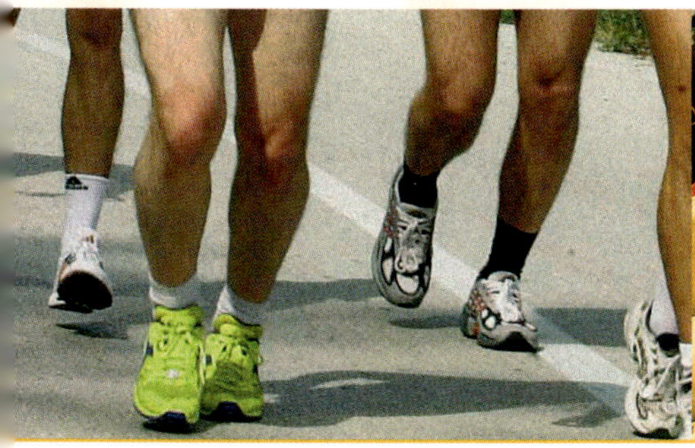

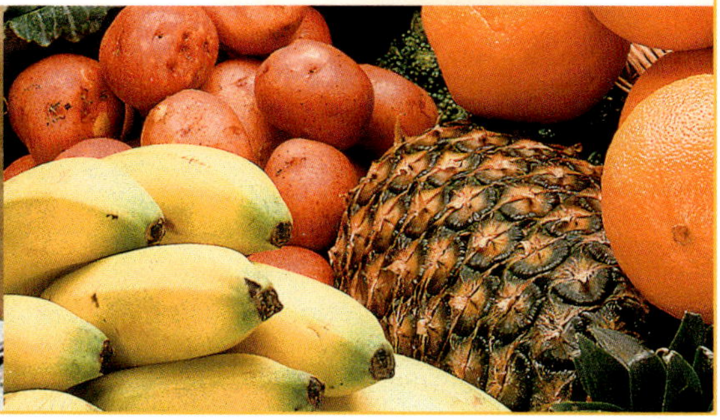

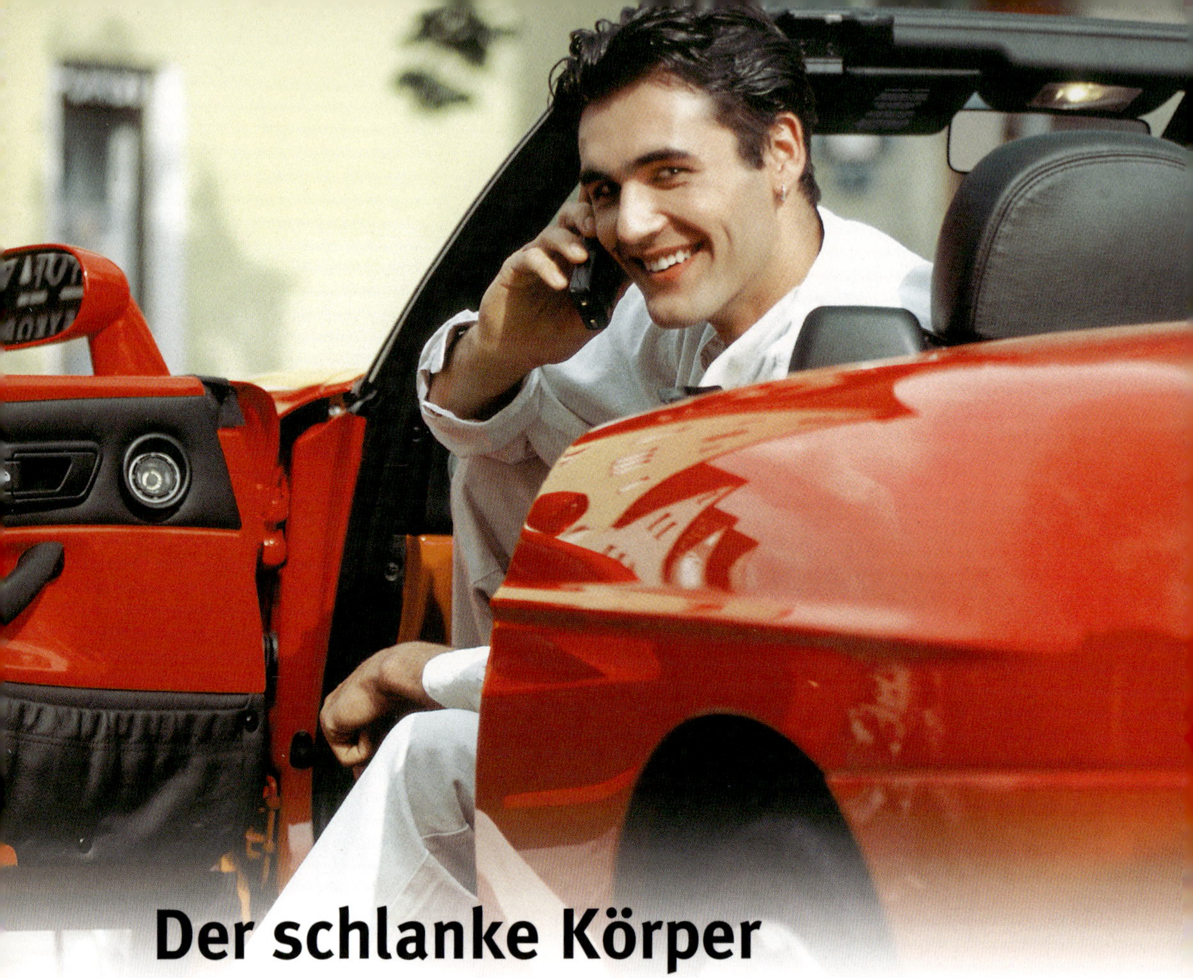

Der schlanke Körper braucht Eiweiß

Wenn Sie sich über Autos unterhalten, wenn Sie schwärmen vom Ferrari, vom Jaguar, vom Turboporsche … unterhalten Sie sich dann über Benzin? Über den Treibstoff, den Sie einfüllen? Reden Sie da wirklich ständig vom Tanken?

Oder sprechen Sie da doch sehr viel eher über PS, über die zwölf Zylinder, über die Turboaufladung, über die elegante, knackige Form?

Ah, ja. Warum sprechen Sie dann ständig über Kohlenhydrate? Warum unterhalten sich Marathonläufer über Nudeln? Warum ist ein zentrales Thema jeder sportlichen Diskussion der banale Treibstoff, das Benzin?

Ist Ihnen noch nie aufgefallen, dass der Golf das gleiche Benzin tankt wie der Ferrari? Der Ferrari aber deutlich schneller, kraftvoller, begehrenswerter ist? Das liegt doch nicht am Treibstoff!

Warum unterhalten Sie sich über Kohlenhydrate? Auch der dicke Fernsehgucker tankt genau wie der Hochleistungssportler die gleichen Kohlenhydrate. Das ist doch kein Thema. Das ist doch eine Selbstverständlichkeit. Das hat doch nichts, buchstäblich gar nichts mit der Leistung, mit der Beschleunigung, mit der Körperform (schwabbelig weich oder kernig knackig) zu tun.

All das, wovon Sie beim Auto schwärmen, was einen Modellathleten von der übergewichtigen Couch-Potato unterscheidet, das ist doch nicht das Benzin, die Kohlenhydrate, das ist doch die Struktur, das Eiweiß. Darüber lohnt es sich nachzudenken.

Sind Sie ein Vier- oder Zwölfzylinder?

Das entscheidet Ihre Körperstruktur, aufgebaut aus Eiweiß. Das entscheidet die Anzahl der Mitochondrien, der kleinen energieerzeugenden Kraftwerke in der Muskelzelle, aufgebaut aus Eiweiß. Wenn Sie also vom gewöhnlichen Vierzylinder zum Zwölfzylinder werden wollen: Das Geheimnis heißt Eiweiß. Daraus bestehen Ihre Zylinder nämlich. Und wenn es Ihnen auf dieser Welt nicht um Leistungsfähigkeit, nicht um Ausdauer, auch nicht um Ihre Glückshormone gehen sollte – dann geht es Ihnen mit Sicherheit um Ihr Immunsystem. Um Ihr Schutzschild. Um Ihre Abwehrkräfte gegen all die Bakterien, Viren, ja Krebszellen, die Sie täglich überfallen. Ob Sie gegen diese Feinde verlieren oder gewinnen, das entscheidet die Schlagkraft Ihres Immunsystems. Und woraus besteht das Immunsystem? Aus Eiweiß. Und zwar nur aus Eiweiß. Absolut nur. Im Schnitt 1,5 Kilogramm des Körpergewichts.

Wenn Sie also ein schlagkräftiges Immunsystem möchten, das Sie schützt vor all den Krankheiten dieser Welt, das Sie eben nicht (deutscher Durchschnitt!) 3,5 Mal im Jahr an Grippe erkranken lässt, das Sie schützen soll (nicht vergessen: betrifft jeden dritten Deutschen!) vor Krebs, dann kümmern Sie sich erst einmal um die Bausteine Ihres Immunsystems, um die Aminosäuren. Also um Eiweiß.

Dass man seinen Treibstofftank regelmäßig füllt, beim Auto mit Benzin, Ihren Körper mit Kohlenhydraten, das ist ebenso selbstverständlich wie langweilig. Lebensqualität, Leistung, Gesundheit, Lebensfreude: Das hat mit dem Aufbau Ihres Körpers zu tun. Mit Eiweiß. Übrigens: Kluge Leute messen. Die lassen einmal im Leben ihr Eiweiß präzise, also die Aminosäuren im Blut messen – und verstehen und wissen dann. Mehr dazu ab Seite 201.

Fliegen Sie doch einfach mit!

Gewichtsprobleme kenne ich auch, liebe Leserin, lieber Leser. Dann zum Beispiel, wenn ich im Oktober in der schwülen Hitze schwer atmend am Flughafen Hawaii ankomme und an den Wettkampf, den Ironman-Triathlon, in wenigen Tagen denke. Dann komme ich mir zu schwer vor. Dann wäre ich gerne drei Kilogramm leichter, um durch die glühenden Lavafelder von Hawaii zu fliegen statt schwerfällig zu humpeln.

Und ich werde leichter. Ich habe die Lösung gefunden. Die Lösung heißt Eiweiß. Reineiweiß. Ich nutze physiologisches Wissen. Die Tatsache nämlich, dass Eiweiß nicht in Fett umgewandelt wird, sondern im Gegenteil bei der Verstoffwechselung zehrt. Dass der Körper Kalorien, eigene Fettkalorien zuschießen muss. Dass der Körper mit Reineiweiß schneller abnimmt als mit einer Nulldiät.

Und tatsächlich werde ich in den letzten Tagen vor dem Wettkampf immer schlanker, ranker und fröhlicher. Natürlich steigt auch mein Dopaminspiegel – reines Eiweiß. Das Hormon also, das den Raucher alle zwei Stunden zur Zigarette greifen lässt. Ein herrliches Gefühl. Innerer Antrieb, Wachheit, sogar Gedankenschärfe. Bei gleichzeitig schmelzendem Unterhautfett. Und am Wettkampftag fliege ich. Man fühlt sich beim Marathon wie ein Vögelein. Lächelnd.

Und komme strahlend ins Ziel. Jedes Mal. Die Zielfotos beweisen dieses Prinzip. Schlank, rank und lächelnd. Lernen Sie, lächeln Sie … fliegen Sie mit! Und Sie begreifen die zentrale Rolle, die Aminosäuren in Ihrem Leben spielen.

small talk

Metabolic Power mit Eiweiß

● Protein kommt aus dem Griechischen und bedeutet übersetzt »das Erste«, »das Wichtigste«. Der Mensch besteht zu 20 % aus Eiweiß, das sich aus 20 Bausteinen, den Aminosäuren, zusammensetzt. Neun davon kann der Körper selbst nicht herstellen. Die müssen Sie folgerichtig regelmäßig in Form von Fisch, Geflügel, Eiern, Hülsenfrüchten, Sprossen, Algen, Milch- und Sojaprodukten, Nüssen und Samen auf Ihren Teller legen. Oder als gutes Eiweißpulver in einen Shake mixen. Diese neun Aminosäuren heißen Histidin, Isoleucin, Leucin, Lysin, Methionin, Phenylalanin, Threonin, Tryptophan und Valin und sorgen für fettverbrennende Muskeln, ein schlagkräftiges Immunsystem und gute Laune. Kurzum: für mehr Wohlbefinden und Lebensfreude.

● Eiweiß ist nicht gleich Eiweiß. Es kommt auf seine sogenannnte biologische Wertigkeit an. So kann der menschliche Organismus aus tierischem Eiweiß sehr viel leichter seine Körperzellen basteln als aus pflanzlichen Proteinen. Das Ei hat beispielsweise eine biologische Wertigkeit von 100, es wird zu 100 % vom Körper einverleibt, ein Steak nur zu 83 %, Bohnen zu 73 %. Kombiniert man bestimmte Lebensmittel miteinander, kann man sogar eine biologische Wertigkeit von über 100 % erreichen. Die Kombination Ei plus Kartoffel hat eine biologische Wertigkeit von 136, Ei plus Milch 122, Milch plus Weizenmehl 125, Ei plus Weizen 118 oder Bohnen plus Mais 101. Die Krux dabei: Diese Kombinationen enthalten jede Menge Kohlenhydrate. Die simple Lösung: Ein gutes Eiweißpulver hat ebenfalls eine biologische Wertigkeit von über 100. Meines hat 137 und ist nahezu kohlenhydratfrei.

● Wie viel Eiweiß der Mensch individuell braucht, messen die Mediziner mit der sogenannten Stickstoffbilanz. In einer Aminosäure steckt nämlich immer auch das Element Stickstoff (N). Nun baut der Körper ständig Eiweiß ab. Den dabei anfallenden Stickstoff scheidet man über Haut, Harn und Stuhl aus. Nimmt man nun über das Essen die gleiche Menge Stickstoff auf, die man ausscheidet, spricht man von einer ausgeglichenen Stickstoffbilanz. Man hat also genug Eiweiß. Der Minimalbedarf beträgt 0,36 Gramm pro Kilogramm Körpergewicht. Dazu addiert man einen Sicherheitszuschlag und landet dann bei einer Tagesempfehlung von 0,8 bis 1,5 Gramm pro Kilogramm Körpergewicht. Experten empfehlen Menschen, die abnehmen wollen oder unter Stress stehen, zwei Gramm täglich.

● Mit Eiweiß erzielen Sie den allerbesten Sättigungseffekt. Liefert das Essen zu wenig Eiweiß, signalisiert unser Körper so lange Hunger, bis seine Eiweißspeicher endlich wieder gefüllt sind. Sie nehmen mehr Kalorien auf als notwendig, weil Sie mehr essen. Das nennt man Proteinhebeleffekt. Wegen ihm kann eine Diät auch nur dann funktionieren, wenn Sie Ihrem Körper ausreichend Eiweiß spendieren.

Eskimos in New York

Mögen auch Sie die kleinen, überraschenden Geschichten, die uns zum Staunen bringen? Die unser Weltbild manchmal blitzschnell auf den Kopf stellen? Na … dann lesen Sie einfach weiter:

Da gab es 1929 zwei kühne Männer namens Stefansson und Anderson. Die kamen aus der Arktis zurück und erzählten, dass es dort ganz seltsame Menschen gäbe, nämlich Eskimos, die den ganzen Winter absolut nur von Karibufleisch gelebt hätten, dabei aber extrem hart körperlich arbeiten mussten.

Was natürlich nicht geht, wenn Sie den deutschen Fachgesellschaften (Dipl. oec. troph.) glauben, denn körperliche Leistung ist laut derer nur mit Kohlenhydraten möglich, und Karibufleisch ist natürlich etwas ganz anderes, nämlich Eiweiß plus Fett – beides sehr, sehr gefährlich. Glauben wir. Ein Glück, dass die Eskimos das nicht gewusst haben.

Jetzt kommt's: Um zu beweisen, dass hier nicht eine exotische Stoffwechseleigenschaft nur von Eskimos vorliegt, haben die beiden Männer sich ein Jahr im Bellevue-Krankenhaus in New York einsperren lassen. Und haben ein Jahr lang Fleisch gegessen, also Eiweiß plus 75 % Fett, mehr als 2500 Kalorien pro Tag. Beide waren nach einem Jahr gesund, schlank, fit, hatten etwas an Gewicht verloren und normale Cholesterinwerte.

Das sind Fakten. Vieles von dem, was Sie sonst hören, sind Märchen. Ernährungsmärchen. Nun könnte man über diese Märchen einfach lächeln …

Außer Sie sind die Eltern von übergewichtigen Kindern, von Kindern, die mit sechs Jahren bereits an Diabetes leiden. Dann lächeln Sie nicht mehr. Oder Sie sind Sohn einer übergewichtigen Mutter, die wegen Diabetes bereits blind ist und an der Dialyse hängt. Dann lächeln Sie nicht mehr.

Dabei ist dieses angebliche unlösbare Problem (Zitat DGE 2006: »Die Zahl der ernährungsbedingten Krankheiten in Deutschland nimmt zu«, eine typisch politisch korrekte, bewusst nichtssagende Umschreibung von »Die Deutschen werden immer dicker«) längst gelöst. Schon 1930. Sie haben's ja gerade gelesen. Es traut sich nur niemand, die Lösung klar und deutlich auszusprechen.

Soll ich?

»Essen Sie essenziell.« Das war's. Essen Sie Eiweiß, wertvolle Fettsäuren und die bekannten 47 Vitamine und Mineralien. Und lassen Sie den Müll drumherum weg. Präzise das haben die Eskimos getan. Das klappt übrigens auch mit Obst plus Nüssen. Plus Eiweiß. Gleiches Prinzip.

Eiweiß bedeutet Jugend

Eiweiß ist lebenswichtig. Sie und Ihr Immunsystem, Ihre Muskeln, Ihre Organe, Ihre Haut und Ihre Glücksbotenstoffe bestehen aus 24 kleinen Eiweißbausteinen, den Aminosäuren.

Neun davon sind essenziell, d. h. so lebenswichtig wie Vitamine – und weil sie der Körper nicht selbst herstellen kann, müssen sie täglich in allen Mahlzeiten stecken. Morgens zwischen sechs und neun Uhr ist Ihr Stoffwechsel am aktivsten. Stoffwechsel heißt Umsetzen von Nährstoffen in Körpersubstanz und Energie. Eiweiß ist der Schlüssel zum Erfolg – zu mehr Metabolic Power.

Neun essenzielle Aminosäuren bestimmen Ihr Leben, Ihre Jugendlichkeit, sowohl körperlich als auch geistig. Sie bestimmen über Wachheit, Müdigkeit und Stimmungslage. Die Konzentration dieser Aminosäuren im Blut schwankt im Lauf des Tages stark, je nachdem, was Sie essen. Sie bestimmen Ihre Stimmung von beschwingt bis schöpferisch, von entschlossen bis konzentriert, von entspannt bis schläfrig.

Aktivhormone, Neurotransmitter im Gehirn, ja sogar die Moleküle der Gefühle sind kleine Eiweißpakete. Und nur wenn im Eiweißpool in Ihrem Blut ausreichend Nachschub steckt, können Sie Leistung bringen. Deswegen sollten Sie schon morgens eine Portion Eiweiß tanken: Quark, Soja oder Ei. Dann wird Ihr Gehirn auch gleich mit ausreichend Cholin versorgt. Aus Cholin und einer Aminosäure baut Ihr Gehirn Azetylcholin auf, einen der wichtigsten, unsere Intelligenz bestimmenden Neurotransmitter. Der Stoff, der für Denken, Konzentration, Gedächt-

small talk

Das Eiweiß und der Wissenschaftler

Vertragen Sie wissenschaftliche Zitate? Falls nicht, lesen Sie nur den abschließenden Kommentar. Falls doch, Zitat Prof. G. Neumann, Leipzig:
»Die gegenwärtig zu beobachtende stete Gewichtszunahme bei Kindern, Jugendlichen und Erwachsenen hat die Empfehlungen verschiedenster Diäten zur Massenabnahme sprungartig ansteigen lassen. Aus den wechselnden Diätempfehlungen zur Körpergewichtsabnahme ist gegenwärtig festzustellen, dass der erhöhten Proteinaufnahme verstärkte Aufmerksamkeit zukommt. Die Erhöhung des Proteinanteils in der Ernährung auf bis zu 30 % bewirkte bei metabolem Syndrom, Diabetes Typ 2 oder Fettstoffwechselstörung eine eindeutige Abnahme des viszeralen Fettes sowie eine Verbesserung des Glukose- und Lipidstoffwechsels (Farnsworth et al., 2003; Parker et al., 2002; Gannon et al., 2003, Gannon & Nuttalli, 2004 u. a.). Der Anteil der Nahrungsproteine lag in den Studien mit erfolgreicher Massenabnahme zwischen 27 bis 30 Energieprozenten. Die Kontrollgruppen, die nur die Hälfte dieser Proteinmenge bekamen, zeigten keine oder nur geringe Wirkung. Die Experimente zur Massenabnahme wurden mit 27 bis 30 % natürlichen Proteinen, 26 bis 30 % Fetten und 37 bis 57 % Kohlenhydraten durchgeführt. Die Proteine bewirken eine längere Sättigung, steigern die Thermogenese und sind ein Substrat für die hepatische Glukoneogenese.«
Kommentar: Gewichtsabnahme und Gesundheit gibt es also bei deutlich erhöhtem Eiweißkonsum. Was ist daran neu? Nichts. Buchstäblich gar nichts.
Genau dieses Wissen hatten nämlich unsere Vorfahren längst. Die aßen nicht 30 %, wie hier empfohlen, oder gar nur 13 % wie Sie, sondern sogar 34 % Eiweiß im Schnitt täglich. An diese Tatsache haben sich unsere Vorfahren vier Millionen Jahre lang gewöhnt. Und waren zäh, schlank und gesund. Erst vor 9000 Jahren hat sich das geändert. Als wir uns an den Getreideacker setzten. Resultat: Wir sind in der Mehrzahl genau das Gegenteil von zäh, schlank und gesund. Zur Erinnerung: Die 11 000 Olympiateilnehmer in Athen 2004 aßen: 270 Tonnen Obst und Gemüse, 210 Tonnen Fleisch und Fisch, aber nur 12 Tonnen Nudeln. Klarer kann man's nicht ausdrücken.

nisleistung zuständig ist. Cholinmangel macht Sie müde und raubt Ihnen jegliche Kreativität.

Wenn Sie alle vier bis fünf Stunden ein kleines Häppchen Eiweiß ohne Fett essen, drehen Sie Ihre biologische Uhr zurück. Sie ernten Kreativität, gute Laune, einen schönen jungen Körper und Erfolg. Denn Eiweiß ist das Geheimnis der Sieger im Lebensmarathon.

Ohne Eiweiß funktioniert keine Diät

Diät heißt übersetzt Lebensweise, Lebensstil. Wer einen natürlichen Lebensstil hat, kann kein Übergewicht entwickeln. Wer sich also täglich bewegt und genauso isst wie unsere Vorfahren seit vier Millionen Jahren. Nämlich bis zu 40 Mal mehr Vitamine als heute und etwa drei Mal mehr Eiweiß als heute empfohlen. Das sind längst wissenschaftlich erwiesene Tatsachen, und das erklärt, weshalb die Weltgesundheitsorganisation (WHO) Übergewicht die häufigste und gefährlichste Krankheit auf diesem Globus nennt. Wer abnehmen möchte, braucht Vitamine und Eiweiß. Mehr. Viel mehr. Eiweiß macht satt, erhält das Immunsystem, erhält die fettverbrennende Muskulatur, lagert sich nicht als Fett ab, bringt inneren Antrieb und Lebensfreude.

Specken Sie richtig ab – und vermeiden Sie den Jo-Jo-Effekt. Der häufigste Fehler bei Diäten ist eine zu geringe Eiweißzufuhr. Der Eiweißanteil in erfolgreichen Diätstudien lag bei 27 bis 30 % der Energiezufuhr. Die Kontrollgruppen, die nur die Hälfte dieser Eiweißmenge bekamen, waren beim Abnehmen – wie soll es anders sein – weniger erfolgreich. Warum rät die DGE eigentlich immer noch zu 15 %?

Eiweiß erhält die Muskeln. Je mehr Muskelmasse Sie haben, desto mehr Kalorien verbrennen Sie. Tag für Tag. Desto mehr können Sie auch essen, ohne zuzunehmen. Muskeln verbrennen sogar Kalorien, wenn Sie schon längst im Land der Träume sind. Jo-Jo-Kandidaten, die durch eiweißarme Crashdiäten Muskelmasse verheizen, nehmen nachher umso schneller wieder zu. Das hat selten etwas mit mangelnder Disziplin zu tun, sondern mit verlorener Muskelmasse. Viel besser funktioniert die Kombination von Bewegung zum Fettverbrennen und eiweißreichem Essen für den Muskelerhalt – oder besser Muskelaufbau.

Außerdem: Eiweiß macht satt, steigert die Thermogenese (Kalorien verpuffen als Wärme über die Haut) und schmeckt. Zudem hat Eiweiß bei metabolem Syndrom, Diabetes Typ 2 und Fettstoffwechselstörungen einen positiven Einfluss auf den Zucker- und Fettstoffwechsel.

Mit diesem Wissen wurde übrigens auch schon die »Forever-Young-Diät« entwickelt – laut Bildzeitung »die beste Diät der Welt«.

Die »Forever-Young-Diät« – eigentlich keine Diät, sondern ein Lebensstil – baut auf Eiweiß, Vitamine und Bewegung – eine tödliche Kom-

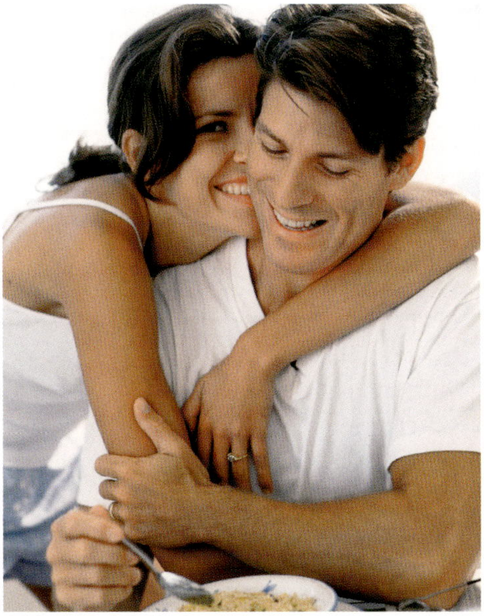

small talk

Genetisch korrekte Ernährung …

… ist uns Deutschen unbekannt. Selbst Ulla Schmidt rät im Fernsehen zu mehr Vollkornbrot. Und dennoch geschehen täglich kleine Wunder. So schreibt Privatdozent Dr. Holtmann von der Uni Mainz, ein führender Spezialist, zum Thema »Ernährung und Immunsystem« in *Phoenix* II/2007 abschließend nach einem langen wissenschaftlichen Artikel plötzlich, unerwartet und wundersam:
»Für die Ernährung im Alltag gelten die bekannten Empfehlungen. Sie sollte ausgewogen und reich sein an:

- Eiweiß
- Vitamin C
- Spurenelementen wie Zink und Selen

sowie

- Omega-3-Fettsäuren.«

Das sind bekannte Empfehlungen? Haben Sie dies schon einmal von unserer halbstaatlichen DGE gelesen? Ich nicht.
Was Dr. Holtmann hier so präzise beschreibt, ist nichts weiter als genetisch korrekte Ernährung, nämlich

- Beeren,
- Wurzeln,
- Fleisch, reich an Omega 3, also Wild,
- Punkt.

Wobei hier der Punkt das Entscheidende ist. Machen auch Sie endlich einen Punkt: Laut Bundesgesundheitsministerium sterben 64,4 % der Deutschen … weil sie den Punkt nicht machten.

bination für Bauch- und Hüftspeck. Die »Forever-Young-Diät« wurde 2005 im TV verglichen mit etablierten, bewährten, guten Diäten wie Brigitte, Weight Watchers, Atkins und schnitt als klarer Sieger ab: Nach acht Wochen hatten Forever-Young-bewegte Eiweißesser doppelt so viel Fett verloren wie alle anderen. Noch einen Schritt weiter gehen Sie mit der Enzymrevolution.

Wie viel Eiweiß braucht der Mensch?

Die empfohlene tägliche Eiweißmenge variiert von 0,7 bis 2,0 Gramm pro Kilogramm Körpergewicht. Diese Angaben sind sinnleer. Eiweiß ist nicht gleich Eiweiß. Es gibt minderwertiges Eiweiß von nur 40 % biologischer Wertigkeit genauso wie höchstwertiges mit 140 %. Deshalb hat der im Blut tatsächlich gemessene Eiweißspiegel oft so wenig mit der Zufuhr zu tun. Es kommt also darauf an (und das bedeutet biologische Wertigkeit), möglichst viel von den neun essenziellen Aminosäuren täglich aufzunehmen. Den Eiweißbausteinen, die der Körper nicht selbst herstellen kann. Und die kann man messen. Im Blut. Es fasziniert mich täglich mitzuerleben, wie Menschen nach dieser Messung plötzlich verstehen, weshalb sie als Sportler oder im Beruf nichts taugen, weshalb sie immer wieder krank sind, weshalb sie zu Depressionen neigen usw. Heutzutage braucht man eben nicht mehr irgendwelchen Ernährungsmärchen zu glauben, man kann messen und wissen. Mehr dazu ab Seite 201.

Natürlichste Medizin – Aminosäuren

Will man das zentrale Lebensprinzip des Menschen beschreiben, spricht man über die im Zellkern verankerte DNA, die genetische Infor-

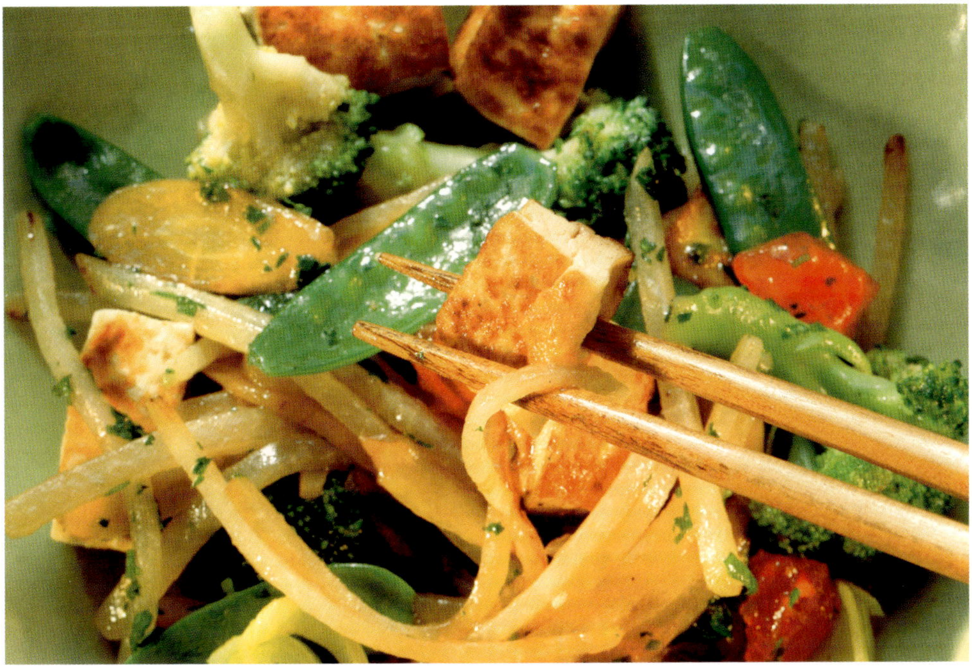

mation. Was ist deren Aufgabe? Die DNA enthält die codierte Gebrauchsanleitung, wie einzelne Aminosäuren zu Proteinen zusammengefügt werden. Damit ergibt sich die zentrale Stellung von Aminosäuren und Eiweiß. Die DNA, unsere genetische Information, hat eben nichts mit Kohlenhydraten zu tun, hat eben nichts mit Fetten zu tun, sondern ausschließlich mit Eiweiß und seinen Komponenten. So entsteht Leben. Eiweiß ist Leben.

Aminosäuren fristen ein Stiefmütterchendasein. Die Medizin beschäftigt sich mit Kohlenhydraten und Fetten. Und bisher nur am Rand mit Eiweiß.

Hier findet gerade ein langsamer Umschwung statt. Die DGE, die bisher immer behauptet hatte, dass wir zu viel Eiweiß essen, dass 0,7 Gramm pro Kilogramm Körpergewicht und nicht mehr eingenommen werden dürften, sagt jetzt nach einer 180-Grad-Wendung, dass der Mensch mindestens 0,8 Gramm pro Kilogramm Körpergewicht benötige und dass 2 Gramm pro Kilogramm, also die dreifache Menge, kein Problem seien. Eine zum Bisherigen diametral entgegengesetzte Aussage. Das Wort »Eiweiß«, die Aminosäuren, halten ganz langsam Einzug in unser Denken, in unser Leben.

Hat man nämlich nur von einer einzigen essenziellen Aminosäure zu wenig, stimmt das ganze Leben nicht. Dann ist man depressiv oder ohne Antrieb. Oder es fehlt die Erholung, oder es fehlt die Ausdauer, oder es sind die Blutgefäße eng gestellt, und man stirbt an Herzinfarkt oder Schlaganfall (so wie jeder zweite Deutsche). Fehlt auch nur eine einzige Aminosäure, kann der Körper das Immunsystem, das aus reinem Eiweiß besteht, nicht adäquat aufbauen und wird anfällig. Immerhin bekommt jeder dritte Deutsche Krebs.

Das alles kann man messen. Der Arzt kann die Menge der Aminosäuren im Blut messen und findet bei fast jedem Deutschen erschreckende Defizite. Was natürlich deren Krankheiten, was natürlich deren Lebensgefühl erklärt.

Hier kann man gezielt helfen. Mann kann Aminosäuren gezielt einsetzen, um die Lebensqualität entscheidend zu verbessern. Beispiele:

- **Arginin** stärkt nicht nur das Immunsystem, sondern verbessert die Insulinresistenz bei Diabetikern. Leistungssportler nehmen es nach dem Training, um den Muskelaufbau, den Fettabbau zu verstärken. Es kurbelt die Bildung von Wachstumshormonen an. Weil es die Gefäße erweitert (über die Bildung von NO, für die Entdeckung gab's den Nobelpreis), hilft es älteren Männern mit Erektionsproblemen. Arginininfusionen verbessern die Herzdurchblutung, lindern Angina pectoris.
- **BCAA's: Leucin, Isoleucin und Valin,** die verzweigtkettigen Aminosäuren (Branched Chain Amino Acids), stabilisieren den Zuckerhaushalt. Und verbessern die Energiegewinnung. Ein Mangel macht müde. Mehr von diesen Aminosäuren heißt auch: mehr Wachstums-

small talk

Aminosäuren und das gute Pulver

Aminosäuren sind die Bausteine des Lebens, das Urgeheimnis eines unüberwindlichen Immunsystems. Schaffen uns Glückshormone auf natürliche Weise – ohne Antidepressiva. Aminosäuren sind unsere Lebensenergie, unser Antrieb. Die Aminosäuren stecken im Eiweiß. In der höchsten Konzentration finden Sie Aminosäuren im Eiweißkonzentrat, im Eiweißpulver. Und dessen Güte, dessen Qualität wird beschrieben durch die biologische Wertigkeit. Der (gesetzlich festgelegte) Höchstwert ist 140 %. An dieser Zahl misst sich die Qualität eines Eiweißkonzentrats. Es gibt einen ganz einfachen Test, um festzustellen, ob sich Ihr Eiweißpulver für Sie auch lohnt. Nehmen Sie die seltenste essenzielle Aminosäure in der Natur, nämlich Tryptophan. Die steckt nur mit 0,5 bis 1,6 Gramm pro 100 Gramm reinem Protein in einem Pulver. Je mehr davon drinsteckt, desto besser ist Ihr Eiweiß. Und hier macht schon ein Zehntel Gramm viel aus. Tryptophan ist der Knackpunkt, das Nadelöhr, verschwindet im Körper unter Stress. Ganz schnell. Kein Wunder, dass jeder dritte Deutsche einmal in seinem Leben depressiv wird. Zu wenig Glückshormone entwickelt. Tryptophanmangel hat.

Darum vergleichen Sie die biologische Wertigkeit. Und wenn die – oft aus gutem Grund – nicht auf der Dose steht, vergleichen Sie kritisch die Menge an Tryptophan. Der wichtigsten essenziellen Aminosäure der Natur.

Das folgende Powereiweiß löffle ich jeden Tag mehrmals

Pro 100 g reinem Protein liefert das Pulver L-Isoleucin (5,8 g), L-Leucin (10,4 g), L-Lysin (8,2 g), L-Methionin (2,3 g), L-Phenylalanin (5,3 g), L-Threonin (5,1 g), L-Tryptophan (1,6 g), L-Valin (6,6 g), L-Alanin (4,3 g), L-Arginin (5,4 g), L-Asparaginsäure (10,1 g), L-Cystein (1,2 g), L-Glutaminsäure/Glutamin (21,3 g), L-Glycin (3,2 g), L-Histidin (2,8 g), L-Prolin (8,7 g), L-Serin (6,0 g), L-Tyrosin (5,0 g) – und 1,667 g Carnitin (die gesetzlich maximal zulässige Dosis).

hormon, mehr Muskelaufbau, mehr Ausdauerleistung. Im Sport und am Schreibtisch. In der Medizin setzt man sie ein bei chronischen Lebererkrankungen, chronisch-entzündlichen Erkrankungen, Muskelschwäche.

- **Glutamin:** Auch diese Aminosäure stabilisiert den Blutzucker, erhält die Muskelmasse, stärkt das Immunsystem, hilft, nach Unfall, OP, Infektion schneller zu regenerieren – und fördert die Konzentration. In der Medizin setzt man Glutamin ein, um die Nebenwirkungen einer Chemotherapie zu mindern, bei chronisch entzündlichen Darmerkrankungen, als Schutzschild für den Magen, wenn man Schmerzmittel nehmen muss.
- **Cystin:** Das interessiert Sie, meine Damen, das ist wichtig für gesunde Haut, Haare und Nägel. Zellulitis, Probleme mit den Nägeln, Haarausfall behandelt man mit den beiden schwefelhaltigen Aminosäuren Cystin und Methionin – mit Zink und Biotin.
- **Glutathion:** Schützt jede Körperzelle und unsere Erbsubstanz vor der Zerstörung durch freie Radikale. Zudem recycelt es Vitamin C und E. Wehrt Entzündungen ab. Bildet der Körper aus den drei Aminosäuren Cystein, Glutaminsäure und Glycin.
- **Tryptophan:** Braucht der Körper für Muskelbildung – und für die Herstellung von Serotonin (Glücksbotenstoff), Melatonin (Schlafhormon und Jungbrunnen) und Niazin (Vitamin B3). Tryptophan wandelt das Gehirn in Serotonin um – es beruhigt, macht ausgeglichen, entspannt. Medizinische Bedeutung: Tryptophan hemmt den Appetit, wird als Antidepressivum eingesetzt – und verhilft in Kombination mit Vitamin B6 und Magnesium zu einem guten Schlaf.
- **Taurin:** Diese Aminosäure bastelt sich die Leber aus Methionin und Cystein, wenn genug Vitamin B6 da ist. Taurin stärkt das Immunsystem, die Nerven und das Herz. Medizinisch eingesetzt wird Taurin bei altersbedingter Makuladegeneration, grauem Star, Bluthochdruck, chronischer Herzschwäche, Diabetes, Lungen- und Nierenkrankheiten.

Fazit – warum tut Eiweiß so gut?

1. Eiweiß gibt Lebensenergie – nicht nur über mehr Muskeln. Eiweiß = Metabolic Power.
2. Eiweiß verschafft inneren Antrieb.
3. Eiweiß produziert Glückshormone.
4. Eiweiß stimuliert das Immunsystem, unsere Abwehrkräfte.
5. Eiweiß öffnet die Blutgefäße, verstärkt die Durchblutung, macht wach und potent.
6. Eiweiß beschleunigt die Regeneration. Man kann nach Anstrengung sehr viel schneller wieder Außerordentliches leisten.
7. Eiweiß macht schlank. Stimuliert die Fettverbrennung über zwei Hormone.
8. Eiweiß hilft gegen Arthrose und Arthroseschmerz. Es baut den Knochen auf, baut den Muskel auf.
9. Eiweiß entwässert.

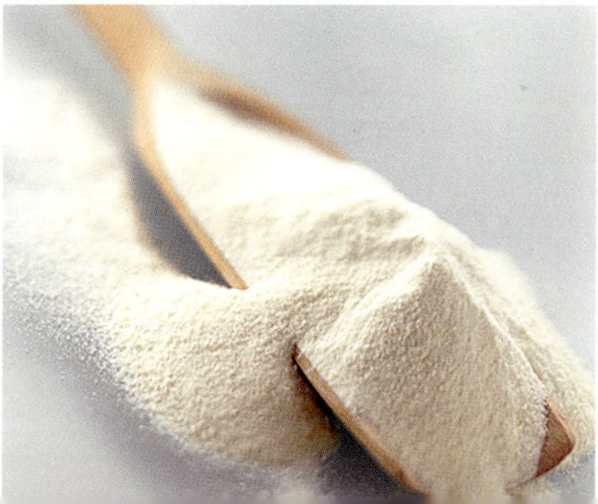

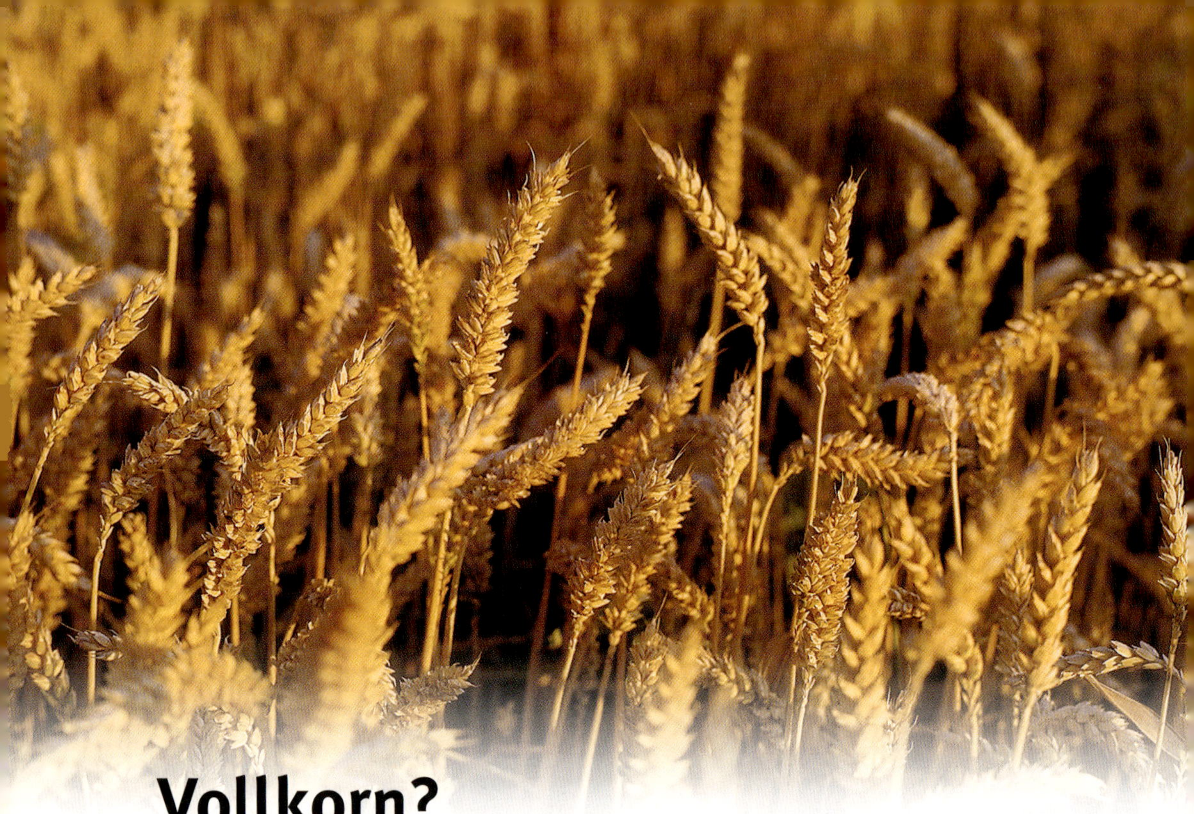

Vollkorn? Nicht für 20 Millionen

Dass Zucker nicht gesund ist und vielleicht sogar dick macht … das weiß jeder. Und dass man weißes Mehl meiden sollte aus dem gleichen Grund. Und ganz Kluge wissen sogar über den Glyx Bescheid. Über den glykämischen Index. Wissen, dass es gute und böse Kohlenhydrate gibt. Dass es die schnellen, die zuckerhaltigen gibt, die den Insulinspiegel erhöhen – und Insulin macht dick, alt und krank.

Und dann gibt es eben die guten Kohlenhydrate, die mit dem niedrigen Glyx. Also Vollkorn, was auch immer. Vollkornbrot, Vollkornnudeln, Vollkornmüsli … Und weil Sie das wissen, essen Sie als dicker Mensch, der schlanker und gesünder werden möchte, ab jetzt Vollkorn. Viel Vollkorn. Es sollen ja 60 % werden. Die gesunden Kohlenhydrate in der täglichen Kost. So steht es in der Vorschrift der obersten Ernährungsbehörde.

Wenn Ihnen jemand etwas als gesund anpreist, sollten Sie auch fragen: für wen? Für wen gesund?

Sehen Sie, wir haben in Deutschland etwa 6,4 Millionen Diabetiker. Und laut einiger sehr genauer Schätzungen die doppelte Menge mit der Vorstufe des Diabetes, mit Insulinresistenz. Menschen also, die viele Jahre viel zu viel Insulin gelockt haben mit Zucker und Mehl usw., deren Zellen daraufhin unempfindlich geworden sind gegenüber Insulin und deren Bauchspeicheldrüse daher täglich immer mehr Insulin ausschüttet. Insulin, das leider dick, alt und krank macht.

Geschätzt sind das 20 Millionen Menschen mit einem Problem: zu viel Insulin. Und diese 20 Millionen sind ganz besonders aufmerksam und gelehrig. Die hören gut zu, wenn es um gesund oder krank geht. Die essen jetzt Vollkorn. Viel Vollkornbrot und Vollkornnudeln usw.

small talk

Die Sache mit dem Glyx

- Alle Lebensmittel, die den Blutzucker gemütlich ansteigen lassen, haben einen niedrigen glykämischen Index (Glyx), d. h.: unter 55. Sie locken wenig Insulin. Und sie halten lange satt. Zum Beispiel Gemüse, saures Obst, Vollkornprodukte, Fisch, Fleisch, Geflügel und Milchprodukte. Weißbrot, Cornflakes, Süßes, ein Softdrink oder eine Bratkartoffel erhöhen den Blutzucker schnell und stark, die Bauchspeicheldrüse produziert viel Insulin. Das schickt einen dann in den Unterzucker. Man hat gleich wieder Hunger. Alle Nahrungsmittel, die den Blutzucker schnell und stark erhöhen, viel Insulin locken, haben einen hohen Glyx über 55. Viele Studien zeigen: Wer hauptsächlich Lebensmittel mit niedrigem Glyx isst, beugt nicht nur Übergewicht, Diabetes und Herzinfarkt vor, sondern auch Krebs. Allerdings sollten es keine 60 % sein.
- Ballaststoffe sind lange Zuckerketten, also Kohlenhydrate aus vielen Glukosemolekülen, die die Enzyme im Verdauungstrakt nicht aufspalten können. Man unterscheidet lösliche und unlösliche Ballaststoffe. Die unlöslichen Ballaststoffe wie Zellulose und Lignin, die beispielsweise in Vollkornprodukten, Obst und Gemüse stecken, kurbeln die Verdauung an und machen lange satt. Lösliche Ballaststoffe wie zum Beispiel Pektin oder Dextrine aus Früchten, Gemüse, Hafer und Hülsenfrüchten binden Cholesterin im Darm und sorgen dafür, dass es nicht im Blut, sondern im Abwasser landet. Die unverdaulichen Kohlenhydrate sind also keinesfalls nur Ballast. Sie schützen nachweislich vor Arteriosklerose und Herzinfarkt. Außerdem halten sie den Blutzucker konstant, indem sie die Zuckermoleküle aus dem Essen nur peu à peu ins Blut schicken. Und so nur wenig Insulin locken. Zudem dehnen sie den Magen, halten lange satt – beides hilft beim Schlankwerden.

Auch Vollkorn wird zu Zucker

Jedes Kohlenhydrat, ob mit hohem oder niedrigem, ob mit schlechtem oder gutem Glyx, wird im Körper zu Zucker und lockt Insulin. Bei den gesunden 60 Millionen Deutschen macht das nichts. Da ist Vollkorn ja tatsächlich gesund. In Maßen freilich. Bei den 20 Millionen aber, bei denen es gerade besonders darauf ankäme, kein Insulin zu locken – da genügt auch das bisschen, das langsam freigesetzte Insulin, um den Schaden noch weiter zu vergrößern. Um das sowieso schon zu hohe Insulin im Körper immer weiter nach oben zu treiben.

Für die ist Vollkorn eben nicht gesund. Für die sind keine Kohlenhydrate gesund. Die medizinische Wissenschaft weiß das natürlich. In einer der modernsten Studien werden genau diese Diabetiker, diese gefährdeten Menschen, von denen wir 20 Millionen in Deutschland haben, einmal ganz anders ernährt. Höchst ungewöhnlich. Mit nur 20 % Kohlenhydraten. Eine

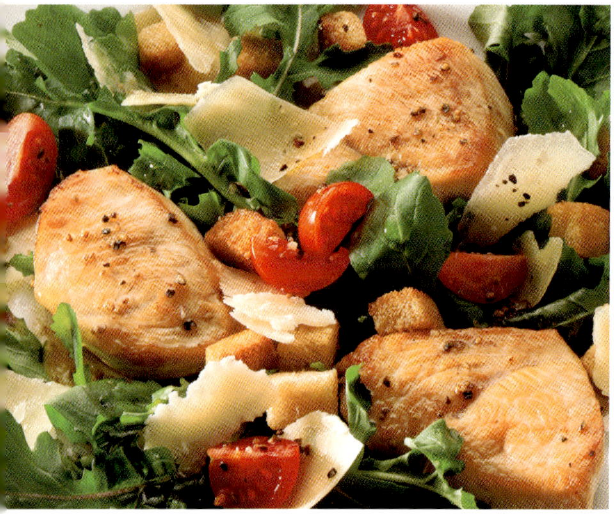

Mini-Mini-Minimenge. Nicht 60 %, wie Sie überall lesen, sondern 20 %. Und was passiert? Der Blutzucker sinkt ab. Die Leute werden gesünder.

Haben Sie etwas gelernt? Für 20 Millionen Deutsche, genau für die Übergewichtigen und besonders Aufmerksamen, gilt eben nicht: »Iss dich satt mit Kohlenhydraten«, sondern das Gegenteil: Iss sie nicht. Spar' sie dir vom Munde ab. Iss etwas anderes. Die Ernährungswelt ist bunt.

Iss nur ein Drittel der empfohlenen Menge an Kohlenhydraten. Genau das sagt diese hochmoderne Studie – und beweist den Erfolg.

Das Ganze ganz praktisch gesehen

Was heißt denn nur ein Drittel Kohlenhydrate? Durchschnittlich essen Sie täglich 250 Gramm. Also ist ein Drittel etwa 80 Gramm. Und das heißt praktisch: null.

Verstehen Sie nicht? Genau das ist Medizin, Frohmedizin: Wenn Sie nämlich null Kohlenhydrate zu essen glauben, essen Sie immer noch 50 bis 80 Gramm. In Hüttenkäse sind nämlich (in einer Portion) acht Gramm Kohlenhydrate. Ich esse leicht vier Packungen, wenn ich Reineiweiß esse: sind schon 32 Gramm. Und im Salat, Tomatensalat, sind Kohlenhydrate. Und im Fleisch sind natürlich auch Kohlenhydrate. Und in Obst sowieso. Siehe Tabelle auf Seite 56f.

Enzymrevolution – ein Prinzip fürs Leben

Merke: Im Grunde geht es hier nicht um eine kurzfristige Umstellung, sondern um ein lebenslanges Prinzip. Das da heißt: Wann immer du dem Körper Zucker anbietest, wird er den Zucker zuerst verbrennen. Und wenn er gerade Zucker verbrennt, braucht er in dem Moment kein Fett. Du hast also schon wieder für einige Stunden Fettverbrennung unterbunden. Hast für einige Stunden nicht abgenommen. Und das addiert sich Tag für Tag, Woche für Woche, Monat für Monat, Jahr für Jahr.

Solltest du also abnehmen wollen, Fett verbrennen wollen, dann musst du in diesen Phasen, und das kann das ganze Leben betreffen, Kohlenhydrate deutlich einschränken – oder am besten gleich ganz auf sie verzichten. Dazu bedarf es einer neuen Einstellung zu den Kohlenhydraten. Nicht Pfui, Äh, Bäh, sondern: Kohlenhydrate sind etwas Wundervolles, etwas Seltenes, sind Luxusware. Sind rar. Sollte man nur in kleinen Stückchen genießen, so wie Bitterschokolade.

Wir müssten uns rückbesinnen von dem ganzen Teller Nudeln, der hineingestopft und gemampft wird, zu der einen Gabel voll Nudeln als Beilage. Müssen uns also umstellen: weg von der Brot- und Brötchenmampferei, hin zu der halben Vollkornsemmel, die wir mit Honig dünn bestrichen genießen. Müssen uns umstellen von der Schüssel-voll-Reis-Mampferei zu dem einen kross angebratenen Reisbällchen, das als zusätzliche Delikatesse zum Fisch gereicht wird.

Zum Glück hilft die Natur

Die Natur hat Kohlenhydrate nur in Obst verpackt. Und da ist sie sehr zart vorgegangen. Lesen Sie einmal die Inhaltstabellen verschiedener Obstsorten. Vergleichen Sie dies mit Kartoffeln oder Nudeln. Sie werden merken, dass ein Apfel pro 100 Gramm sehr viel weniger Kohlenhydrate enthält als 100 Gramm Nudeln. Und weil der Apfel bei niedrigem Glyx die Kohlenhydrate auch noch verzögert und langsam freisetzt, wird das Prinzip doppelt vernünftig. Das Prinzip Natur: Kohlenhydrate ausschließlich über Obst. Nie mehr über Industriemüll. Und Obst werden Sie wohl kaum zentnerweise in sich hineinmampfen wie etwa Nudeln, Kartoffeln, Klöße & Co. Sondern Stückchen für Stückchen genießen. Jedenfalls kann man das sehr leicht lernen.

Das Geheimnis schlanker Menschen ist also nichts anderes, als ihrem Körper zu erlauben, Fett zu verbrennen. Die normalen dicken Menschen verbieten es dem Körper, indem sie ihm Kohlenhydrate, Zucker, geben. Die zwingen den Körper, Zucker zu verbrennen, weil das ja energetisch günstiger ist. Erlauben Sie ihm, Fett zu verbrennen, indem Sie mit Kohlenhydraten in Zukunft sehr, sehr taktvoll umgehen. Das ist das ganze Geheimnis.

small talk

Das macht Insulinresistenz

- Die Muskeln produzieren einen Bewegungsfaktor, das Interleukin-6. Je mehr man sich bewegt, umso mehr steigen die Blutwerte des entzündungshemmenden Stoffs an – bis um das Hundertfache. Interleukin-6 signalisiert dem Fettgewebe, freie Fettsäuren als Brennstoff abzugeben. In Studien zeigten Forscher, dass Mäuse, die kein Interleukin-6 bilden können, dick werden und Diabetes kriegen. Das Gleiche passiert bei Menschen, die sich nicht bewegen.
- Die riesigen Fettzellen eines dicken Menschen produzieren jede Menge Entzündungsstoffe, darunter den Tumornekrosefaktor alpha (TNF alpha). Zudem schickt das Immunsystem immer mehr Fresszellen (Makrophagen) ins Fettgewebe, das sie einsperrt. Die feindefressenden Immunzellen sind zwar nützlich, weil sie Fremdkörper beseitigen, andererseits produzieren sie dabei ebenfalls Entzündungsstoffe, zum Beispiel TNF alpha. Und permanent viel TNF alpha im Körper führt zu chronischen Entzündungen – und Insulinresistenz. Was hilft? Ganz einfach: abnehmen.
- Ein Protein, das den Zusammenhang zwischen Adipositas und Diabetes erklärt, ist das von den Fettzellen produzierte Resistin, das im Körper wie ein Hormon wirkt. Resistin hemmt den Zuckertransport durch Insulin in die Zellen, obwohl genügend Insulin verfügbar ist. Es macht die Zellen resistent gegen Insulin. Gibt man insulinresistenten Mäusen blutzuckersenkende Medikamente, sinkt auch der Resistinspiegel, die Zellen können wieder Zucker aufnehmen. Das Mittel der Wahl heißt also Blutzucker senken – und das geht in erster Linie ohne Medikamente, indem man Kohlenhydrate vom Teller verbannt und sich bewegt.

Kohlenhydratgehalt

Obst	KH
Ananas, 3 Scheiben (125 g)	15
Apfel, 1 kleiner (100 g)	10
Aprikose, 2 mittelgroße (50 g)	4
Banane, reif, 1 kleine (100 g)	20
Birne, 1 kleine (100 g)	10
Erdbeeren, 1 Schale (250 g)	10
Grapefruit, 1 kleine (250 g)	20
Heidelbeeren, 1 kleine Schale (125 g)	10
Himbeeren, 1 kleine Schale (125 g)	4
Honigmelone, 2 Spalten (125 g)	15
Johannisbeeren, rot, 1 kleine Schale (125 g)	10
Kirschen, süß, 1 kleine Schale (125 g)	15
Litschis (Konserve), 10 Stück (125 g)	20
Mango, 1 halbe (125 g)	15
Nektarine, 1 mittelgroße (125 g)	15
Orange, 1 mittelgroße (150 g)	10
Papaya, 1/2 kleine (125 g)	3
Pfirsich, 1 mittelgroßer (125 g)	10
Pflaumen, 3 Stück (100 g)	10
Weintrauben, grün, 1 kleine Rispe (125 g)	20
Zitrone, 1/2 (30 g)	1
Zwetschgen, 8 Stück (100 g)	10

Gemüse & Pilze	KH
Austernpilze, 1 Schale (200 g)	5
Avocado, 1 mittelgroße (200 g)	1
Champignons, 1 Schale (200 g)	2
Eisbergsalat, 1/4 kleiner Kopf (100 g)	2
Möhren, roh, 2 mittelgroße (150 g)	10
Paprika, rot, 1 mittelgroße (150 g)	10
Rote Bete, 1 kleine Knolle (150 g)	10
Salatgurke, 1/2 kleine (150 g)	3
Spinat, 1 kleiner Beutel (150 g)	1
Tomaten, 2 Stück (150 g)	4
Zucchini, 1 kleine (150 g)	3

Fette & Öle	KH
Kokosfett, 1 EL (10 g)	0
Leinöl, 1 TL (5 g)	0
Margarine, halbfett, 1 EL (15 g)	1
Olivenöl, 1 EL (8 g)	0
Rapsöl, 1 EL (8 g)	0

Hülsenfrüchte & Sprossen	KH
Bambussprossen (Konserve), 1 Stück (75 g)	1
Erbsen, grün, gegart, 1 kleiner Teller (125 g)	15
Kichererbsen, getrocknet, 2 Handvoll (40 g)	20
Kidneybohnen, 1/2 kleine Dose (125 g)	10
Linsen, getrocknet, 2 Handvoll (40 g)	25
Tofu natur, 1/2 Stück (100 g)	1
Zuckerschoten, 1 kleine Schale (125 g)	15

Nüsse & Samen	KH
Erdnüsse, 1 kleine Handvoll (25 g)	3
Kürbiskerne, 1 1/2 EL (15 g)	2
Leinsamen, 1 EL (15 g)	0
Mandeln, süß, 1 Handvoll, ca. 15 Stück (25 g)	1
Maronen, 6 Stück (60 g)	20

Eier	KH
Ei, gekocht, 1 Stück (60 g)	0
Pfannkuchen aus dem Shaker, 2 Stück (250 g)	70
Rühreier, 2 mit 5 g Fett, 1 Teller (125 g)	0

verschiedener Lebensmittel

Milch & Milchprodukte	KH
Buttermilch, 1 Glas (200 ml)	10
Camembert (60 %), 1 Ecke (30 g)	0
Crème fraîche (30 %), 2 TL (10 g)	0
Emmentaler (45 %), 1 Scheibe (30 g)	0
Fruchtjoghurt, gezuckert, 1 Becher (150 g)	20
H-Milch (3,5 %), 1 Glas (200 ml)	10
Joghurt (3,5 %), 1 Becher (150 g)	5
Quark (20 %), ½ Becher (125 g)	5

Wild, Geflügel, Fleisch, Wurst & Fisch	KH
Hase, 1 Keule (350 g)	0
Rehrücken, 2 Scheiben (150 g)	0
Gans, 1/6 Stück (200 g)	0
Putenbrust, ohne Haut, 1 Filet (150 g)	0
Hamburger, 1 Stück (105 g)	30
Rinderfilet, 1 Tournedo (120 g)	0
Schweineschnitzel, paniert, 1 Stück (240 g)	20
Bockwurst, 1 Stück (115 g)	0
Lachsschinken, 3 Scheiben (30 g)	0
Salami, 5 Scheiben (30 g)	0
Brathering (Konserve), 2 Stück (125 g)	10
Fischstäbchen, paniert, 5 Stück (150 g)	20
Forelle, 1 kleine (180 g)	0
Garnelen, 1 kleiner Teller (100 g)	1
Lachs, geräuchert, 3 Scheiben (75 g)	0
Sushi mit Reis und Lachs, 8 Stück (150 g)	30
Thunfisch, 1 Scheibe (120 g)	0

Müsli & Flocken	KH
Cornflakes, 5 EL (30 g)	25
Froot Loops, 5 EL (30 g)	25
Früchtemüsli ohne Zucker, 3 EL (30 g)	20
Haferflocken, 2 EL (30 g)	20
Weizenkleie, 2 EL (10 g)	2

Beilagen	KH
Baguette, 2 kleine Scheiben (40 g)	20
Hartweizennudeln, 40 g, roh	35
Kartoffelknödel, roh, 1 Stück (100 g)	10
Pell-/Salzkartoffeln, 2 kleine (80 g)	15
Pommes frites, 1 kleine Tüte (80 g)	35
Reis, Basmati, 40 g, roh	30
Spätzle, 40 g, roh	25

Süßwaren	KH
Bitterschokolade, 1 Rippe (20 g)	5
Bonbons, 1 Stück (5 g)	5
Donut, Schoko, 1 Stück (80 g)	40
Eiscreme, 1 große Kugel (75 g)	25
Gummibärchen, 6 Stück (14 g)	5
Pralinen, 2 Stück (24 g)	15
Sahnetorte, 1 Stück (120 g)	30

Getränke	KH
Apfelsaft, klar, 1 Glas (200 ml)	20
Apfelschorle (1 : 3), 1 Glas (200 ml)	5
Espresso, 1 kleine Tasse (60 ml)	0
Exportbier, hell, 1 Flasche (330 ml)	10
Kräutertee, 1 Tasse (150 ml)	0
Limo/Cola, 1 Glas (200 ml)	20
Multivitaminnektar, 1 Glas (200 ml)	25
Rotwein, trocken, 1 Glas (200 ml)	5
Sojadrink, natur, 1 Glas (200 ml)	1
Weißwein, trocken, 1 Glas (200 ml)	1

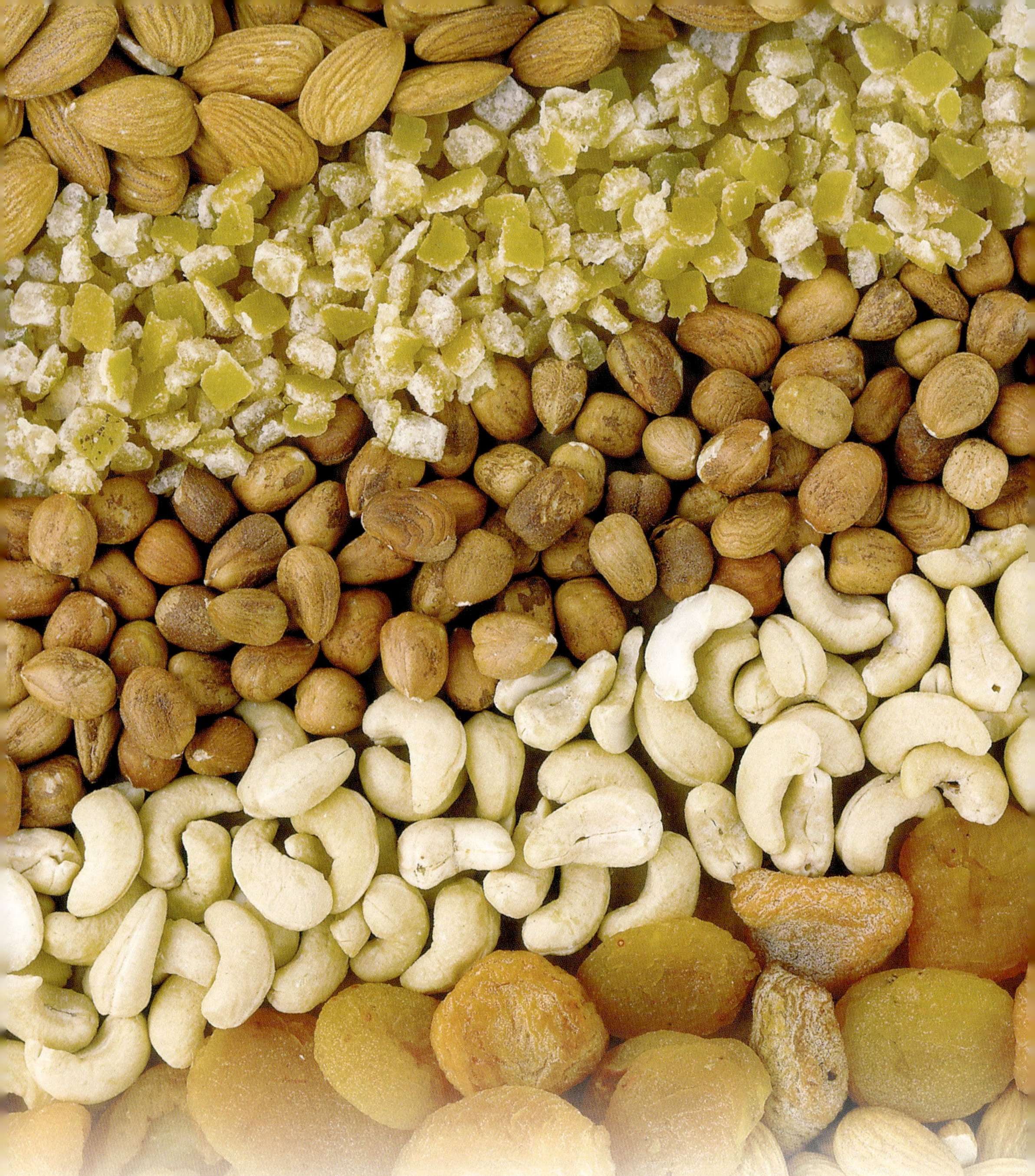

Und was ist jetzt mit Fett?

Kohlenhydrate per se sind natürlich nicht gefährlich. Schmecken gut, sind nahrhaft, geben Energie. Aber: Sie blockieren eben die Enzymkaskaden, die die Mitochondrien zur Fettverbrennung anregen würden. Kohlenhydrate verhindern also immer wieder die Fettverbrennung. Und große Mengen Kohlenhydrate über den ganzen Tag verteilt stoppen die Fettverbrennung ganz. Über Monate, über Jahre, das ganze Leben. Und der Körper hat sich daran gewöhnt. Er wird einfach nie Fett verbrennen.

Kohlenhydrate per se sind also nicht schädlich, sondern sind einfache Blocker. Lässt man sie weg, gerät der Mensch automatisch in die Fettverbrennung. Auch in Ruhe. Er muss Fett verbrennen und abnehmen. Das tut er dann, allerdings nur dann, wenn er auch weniger Fett zuführt, als er verbrennt. Und ob der Mensch mehr Fett zuführt, als er verbrennt, liegt wiederum an dem Prozentsatz seiner fettverbrennenden Enzyme. Das ist eben individuell verschieden. Darum funktioniert eine fettarme Diät bei den einen, bei den anderen nicht.

Weniger Fett – oder mehr laufen?

Also noch einmal: Kohlenhydrate sind nicht böse, sie verhindern einfach nur die Fettverbrennung und damit die Gewichtsreduktion. Je weniger Kohlenhydrate, desto rascher setzt der gewünschte Fettverbrennungseffekt ein. Je weniger Kohlenhydrate man isst, gewohnheitsmäßig, täglich, das ganze Leben hindurch, desto schlanker ist der Mensch. Außer (und das ist das Gemeine an der Medizin, an der Ernährung)

small talk

Gesunde und ungesunde Fette

- In Braten, Wurst, Kokosfett und Fertigprodukten stecken Fettsäuren, die Sie dick machen. Die darin enthaltenen gesättigten Fettsäuren ähneln chemisch gesehen unseren eigenen Fettpölsterchen und haben es deshalb leicht, direkt vom Teller auf die Hüfte zu springen.
- Achtung, Transfettsäuren! Sie entstehen, wenn man Öl erhitzt. Sie stecken in billiger Margarine, raffinierten Ölen, in Frittiertem und Fertigprodukten, zerstören Blutgefäße, fördern Herzerkrankungen und locken schlechte Eicosanoide. Das sind Gewebshormone, die Entzündungsherde schüren und den Insulinspiegel ansteigen lassen. Dazu gehört zum Beispiel auch Prostaglandin J2, das Bindegewebszellen zu Fettspeicherzellen mutieren lässt.
- Nein, Sie sollen nicht auf Fett verzichten. Denn Ihr Körper braucht Fett, um schlank zu werden und zu bleiben – für mehr Metabolic Power. Nur das richtige Fett: ungesättigte Fettsäuren aus Oliven-, Raps- und Leinöl, Nüssen sowie fettem Seefisch. Allen voran Omega-3-Fettsäuren, die helfen, überflüssige Pfunde loszuwerden, indem sie am Fettaufbau beteiligte Enzyme blockieren, den Insulinspiegel senken und die Thermogenese anregen. Die Kalorien verpuffen dann als Wärmeenergie über die Haut. Wer reichlich Omega-3-Fettsäuren isst, hilft seinem Körper, den Leptinspiegel zu normalisieren. Leptin ist das Hormon, das dem Gehirn sagt, wenn wir satt sind. Dieser Regulationsmechanismus ist bei übergewichtigen Menschen häufig gestört, das Sättigungssignal kommt nicht im Gehirn an (siehe auch Seite 96ff.). Und gesunde Fette locken sogenannte gute Eicosanoide, Gewebshormone, die das Blut dünn halten, Entzündungen hemmen und den Dickmacher Insulin blockieren.

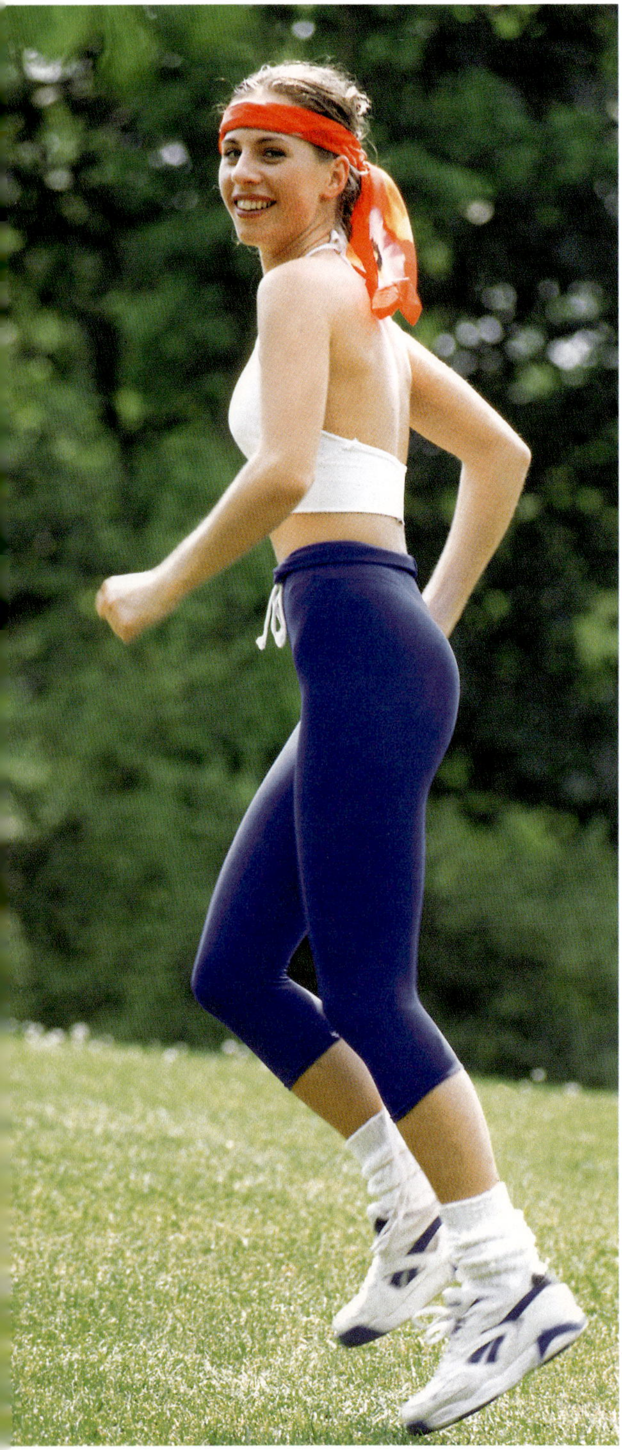

genau dieser Mensch isst jetzt mehr Fett, als er verbrennt. Dann stimmt's auf einmal nicht mehr. Das, um den Gedanken fortzusetzen, kann er dann trotzdem wiedergutmachen, indem er läuft. Täglich läuft.

Hat man also den Grundgedanken verstanden, lässt sich beliebig individuell herumspielen, und man begreift, warum ein und dieselbe Diät beim einen funktioniert, beim anderen nicht. Es liegt an der Menge der Kohlenhydrate, die man aufnimmt, an den Enzymen, die man hat, an der Menge Fett, die man aufnimmt – und wie viel Fett der Muskel verbrennt.

Warum wirken Diäten – oder wirken nicht?

Das Grundprinzip der Enzymrevolution, das zentrale Geheimnis des Fettabbaus und des Schlankseins, besteht also darin, die Körperzellen umzupolen, zu revolutionieren – von Zuckerabbau auf Fettabbau. Hat man dieses Prinzip verstanden, fällt es einem wie Schuppen von den Augen: Man versteht plötzlich, warum ein und dieselbe Diät bei verschiedenen Leuten völlig verschieden wirkt, nämlich überhaupt nicht – und manchmal wie ein Wunder.

Das liegt ganz einfach an der Ausgangssituation des Abnehmers. Ist er reiner Zuckerverwerter, oder kann er bereits Fett abbauen?

1. Bewegung macht schlank?

Tägliches Rennen, Joggen soll den Menschen sehr schnell schlank machen. Stimmt gar nicht. Eine meiner Patientinnen ist drei Jahre lang täglich morgens beim richtigen Puls durch den Wald gerannt und hat nie auch nur ein Gramm abgenommen. Weshalb? Jetzt ist es klar: Ihre Mitochondrien waren nun einmal reine Zuckerfresser. Sie hat kaum fettverbrennende Enzyme. Sie hat jeden Morgen Kohlenhydrate verbrannt in der halben Stunde, manchmal auch einer ganzen Stunde, und ihre Fettpolster nie angerührt. Sie hätte erst mal längere Zeit auf Kohlenhydrate verzichten müssen.

2. Weniger Fett macht schlank?

Das kennt man u. a. von Professor Pudel: Fettaugen zählen usw. Wenn der Mensch in der Ausgangslage nur 10 % fettverbrennende Enzyme hat, nützt die Reduktion des Fettkonsums selbst auf die Hälfte, also von 140 auf 70 Gramm, gar nichts. Vorher nahm er Fett im Überschuss auf, und nachher, auch bei der Hälfte Fett, wird das Fett immer noch reichlich im Überschuss zugeführt. Die Fettverbrennungsrate bei 10 % fettverbrennenden Enzymen ist eben eine sehr geringe. Andersherum: Hat jemand schon 50 % fettverbrennende Enzyme, also einen RQ von 0,85 (siehe Seite 118ff.), lohnt es sich, den Fettkonsum zu reduzieren, denn dann wird die tägliche, verringerte, kleine Menge Fett verbrannt, wenn man sich täglich bewegt.

3. Macht FdH schlank?

Also die gleichzeitige Reduktion der Kohlenhydrate? Das hilft dann besonders gut, wenn man sich gleichzeitig bewegt, wenn die reduzierten Kohlenhydrate also möglicherweise weitgehend verbrannt werden und es Tage gibt, an denen plötzlich keine Kohlenhydrate mehr zur Verfügung stehen. Dann muss der Körper lernen, auf Fettverbrennung umzuschalten. Unwissentlich wird hier die Enzymrevolution angebahnt. Aber dabei kommt es eben sehr auf den täglichen Kalorienverbrauch an. Verbrauch! Also darauf, wie viel der Mensch rennt.

Im ORF wurde eine dicke Person gezeigt, die täglich dreimal eine Stunde gestrunzt, also gelaufen ist. Und die prompt neun Kilo in zehn Tagen abgespeckt hat. Die hat nicht ganz kohlenhydratfrei gelebt, aber die geringe Menge täglich verbrannt. War dann zuckerfrei und zwang den Körper zur Umstellung. Sozusagen eine Enzymrevolution, mit revolutionärem Ergebnis von täglich fast einem Kilo.

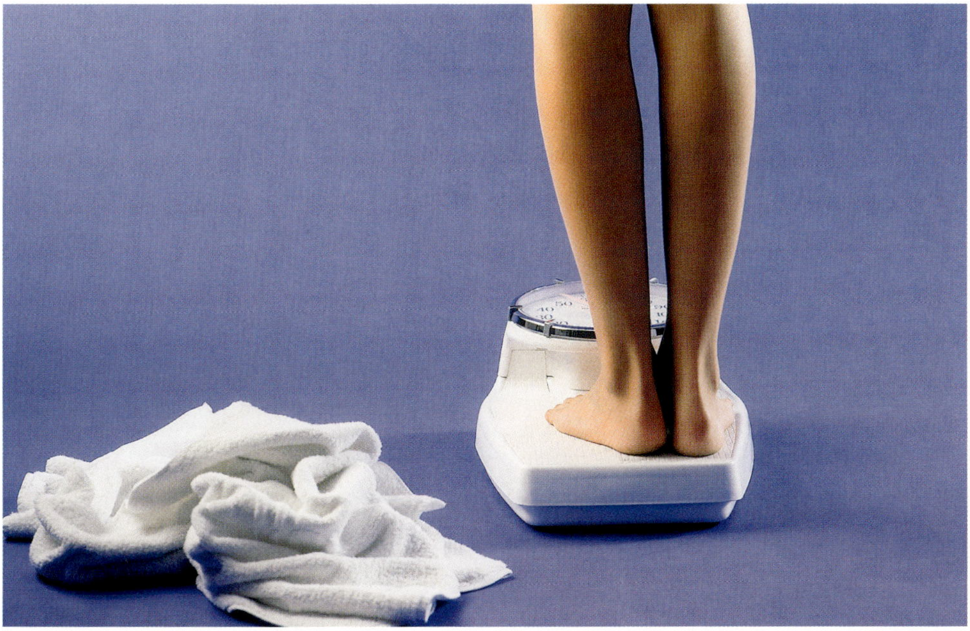

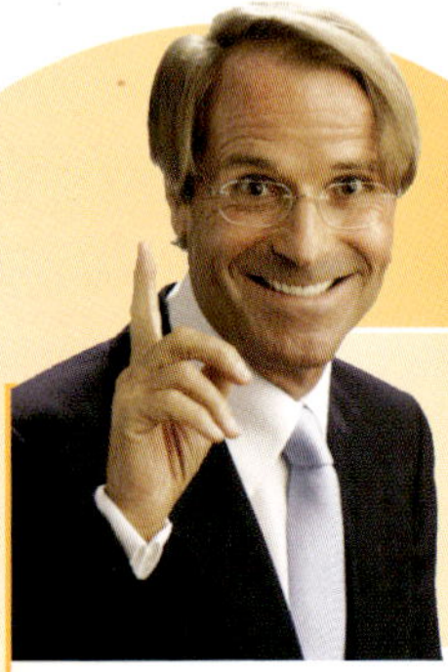

AUS MEINER PRAXIS

Messen – ein Experiment

Hat man einmal im Leben gelernt, dass die Zuckerverbrennung dem Körper leichter fällt als die Fettverbrennung, dann sagt einem der gesunde Menschenverstand: Wenn der Körper Zucker bekommt, verbrennt er eben auch zuerst Zucker. Und nicht Fett. Diese doch eigentlich banale Einsicht erklärt dann all das Leid der Menschen, die »Herr Doktor, ich esse fast gar nichts« sagen – und von Tag zu Tag schwerer werden. Wenn nun einmal kein Fett verbrannt wird, weil Sie Kohlenhydrate essen, können Sie logischerweise nur zunehmen. Wie so oft, habe ich auch dies persönlich überprüft.

Auf Mallorca bin ich kürzlich vom Rad gefallen. Mein Gewicht am Unfalltag betrug 64,4 Kilogramm. Pure Muskulatur, die mir auf meinem Acht-Meter-Sturz in die Schlucht, vom 60 km/h schnellen Rad, das Leben rettete. Übrigens: Danke. In den Folgewochen im Krankenhaus habe ich dann mit viel Überwindung (man mag eigentlich nicht, ständige Übelkeit) und einem beliebten Spezialgetränk, das 40 % Kohlenhydrate enthält, zugenommen. Mit über 70 Kilogramm bin ich nach sechs Wochen entlassen worden.

Die über 70 Kilogramm haben mich geärgert. Mein Körperbild ist nun mal ein anderes. Also habe ich zu Hause eine Woche lang etwas Seltsames getan: Ich habe mich ausschließlich von Eiweißpulver, Fisch und Geflügel ernährt – auch, weil ich mit Eiweiß mein kaputtes Immunsystem wieder auf Vordermann bringen wollte. Und ich war satt. Den ganzen Tag. Nahm in der Woche sechs Kilo ab und fühlte mich (na ja) pudelwohl. Ganz wichtig: ohne jegliche Bewegung. Also bettlägerig im Korsett.

Also noch einmal genauer: Ohne Kohlenhydrate, ohne Zucker ist mein Fettstoffwechsel hochaktiv. Den hatte ich ja jahre-

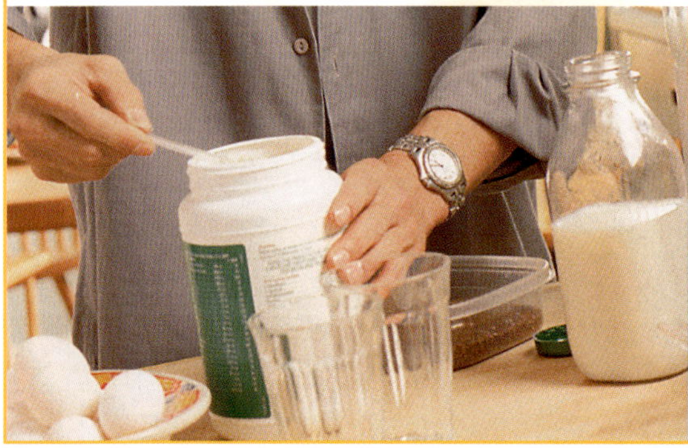

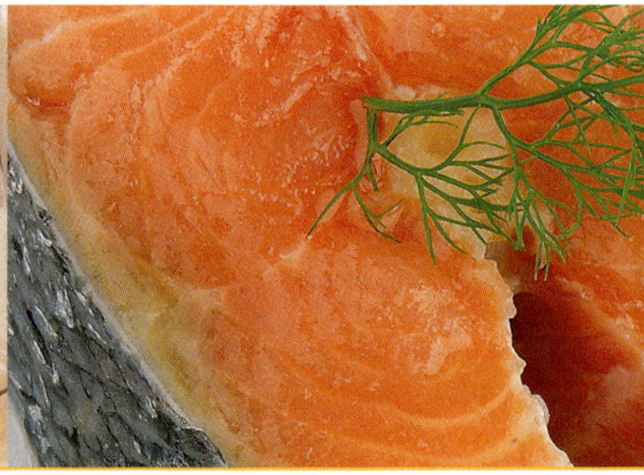

lang hochtrainiert auf 100 %. In meinen Zellen arbeiten zu 100 % fettverbrennende Enzyme. Das kann man messen. Das wusste ich. Die Messung heißt Spiroergometrie. Siehe dazu Seite 118ff.

Kaum trank ich Kohlenhydrate (40 %) zusammen mit Fett (30 %) in Form von einem Spezialgetränk war meine Fettverbrennung praktisch blockiert. Und das gegessene (nicht übermäßig viele) Fett wurde sofort eingelagert, da ich bewegungslos auf dem Rücken lag. Die Sportkomponente fiel ja weg – wie so häufig bei der Menschheit.

Und jetzt das Erfreuliche. Der Grund, warum ich darüber rede: Sobald ich auf reines Eiweiß umstieg, keine Kohlenhydrate, keinen Zucker zu mir nahm, verlor der Körper ohne jede Bewegung rapide sechs Kilogramm. In dieser Gewichtsklasse allerhand. Dann kam die schlechte Nachricht: Die nächste Operation war fällig.

Weil eine Operation natürlich Energie kostet, habe ich lieber vorsorglich wieder zugelegt. Wie? Ganz einfach: Kohlenhydrate und Fett. Ein uralter Trick. Heißt bei Ihnen Knödel in Fettsauce, bei mir Schokolade. Also mehrmals täglich Nussschokolade, ganze Tafeln. Und prompt stieg das Körpergewicht in den vier Tagen vor der nächsten Operation von 64 auf 67,4 Kilogramm.

Dass das so schnell geht? Ja. Offenbar. Die eigene Lebenserfahrung ist ein viel besserer Beweis als jede wissenschaftliche Arbeit.

Fazit: Wer Kohlenhydrate den Tag über verteilt zu sich nimmt – und das tun wir fast alle –, der blockiert eben die Fettverbrennung. Der kann, wenn er mäßig isst und Fett meidet (so wird's Ihnen erzählt), im Gewicht allenfalls gleich bleiben. In der Regel freilich wird er langsam zunehmen. Und genau dies geschieht mit der Menschheit und wird dann Alter genannt.

Der Ausweg heißt, entweder auf Kohlenhydrate praktisch zu verzichten, zumindest sie deutlich einzuschränken – oder aber, wenn Sie das nicht wollen, so viel Sport zu treiben, dass die überflüssigen Kohlenhydrate verbrannt werden. So hat's Luis Trenker gemacht. Das geschieht aber auch beim Joggen, beim Nordic Walken – wenn's nur lange genug dauert.

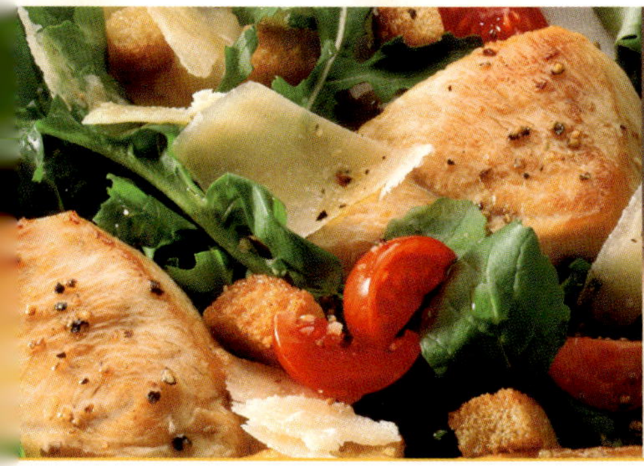

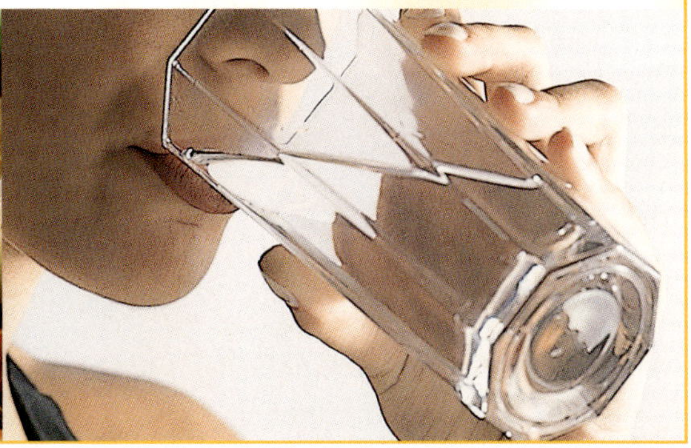

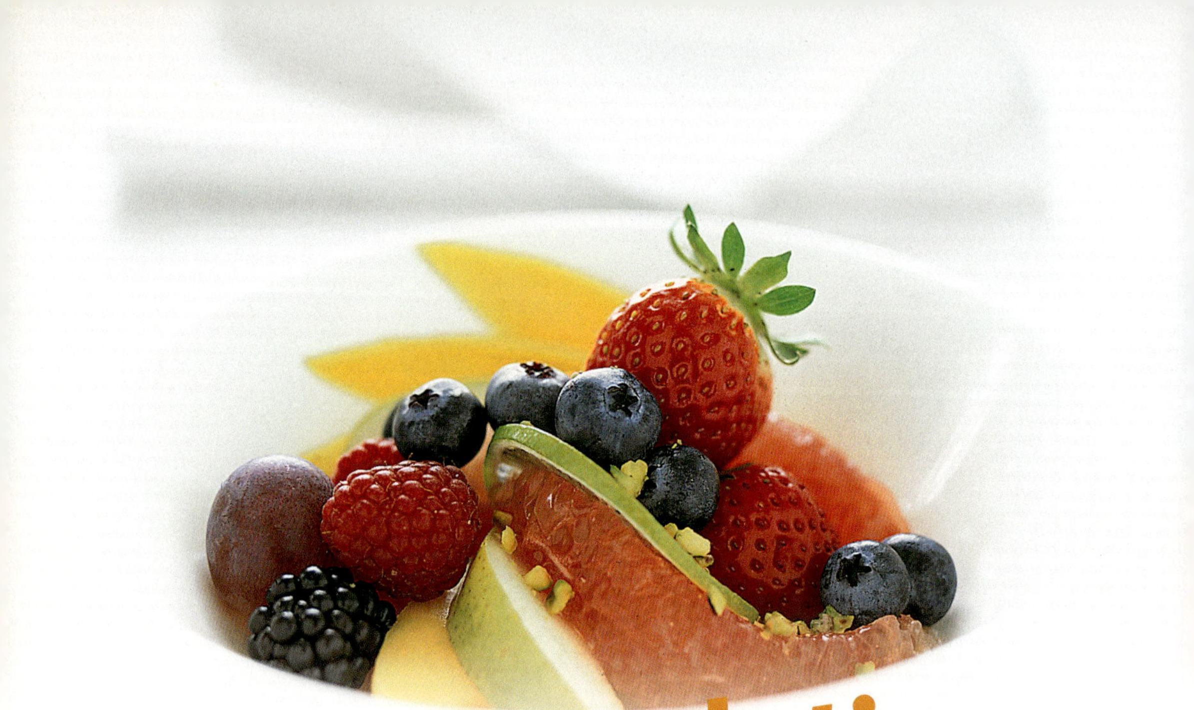

enzymrevolution – die praxis

1. Stufe – Hahn zudrehen

Sie drehen den Kohlenhydrat-Tankschlauch ab. Wecken die Fettverbrennungsenzyme. Das geht ganz einfach mit Eiweiß und Gemüse. Die Gemüsebrühe (Rezept Seite 72) wärmt Sie, dämpft den Hunger zwischendurch, entsäuert den Körper, versorgt Sie mit Flüssigkeit und wichtigen Mineralstoffen. Davon löffeln Sie, so viel Sie wollen. Dazu trinken Sie vier Mal täglich einen Eiweißshake. Und einmal am Tag dürfen Sie eine große Schüssel voll knabbern: Gemüse, Nüsse, gesund und roh. Mittags oder abends – je nachdem, wann Sie Lust darauf haben – wählen Sie sich einen der Fit & Fun-Salate aus. Bleiben Sie auf dieser Stufe sieben Tage. Wenn Sie länger wollen, weil ganz viele Kilos weg müssen, nur zu: 14 Tage bis 4 Wochen sind für den Körper kein Problem – nur für den Kopf.

Die Regeln für die 1. Stufe

1 **Idealerweise starten Sie mit einem Gesundheits-Check-up bei Ihrem Doktor.** Wenn Sie neugierig sind, wie viel Fettverbrennungsenzyme in Ihrem Körper arbeiten, dann machen Sie eine Spiroergometrie. Und: Lassen sich auch mal ins Blut gucken (siehe dazu Seite 201ff.).

2 **Trinken Sie mindestens 3 Liter stilles Wasser täglich.** Da dürfen Sie ruhig auch einen Teebeutel Ihrer Wahl reinhängen.

3 **Sie löffeln so viel Suppe, wie Sie gerne löffeln.** Sie dürfen sie natürlich auch schlürfen. Wenn Sie unterwegs sind, haben Sie eine Thermoskanne voll dabei.

4 **Sie trinken täglich 4 Eiweißdrinks im Abstand von 4 bis 5 Stunden** (bitte ein Pulver fast ohne Kohlenhydrate! Siehe Seite 50). In Wasser aufgelöst. Nach folgender Formel: Pro 10 Kilo Körpergewicht 1 Esslöffel. Macht bei 100 Kilo 10 Esslöffel geteilt durch 4 Drinks: 2,5 Esslöffel pro Drink. Vorausgesetzt, Sie haben ein gutes Eiweißpulver mit hoher biologischer Wertigkeit (siehe dazu auch Seite 44). Starten Sie morgens und trinken Sie den letzten vor dem Schlafengehen.

5 **Der Mensch muss knabbern.** Darum essen Sie täglich 1 Schüssel Salat – bunte Variationen finden Sie ab Seite 72.

6 **Sie tanken über das Gemüse viele Ballaststoffe, die Sie brauchen, um die Enzymrevolution in Ihrem Körper in Gang zu bringen.** Das stocken Sie noch auf mit: 1 Esslöffel Weizenkleie in einem Ihrer Eiweißshakes. Plus 2 Teelöffel Leinsamen, die Sie so essen oder über den Salat streuen.

7 **Sie verzichten diese Woche auf Alkohol.** Warum? Jeder Tropfen Alkohol schlägt die Fettverbrennungsenzyme in die Flucht.

8 **Sie gehen ein bisschen spazieren.** Das ist gut für die Laune – und die Figur.

9 **Sie füllen schon mal leere Vitalstoffspeicher auf** – wie das geht, lesen Sie ab Seite 186.

10 **Sie nehmen den Kopf mit auf die Reise:** Tipps, die Ihnen den Weg in ein schlankes Leben erleichtern, finden Sie im Kapitel »Tatort Kopf« ab Seite 92.

11 **Und wenn Sie mal nervös werden, schlecht gelaunt, dann nehmen Sie ruhig eine Minimenge Kohlenhydrate auf:** 1 Stück Bitterschokolade, 1 Teelöffelchen Honig … 5 Gramm. Siehe Tabelle Seite 56f. Das stoppt die Fettverbrennung nicht.

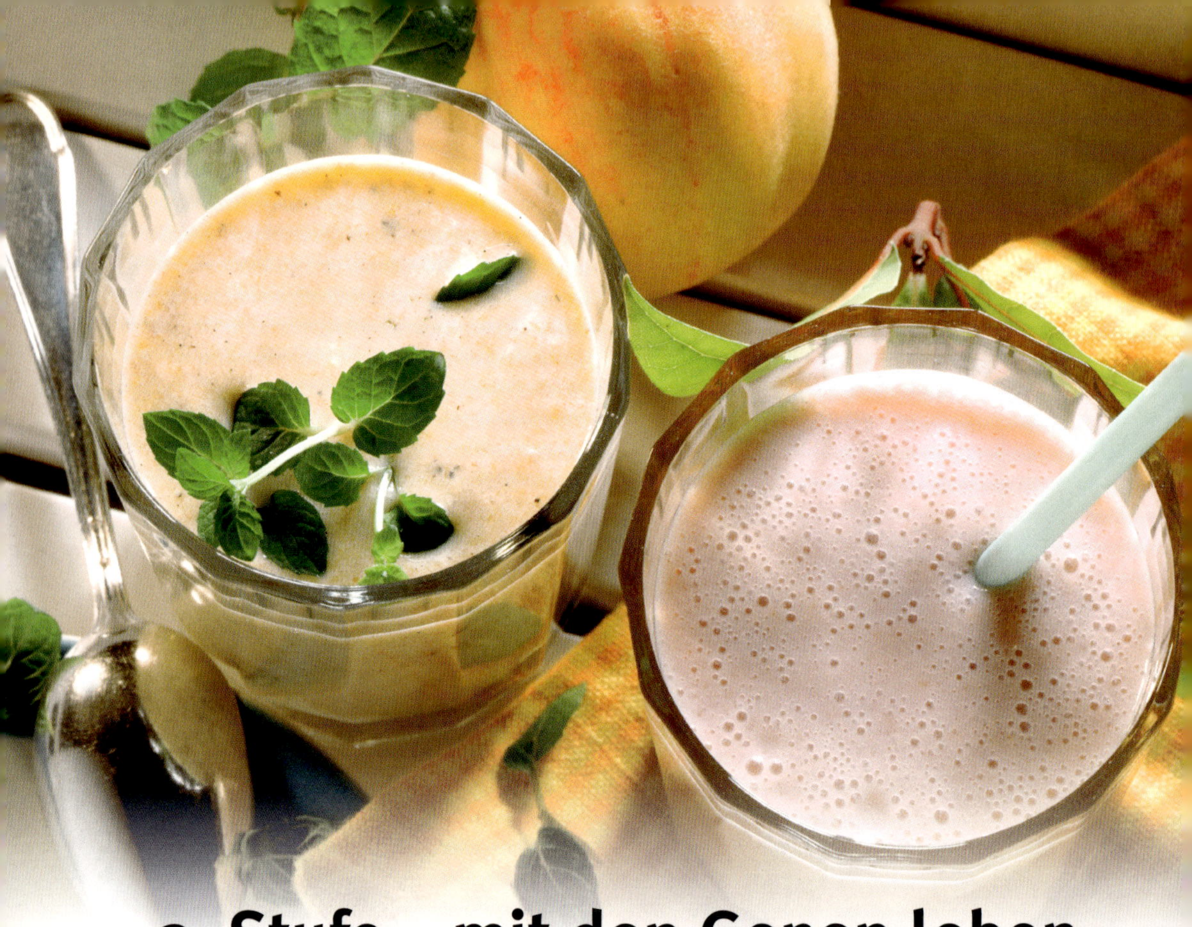

2. Stufe – mit den Genen leben

Nun essen Sie drei Wochen lang genetisch richtig, so, wie Ihr biologisches Programm es seit ein paar Millionen Jahren vorschreibt. Sie jagen Ihren Braten und pflücken sich Früchte der Natur. Das bedeutet übersetzt auf die heutige Zeit: Eiweiß plus Obst, Gemüse, Nüsse und Samen. Wenn Sie viel abnehmen müssen, dann können Sie die Stufe 2 auch um zwei bis vier Wochen verlängern.
Zum Frühstück dürfen Sie wählen: ein fruchtiger Eiweißshake oder eine der Fit-in-den-Tag-Ideen ab Seite 76. Mittags und abends gibt es eine richtige Mahlzeit. Wer strenger bleiben will, nimmt zusätzlich zum Frühstück erst mal nur eine Mahlzeit täglich ein – und shaked sich die andere. Das tun Sie auch, wenn Sie keine Zeit zum Kochen haben. Wer mehr will, wer langfristig schlank bleiben will, das Rumsitzen satt hat, der jagt seinen Braten – startet also mit dem Ausdauertraining ab Seite 136. Weckt die Muskeln und das Körpergefühl. Mit dem Zirkeltraining für mehr Kraft und Ausdauer ab Seite 158 polen Sie Ihre Muskeln um auf Fettverbrennung.

Die Regeln für die 2. Stufe

1 **Ergänzen Sie Eiweiß** aus Milchprodukten, Fisch, Fleisch, Eiern, Pilzen und Sojaprodukten sowie 1 Portion saures Obst am Tag als Frühstück, Dessert oder warme Mahlzeit. Bananen und Trauben sind wegen ihres hohen Zuckergehalts tabu.

2 **Essen Sie nichts zwischendurch.** Halten Sie zwischen den Mahlzeiten immer eine Pause von 4 bis 5 Stunden ein. Das lockt dann auch gleich die Forever-Young-Enzyme namens Sirtuine.

3 **Trinken Sie viel,** aber nichts, was Alkohol oder Zucker enthält. Am besten stilles Wasser oder Tee.

4 **Zum Frühstück gibt's einen der Eiweißshakes von Seite 78f. –** oder eine der Fit-in-den-Tag-Ideen ab Seite 76.

5 **Trinken Sie täglich insgesamt 3 Eiweißshakes,** anstatt oder zum Essen, nicht zwischendurch – den letzten vor dem Schlafengehen.

6 **Mittags und abends wählen Sie aus den Rezepten aus, worauf Sie Lust haben:** Salat, Fisch, Fleisch oder Vegetarisches. Vieles lässt sich gut vorbereiten und mit ins Büro nehmen. Tipp: Wer noch eine Zeit lang strenger weitermachen will, kocht sich nur einmal am Tag etwas.

7 **Für den kleinen Süßhunger** nach dem Essen finden Sie ab Seite 90 fünf leckere Desserts. Die Sie bitte nicht zwischendurch vernaschen.

8 **Nun wäre auch Sport angesagt.** Wenn Sie Lust darauf haben – davon gehe ich jetzt einfach mal aus: Auf Seite 162 startet das Weck-Zirkeltraining-Programm. Und nur der Kopf bringt Sie über jede Diäthürde. Wie? Das steht im Kapitel »Tatort Kopf« ab Seite 92.

9 **Ab Stufe 3 dürfen Sie Luxus-Kohlenhydratbeilagen einbauen.** Tipps dazu finden Sie unter den Rezepten. Und werfen Sie mal einen Blick auf die Tabelle auf Seite 56f. Wer Stufe 2 früher verlassen will, switcht einfach nach 1 bis 2 Wochen auf Stufe 3. Sie können aber auch 7 Wochen hier verharren.

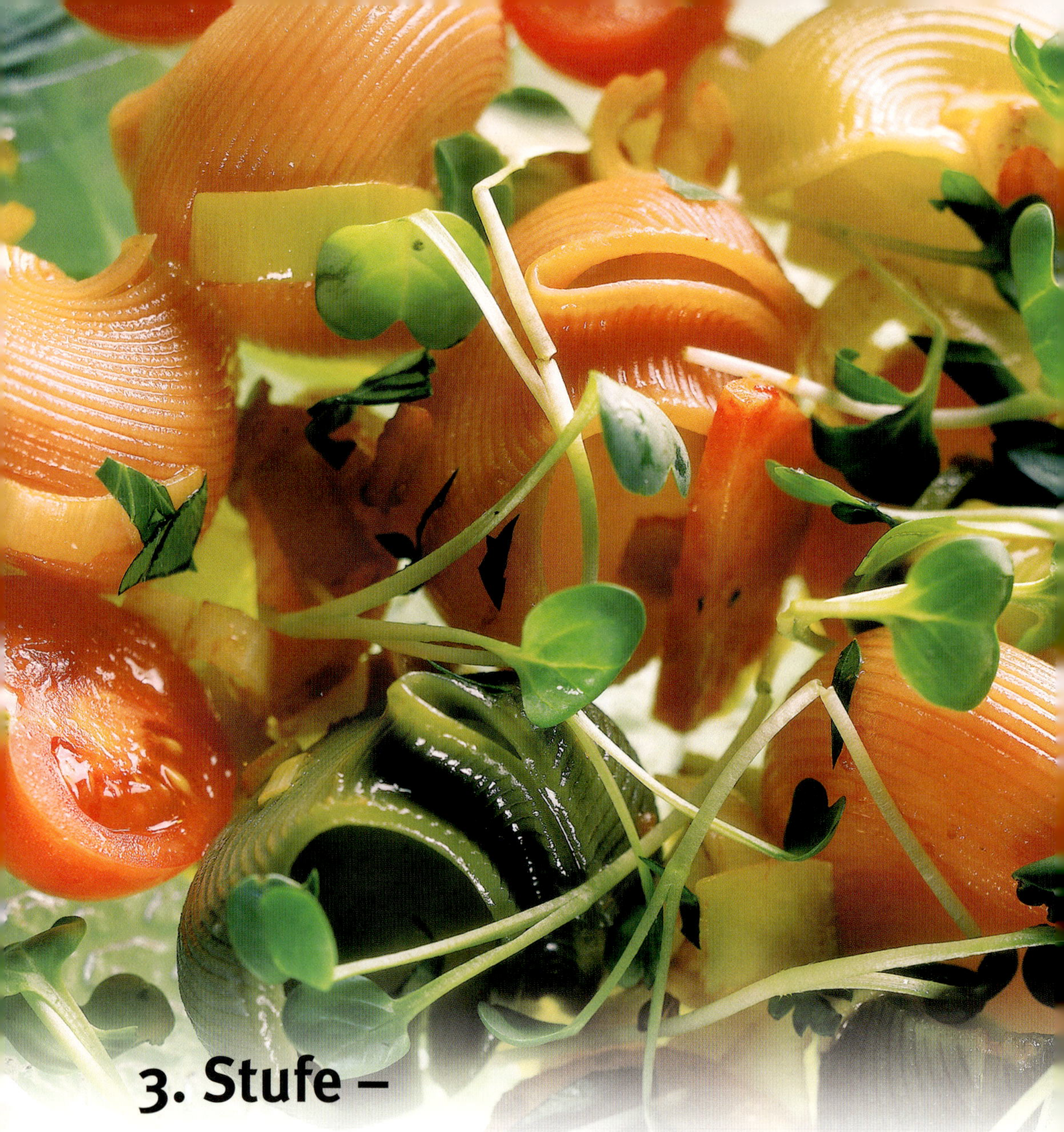

3. Stufe – der Start ins Luxusleben

Nun, nach etwa einem Monat, haben Sie Fettverbrennungsenzyme. Nun haben Sie viele aktive Mitochondrien, jetzt sind zusätzlich Luxusmengen an Kartoffeln, Brot, Nudeln, Reis erlaubt. Luxusmengen heißt: kleine Mengen, die Sie im Muskel wieder verbrennen. Mittlerweile sind Sie auch reif für das Könnertraining ab Seite 168, das den Muskel wachsen lässt. Denn: Jedes Gramm Muskel mehr verschlingt auch mehr Fett.

Die Regeln für die 3. Stufe

1 **Nun dürfen Sie Luxus genießen.** Bauen Sie kleine Portionen Kohlenhydrate in Ihr Leben ein. Auf Seite 70f. finden Sie eine Tabelle mit Luxusportionen.

2 **Essen Sie 3 Mal am Tag.** Lassen Sie dazwischen Ihren fettverbrennenden Enzymen 4 bis 5 Stunden lang Zeit, Fett abzubauen.

3 **Halten Sie vor allem abends die Kohlenhydratportion klein.** Sobald Sie wieder zunehmen, lassen Sie diese einfach 2 bis 3 Mal die Woche weg.

4 **Weiterhin sollten Sie täglich 2 bis 3 Liter trinken.** Darunter 1 Glas Gemüsesaft. Wenn frisch gepresster Obstsaft, verdünnen Sie ihn im Verhältnis 1 : 3 mit Wasser.

5 **Sie dürfen auch Wein trinken.** Mal ein Gläschen. Aber es sollte Ihnen klar sein, dass Ihre Fettverbrennungsenzyme dann schlafen.

6 **Shaken Sie immer, wenn Sie keine Zeit zum Kochen haben,** einen Eiweißdrink. Und essen Sie ein Stück Obst dazu – und/oder ganz viel Gemüse.

7 **Wenn Sie zunehmen,** dann legen Sie ruhig mal wieder einen Tag der 1. Stufe ein.

8 **Lassen Sie mit dem Könnertraining ab Seite 168 Ihre Muskeln wachsen.** Dann können Sie nach und nach auch Ihre Kohlenhydratportion erhöhen.

9 **Sie brauchen einen Motivationsschub?** Dann gucken Sie noch mal ins Kapitel »Tatort Kopf« ab Seite 92.

10 **Lassen Sie von Ihrem Arzt die Blutwerte nachchecken.** Der wird sich wundern. Wetten, dass …?

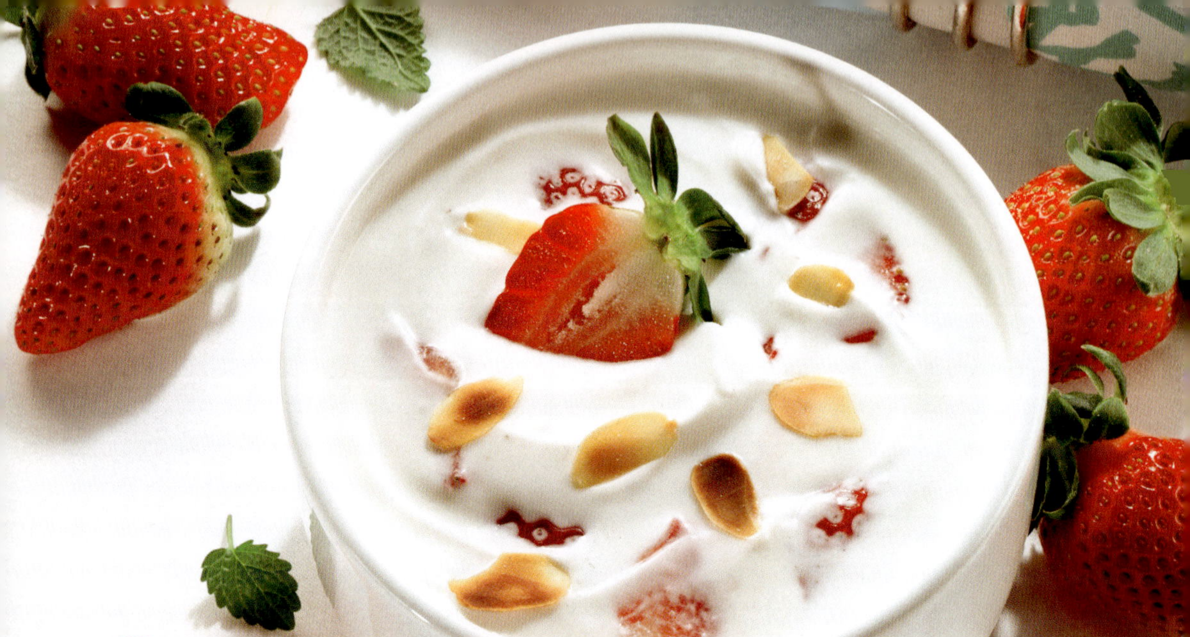

Luxuskohlenhydrate

Die folgende Tabelle zeigt Ihnen, welche Mengen Sie ab der 3. Stufe von den kohlenhydratreichen Lebensmitteln als Beilage zum oder als Dessert nach dem Essen genießen dürfen. In der angegebenen Portionsgröße locken sie alle nur wenig Insulin. Denn alle diese Lebensmittel haben nur einen niedrigen bis mittleren glykämischen Index (Glyx) – und in dieser Portion auf alle Fälle eine niedrige glykämische Last (GL). Die berechnet sich aus: Menge der Kohlenhydrate in der Portion (g) x Glyx : 100. Eine glykämische Last bis 10 ist niedrig. Mittel 10 bis 19. Über 20 erschrickt die Bauchspeicheldrüse, lockt viel zu viel Insulin.

Luxuskohlenhydrate

Menge	Lebensmittel	GL	Glyx	KH in g
Hülsenfrüchte				
125 g	Bohnen, weiß (Konserve)	**6**	**30**	**21**
125 g	Erbsen grün (TK), gegart	**8**	**50**	**15**
125 g	Kichererbsen (Konserve)	**7**	**40**	**18**
125 g	Kidneybohnen (Konserve)	**6**	**50**	**11**
120 g	Kidneybohnen (Konserve)	**8**	**30**	**25**

Menge	Lebensmittel	GL	Glyx	KH in g
Getreide				
25 g	Früchtemüsli	**10**	**65**	**15**
30 g	Haferflocken, Vollkorn	**10**	**55**	**19**
70 g	Naturreis, gegart (Rohgewicht 25 g)	**9**	**55**	**16**
45 g	Wildreis, gegart (Rohgewicht 25 g)	**9**	**55**	**16**

Luxuskohlenhydrate

Menge	Lebensmittel	GL	Glyx	KH in g
Brot				
40 g	Buchweizen-Vollkornbrot	8	45	17
40 g	Gerstenbrot	5	25	18
40 g	Haferkleiebrot	8	45	18
40 g	Leinsamenbrot	6	55	11
40 g	Mehrkornbrot, Vollkorn/Schrot	8	50	16
40 g	Pumpernickel	7	45	15
40 g	Roggen-Sauerteigbrot	10	55	18
40 g	Roggenbrot, Vollkorn/Schrot	8	50	15
40 g	Weizenvollkornbrot	10	60	16
Kartoffeln				
80 g	Pellkartoffeln	8	60	14
80 g	Salzkartoffeln	8	60	14
Teigwaren				
120 g	Glasnudeln aus Mungbohnen, gegart (Rohgewicht 40 g)	5	33	15
70 g	Nudeln, Hartweizengrieß, al dente (Rohgewicht 25 g)	10	45	21
120 g	Sojateigwaren, gegart (Rohgewicht 40 g)	9	45	20
100 g	Vollkornnudeln, gegart (Rohgewicht 35 g)	9	35	26
Obst				
100 g	Apfel	4	40	11
100 g	Birne	5	40	12
150 g	Erdbeeren	4	40	9
150 g	Orange	6	45	14

Menge	Lebensmittel	GL	Glyx	KH in g
Zum Süssen				
1 TL (7 g)	Ahornsirup	3	55	5
1 TL (7 g)	Akazienhonig	1	30	5
Die kleinen Ausrutscher, die in dieser Menge mal – ganz selten – passieren dürfen! Nach der 4. Woche				
100 g	Ananas	9	65	14
80 g	Banane, reif	10	60	17
50 g	Eiscreme	10	60	16
50 g	Erdnüsse im Schokomantel	5	35	14
20 g	Kekse mit Cremefüllung	10	65	15
125 g	Mango	9	55	16
130 g	Mousse au chocolat (Bitterschokolade)	10	35	28
25 g	Müsliriegel	7	60	11
125 g	Papaya	2	60	3
20 g	Schokolade, bitter (mind. 70 % Kakaoanteil)	1	20	5
10 g	Schokolade, Vollmilch	3	50	5
130 g	Schokoladenpudding	10	45	22
20 g	Toastbrot	8	75	10
125 g	Weintrauben, grün	9	45	20
30 g	Weißbrot	10	70	14
Getränke				
140 ml	Limonaden-/Colagetränk	10	70	14

Die Rezepte für die 1. Stufe

Die Basissuppe

für den Vorrat

Gemüsebrühe

Für 2 Liter

- 1 Zwiebel
- 1 Stange Lauch
- 1 Stück Knollensellerie
- 2 Möhren
- 1 Bund Petersilie
- 1 EL Olivenöl
- Salz, Pfeffer

1. Die Zwiebel abziehen und grob würfeln. Den Lauch putzen, waschen und in etwa 5 Zentimeter lange Stücke schneiden. Sellerie und Möhren schälen und in grobe Würfel schneiden. Die Petersilie waschen, trockenschütteln und grob hacken.
2. Das Öl in einem hohen Topf erhitzen. Zwiebeln, Lauch, Knollensellerie und Möhren dazugeben und 5 Minuten anschwitzen. Dann 2 1/2 Liter Wasser angießen und das Ganze 1 1/2 Stunden bei geringer Hitze offen köcheln lassen. Nach der Hälfte der Garzeit die Petersilie zugeben und bis zum Ende mitkochen lassen.
3. Die Gemüsebrühe durch ein feines Sieb in einen anderen Topf abgießen, mit Salz und Pfeffer abschmecken. Die Brühe hält sich im Kühlschrank aufbewahrt mindestens 2 Tage.

tipps

- *Asiatische Variante – für noch intensiveren Stoffwechsel: zusätzlich zum Gemüse 1 Stück frischen Ingwer schälen, mit anschwitzen und mitkochen. Statt Petersilie 1 Bund frischen gehackten Koriander nach der Hälfte der Garzeit zugeben. Nach dem Abseihen mit Salz, Pfeffer, Soja- und Fischsauce (nach Belieben) abschmecken.*
- *Wer seine Brühe löffelt, kann sie mit frischen Kräutern der Wahl aufpeppen – macht eine Extradosis Gesundheit.*
- *Gemüsebrühe kann man auch gut einfrieren. Einfach portionsweise in Gefrierdosen abfüllen und ins Gefrierfach stellen. Bei Bedarf aus der Tiefkühltruhe holen und über Nacht auftauen lassen.*
- *Die Brühe lässt sich am besten heiß in einer Thermoskanne transportieren – perfekt fürs Büro.*

Fit & Fun-Salate

aromatisch

Blattsalat mit Rosmarin-Knoblauch-Pilzen

Für 1 Person

- 60 g Feldsalat
- 1 Bund Rucola
- 200 g Austernpilze
- 2 Knoblauchzehen
- 1 Zweig Rosmarin
- 1 EL + 1 TL Olivenöl
- Salz, Pfeffer
- 2 EL Aceto balsamico

1. Feldsalat und Rucola verlesen, putzen, gründlich waschen, trockenschütteln und auf einem großen Teller anrichten. Die Pilze putzen und in etwa 1 Zentimeter breite Streifen schneiden. Den Knoblauch abziehen. Den Rosmarin waschen, abtrocknen. Dann die Nadeln abstrei-

fen und zusammen mit dem Knoblauch sehr fein hacken.

2 1 Teelöffel Olivenöl in einer beschichteten Pfanne erhitzen. Die Knoblauch-Rosmarin-Mischung kurz darin anbraten. Die Pilzstreifen dazugeben und ca. 5 Minuten bei mittlerer Hitze bräunen. Mit Salz und Pfeffer abschmecken und etwas abkühlen lassen.

3 Den Balsamico mit 3 Esslöffeln kaltem Wasser verrühren, dann das restliche Olivenöl unterschlagen. Das Dressing salzen und pfeffern. Die lauwarmen Pilze auf den Blattsalaten verteilen, das Dressing darüber träufeln und den Salat servieren.

bürotauglich

Kohlrabisalat mit Haselnüssen

Für 1 Person

- 1 mittelgroßer Kohlrabi (ca. 300 g)
- 2 EL Haselnusskerne
- 1 EL Haselnussöl, ersatzweise Rapsöl
- 1 EL Weißweinessig
- 1 TL mittelscharfer Senf
- Salz, Pfeffer

1 Kohlrabi waschen, schälen, fein raspeln und in eine Schüssel geben. Die Haselnüsse in einer Pfanne ohne Fett anrösten, bis sie duften. Abkühlen lassen, grob hacken und zu den Kohlrabiraspeln geben.

2 Öl, Essig und Senf verrühren. Mit Salz und Pfeffer abschmecken und unter die Kohlrabi-Nuss-Mischung heben.

tipp

Der Salat eignet sich sehr gut zum Mitnehmen ins Büro. Denn wenn er ein bisschen Zeit zum Durchziehen hat, schmeckt er noch besser.

erfrischend

Bunter Salat mit Knoblauch-Kerndlmix

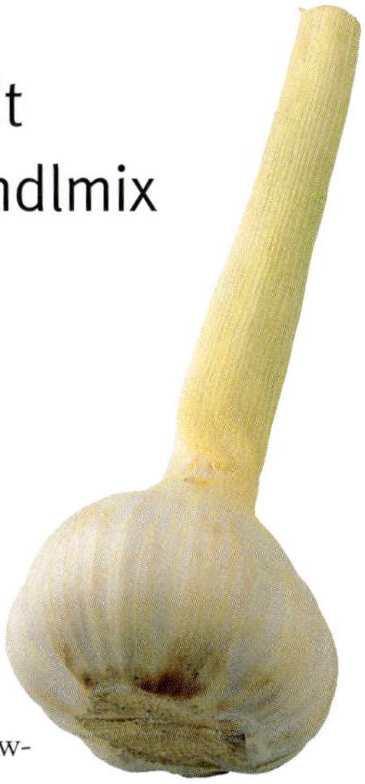

Für 1 Person

- 80 g Novitasalat
- 1 Tomate
- 1/2 Paprikaschote
- 1/2 Zwiebel
- 1 Stück Salatgurke (ca. 80 g)
- 1 Knoblauchzehe
- 1 EL + 1 TL Rapsöl
- Je 1 TL Pinien-, Cashew- und Kürbiskerne
- 2 EL Rotweinessig
- Salz, Pfeffer

1 Den Blattsalat putzen, waschen, trockenschütteln und in feine Streifen schneiden. In eine Schüssel geben. Tomate waschen, vom Stielansatz befreien, achteln. Paprika waschen, Kerngehäuse und weiße Trennwände entfernen, das Fruchtfleisch in feine Streifen schneiden. Die Zwiebel abziehen, längs halbieren und in dünne Viertelringe schneiden. Gurke schälen, längs vierteln und in dünne Scheiben schneiden. Tomaten, Paprika, Zwiebeln und Gurke unter den Novitasalat mischen.

2 Die Knoblauchzehe abziehen. 1 Teelöffel Öl in einer Pfanne erhitzen, den Knoblauch dazupressen und 2 Minuten anbraten. Dann die Kerne dazugeben und 4 Minuten bei mittlerer Hitze mitrösten, bis sie anfangen, braun zu werden. Pfanne vom Herd nehmen und die Kerne abkühlen lassen.

3 Inzwischen den Essig mit 3 Esslöffeln Wasser verrühren. Das restliche Öl unterrühren und mit Salz und Pfeffer abschmecken. Das Dressing zum Salat geben, gut durchmischen und mit den Knoblauchkernen bestreut servieren.

asiatisch

Zucchini-Avocado-Salat mit gerösteten Erdnüssen

Für 1 Person

- 1 Zucchino (ca. 120 g)
- 1 reife, aber nicht zu weiche Avocado
- Saft von 1/2 unbehandelten Limette
- 1 EL Sesamöl
- 1 EL Sojasauce
- 1/2 Bund frischer Koriander
- 1 kleine rote Chilischote
- 1 EL ungesalzene Erdnusskerne
- Salz, Pfeffer

1 Zucchino waschen, putzen, längs halbieren und in dünne Scheiben schneiden. Die Avocado halbieren, den Kern entfernen und mit einem Löffel das Fruchtfleisch aus der Schale heben. Das Avocadofleisch fein würfeln und mit Zucchinoscheiben, Limettensaft, Sesamöl und Sojasauce sofort in einer Schüssel mischen.

2 Den Koriander waschen, trockenschütteln, die Blättchen von den Stielen zupfen und fein hacken. Die Chilischote längs aufschlitzen und mit einem scharfen Messer Kerne und Trennwände herauskratzen. Die Schote in feine Streifen schneiden und mit dem Koriandergrün zum restlichen Gemüse geben. Die Erdnüsse in einer Pfanne ohne Fett rösten, bis sie anfangen zu bräunen. Kurz abkühlen lassen, dann grob hacken. Den Salat mit Salz und Pfeffer abschmecken und mit den gerösteten Erdnüssen bestreut servieren.

tipps

Sie wollen den Salat mit ins Büro nehmen? Dann verpacken Sie die Erdnüsse zum Transportieren in einer Extradose und streuen Sie sie erst kurz vor dem Verzehr über das Gemüse, sonst weichen die Kerne durch.

Tuningtipp für Stufe 2: Genießen Sie den Salat ab Woche 2 zum Beispiel zu einem kurz gebratenen Thunfischsteak.

mediterran

Spinatkreation mit gegrillten Paprika und Rosmarindressing

Für 1 Person

- 100 g frischer junger Blattspinat
- 150 g gegrillte, in Öl eingelegte Paprikaschoten
- 1 Zweig Rosmarin
- 1 Knoblauchzehe (nach Belieben)
- 2 EL Aceto balsamico
- 3 EL Instantgemüsebrühe
- 1 TL Olivenöl
- Salz, Pfeffer

1 Den Spinat verlesen, waschen, gut abtropfen lassen und in eine Schüssel geben. Die Paprikaschoten in einem Sieb gut abtropfen lassen, dann in mundgerechte Stücke schneiden und unter den Spinat mischen.

2 Rosmarin waschen, abtrocknen, die Nadeln abzupfen und fein hacken. Den Knoblauch abziehen und ebenfalls fein hacken. Den Essig mit der Gemüsebrühe glattrühren, dann das Olivenöl mit einem Schneebesen unterschlagen. Rosmarin und Knoblauch unter das Dressing rühren, mit Salz und Pfeffer abschmecken, über den Salat geben und gut durchmischen.

tipp

Mit 2 Esslöffeln gerösteten Pinienkernen bekommt der Salat ein nussiges Aroma.

zum Mitnehmen

Topinambur-Rettich-Rohkost

Für 1 Person

- 200 g Topinambur
- 100 g Rettich
- ½ TL geriebener Meerrettich aus dem Glas
- 1 EL Rapsöl
- 1 EL Weißweinessig
- Salz, Pfeffer

1 Topinambur mit einer Gemüsebürste gründlich unter fließendem Wasser säubern. Rettich waschen, putzen, schälen und mit dem Topinambur auf der Gemüsereibe fein raspeln. Das Gemüse in eine Schüssel geben

2 Den Merrettich mit Öl und Essig verrühren und rasch zum Gemüse geben. Den Salat mit Salz und Pfeffer abschmecken.

tipp

In Stufe 2 120 Gramm Räucherforellenfilets klein schneiden und untermischen oder am Stück zum Salat essen.

würzig

Möhrenrohkost mit Rucola

Für 1 Person

- 2 mittelgroße Möhren (ca. 250 g)
- 3 getrocknete Tomaten in Öl
- ½ Bund Rucola
- 1 EL Olivenöl
- 3 EL Zitronensaft
- Salz, Pfeffer
- 2 EL Pinienkerne

1 Möhren waschen, putzen, schälen und fein raspeln. In eine Schüssel geben. Die getrockneten Tomaten in einem Sieb gut abtropfen lassen, in feine Streifen schneiden und zu den Möhren geben.

2 Rucola verlesen, waschen, trockenschütteln und in feine Streifen schneiden. Dann unter die Möhren-Tomaten-Mischung heben. Das Olivenöl mit dem Zitronensaft verrühren, mit Salz und Pfeffer abschmecken, zum Salat geben und gut durchmischen. Die Pinienkerne in einer Pfanne ohne Fett rösten, bis sie duften. Etwas abkühlen lassen, danach über den Salat streuen.

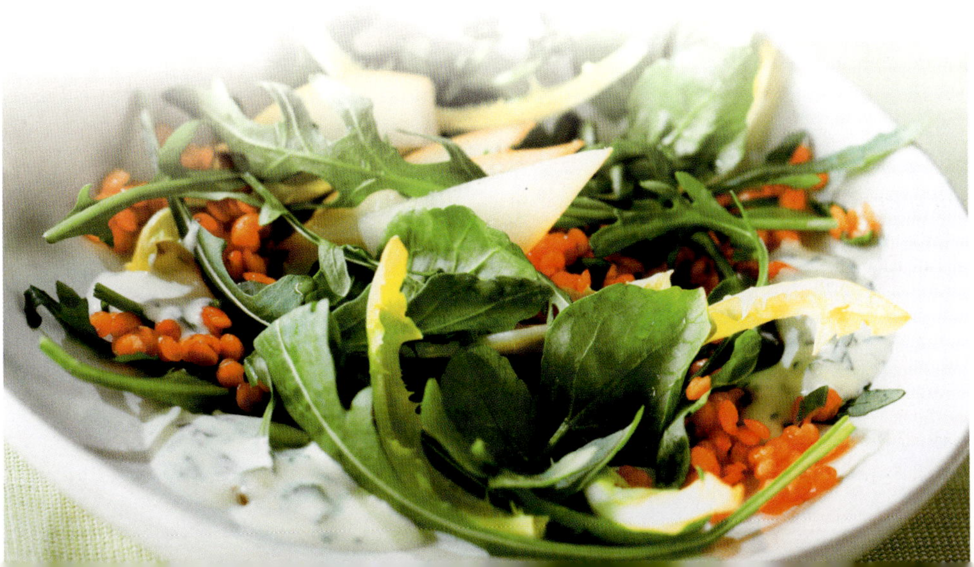

Die Rezepte für die 2. und 3. Stufe

Fit-in-den-Tag-Ideen

tutti frutti

Forever-Young-Obstsalat mit Mandelricotta

Für 1 Person

- 250 g gewaschenes, geputztes Obst der Saison (außer Trauben und Bananen)
- Je 2 EL Zitronen- und Orangensaft
- 100 g Ricotta
- 2 EL Milch (1,5 %)
- 2 EL gemahlene Mandeln

1 Das Obst nach Belieben würfeln, in Scheiben oder Spalten schneiden und in einer Schüssel mit Zitronen- und Orangensaft mischen.
2 Ricotta mit der Milch und den Mandeln glattrühren. Vor dem Servieren die Ricottacreme über den Obstsalat geben.

tipp für Stufe 3

Wer mag, süßt den Mandelricotta mit 1 Teelöffel (7 Gramm) Akazienhonig.

gemüse statt Brot

Gurken-Käse-Sandwiches

Für 1 Person

- 1 Minisalatgurke (ca. 200 g)
- 100 g Hüttenkäse
- Salz
- 1/4 TL Paprikapulver, edelsüß
- 2 Scheiben Emmentaler (45 %; ca. 40 g)
- Pfeffer aus der Mühle (nach Belieben)

1 Die Salatgurke waschen, schälen und längs halbieren. Mit einem Teelöffel die Kerne aus jeder Hälfte herausheben.
2 Den Hüttenkäse mit Salz und Paprikapulver würzen und mit einem Löffel in die entstandene Vertiefung füllen. Auf jede Gurkenhälfte 1 Scheibe Emmentaler legen und nach Belieben mit Pfeffer aus der Mühle übermahlen.

tipps

Alternative für Fischliebhaber: 50 Gramm klein gewürfelten Räucherlachs unter den Hüttenkäse mischen. Dafür den Emmentaler weglassen.

Tipp für Stufe 3: Dazu schmeckt 1 Scheibe Pumpernickel (40 Gramm).

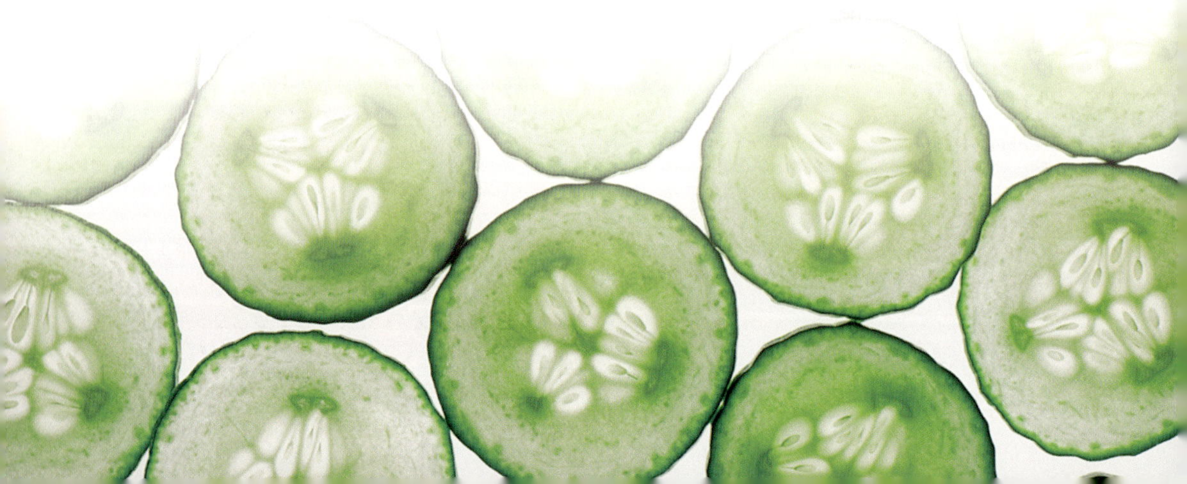

fürs Sonntagsfrühstück

Eier im Glas mit Rucola und Pilzen

Für 1 Person

- 1/4 Bund Rucola
- 150 g Champignons
- 1 TL Olivenöl
- 1 TL Aceto balsamico
- Salz, Pfeffer
- 2 Eier

1 Rucola verlesen, waschen, trockenschütteln und fein hacken. Die Champignons putzen und vierteln. Das Öl in einer Pfanne erhitzen und die Pilze darin bei starker Hitze braten, bis die Flüssigkeit verdampft ist. Mit Balsamico ablöschen, salzen, pfeffern und etwas abkühlen lassen.

2 Inzwischen die Eier in 4 bis 5 Minuten wachsweich kochen, kalt abschrecken, pellen und in ein weites Glas geben. Rucola zu den lauwarmen Pilzen geben und gut durchmischen. Das Pilzgemüse über den Eiern verteilen.

tipp für Stufe 3

1 Scheibe Roggen-Sauerteigbrot (40 Gramm) macht die Eier im Glas zum Luxus-(Kohlenhydrat-)frühstück.

scharf

Guacamole-Süppchen

Für 1 Person

- 1/2 Avocado
- 1 Knoblauchzehe
- 2 EL Limettensaft
- 100 ml Tomatensaft
- Salz, Cayennepfeffer

1 Mit einem Löffel das Fruchtfleisch der Avocado aus der Schale kratzen und in den Mixaufsatz oder eine hohe, schmale Schüssel geben. Knoblauch abziehen, halbieren und mit Limetten- und Tomatensaft zur Avocado geben.

2 Das Ganze im Mixer oder mit dem Pürierstab fein pürieren, mit Salz und Cayennepfeffer pikant abschmecken und in einen Teller gießen.

tipps

- *Wer morgens noch keinen Knoblauch mag, lässt ihn einfach weg.*
- *Tipp für Stufe 3: Genießen Sie 1 Scheibe (40 Gramm) Weizenvollkornbrot zur kalten Suppe.*

sommerlich

Tofu-Pistazien-Creme mit Erdbeerpüree

Für 1 Person

- 100 g TK-Erdbeeren
- 120 g Seidentofu
- 2 EL ungesalzene, gehackte Pistazienkerne
- 3 EL Orangensaft

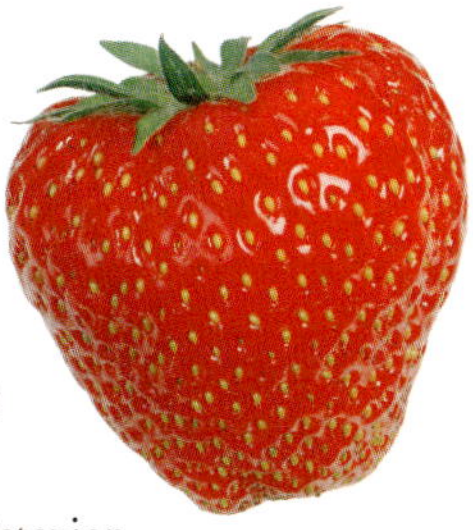

1 Die Erdbeeren antauen lassen, nach Belieben in einem Topf kurz erwärmen. Im Mixer oder mit dem Pürierstab fein pürieren.

2 Den Seidentofu mit den Pistazien und dem Orangensaft glattrühren. Das Erdbeerpüree eiskalt oder warm darübergeben.

tipp für Stufe 3

Rühren Sie das Erdbeerpüree mit der Tofumasse glatt und genießen Sie die Creme als Brotaufstrich zu 1 Scheibe getoastetem Weizenvollkornbrot (40 Gramm). Und löffeln Sie den Rest.

zum Mitnehmen

Apfelstrudelquark

Für 1 Person

- 1 großer Apfel (ca. 150 g)
- 1/4 TL Zimt
- 1 EL Rosinen
- 100 g Magerquark
- 3 EL Sojamilch
- 3 EL gehackte Mandeln

1 Den Apfel waschen, vierteln, schälen und vom Kerngehäuse befreien. Mit 50 Milliliter Wasser und dem Zimt in einen Topf geben und alles bei starker Hitze aufkochen lassen. Die Rosinen dazugeben und das Ganze bei schwacher Hitze ca. 10 Minuten weiterköcheln lassen, bis der Apfel weich ist und von selbst auseinanderfällt. Den Apfel mit einer Gabel zu Mus zerdrücken und abkühlen lassen.

2 Quark und Sojamilch glattrühren. Das kalte Apfelmus und die Mandeln unterheben.

tipps

Das Apfelmus schon am Vorabend zubereiten und über Nacht auskühlen lassen.

Tipp für Stufe 3: 3 Esslöffel (30 Gramm) Vollkornhaferflocken machen den Apfelstrudelquark zum Powermüsli.

leicht säuerlich

Beerenhüttenkäse

Für 1 Person

- 80 g gemischte TK-Beeren
- 1 EL getrocknete Cranberries
- 3 EL Pinienkerne
- 1 Becher Hüttenkäse (200 g)

1 Die Tiefkühlbeeren mit den Cranberries in eine Schüssel geben und über Nacht im Kühlschrank auftauen lassen.

2 Die Pinienkerne in einer Pfanne ohne Fett rösten, bis sie duften. Die Beeren-Cranberry-Mischung unter den Hüttenkäse rühren und mit den Pinienkernen bestreuen.

tipp für Stufe 3

25 g Früchtemüsli peppen den Hüttenkäse mit Luxuskohlenhydraten auf. Alternative: Wer die Beeren lieber etwas süßer mag, gibt noch 1 Teelöffel (7 Gramm) Ahornsirup dazu.

Frühstück aus dem Shaker

würzig

Mandelmilch

Für 1 Person

- 1 EL gemahlene Mandeln
- 200 ml Milch (1,5 %)
- 1 Prise Zimt
- 30 g Eiweißpulver

1 Die Mandeln in einer Pfanne ohne Fett anrösten, bis sie duften. Vom Herd nehmen und etwas abkühlen lassen.

2 Milch, Zimt, Eiweißpulver und die Mandeln nacheinander in ein hohes Glas geben und mit dem Schneebesen oder einer Gabel miteinander verquirlen.

fatburner aus Indien

Limetten-Ingwer-Lassi

Für 1 Person

- Saft und Schale von 1 unbehandelten Limette
- 150 ml Dickmilch
- 1/2 TL frischer geriebener Ingwer
- 30 g Eiweißpulver
- 50 ml Mineralwasser

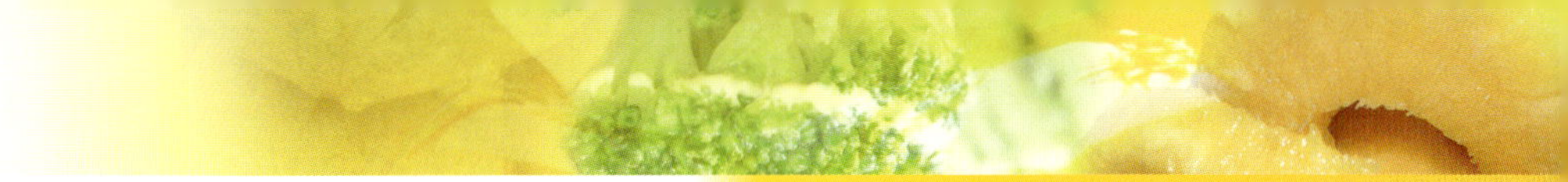

1 Limettensaft und -schale mit Dickmilch, Ingwer und Eiweißpulver in ein hohes Glas geben und mit dem Schneebesen oder einer Gabel gut verquirlen.
2 Mit Mineralwasser aufgießen.

nussig-fruchtig

Himbeer-Erdnuss-Flip

Für 1 Person
- 50 g TK-Himbeeren
- 1 TL ungesüßte Erdnusscreme
- 100 ml Sojamilch
- 30 g Eiweißpulver

1 Die Himbeeren über Nacht im Kühlschrank auftauen lassen. Mit der Erdnusscreme, der Sojamilch und dem Eiweißpulver in den Aufsatz des Mixers oder in eine hohe, schmale Schüssel geben.
2 Alles im Mixer oder mit dem Pürierstab fein pürieren und in ein Glas gießen.

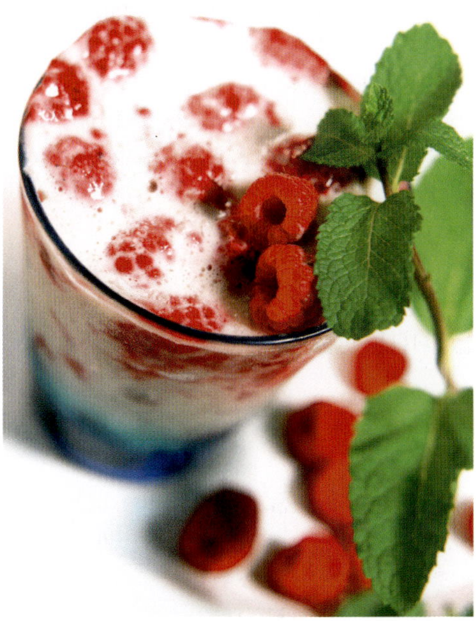

Bunte Salatvariationen

vitaminmix

Bunter Salat mit Thunfisch-Mandel-Creme

Für 1 Person
- 80 g Eichblattsalat
- 8 Cocktailtomaten
- 50 g Zucchini
- 1 kleine Zwiebel
- 2 EL schwarze Oliven
- 140 g Thunfisch im eigenen Saft aus der Dose
- $^1/_2$ Bund frisches Basilikum
- 1 EL ganze Mandeln
- 1 EL Olivenöl
- Salz, Pfeffer

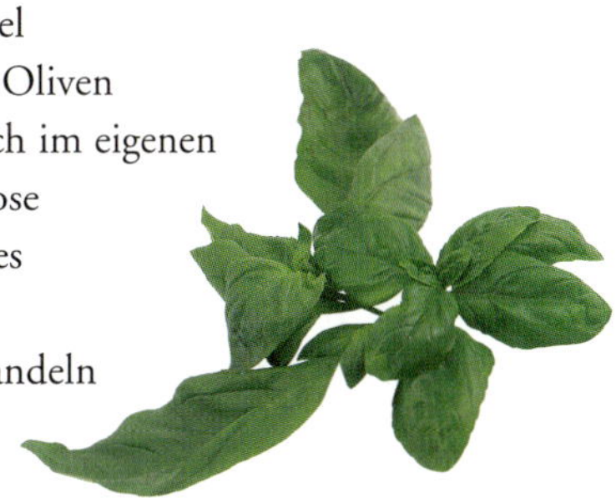

1 Den Blattsalat putzen, waschen und gut abtropfen lassen. Cocktailtomaten waschen und vierteln. Zucchini waschen, längs halbieren und in dünne Scheiben schneiden. Zwiebel abziehen, halbieren und in feine Halbringe schneiden. Das vorbereitete Gemüse mit den Oliven in einer Salatschüssel mischen.
2 Den Thunfisch abtropfen lassen, in eine schmale, hohe Schüssel geben und mit einer Gabel etwas zerpflücken. Basilikum waschen und trockenschütteln. Die Blättchen abzupfen und mit Mandeln und Olivenöl zum Thunfisch geben. Alles mit dem Pürierstab nicht zu fein pürieren, mit Salz und Pfeffer abschmecken und unter das vorbereitete Gemüse mischen.

tipp für Stufe 3

Den Salat mit 1 Scheibe Buchweizen-Vollkornbrot (40 Gramm) genießen.

top-Eiweißquelle

Knoblauch-Garnelen-Spieße auf Pilzsalat

Für 1 Person

- 150 g Champignons
- 4 getrocknete Tomaten in Öl
- 1/2 Bund Petersilie
- 1/2 Bund frischer Koriander
- 2 EL Zitronensaft
- 1 1/2 EL Olivenöl
- Salz, Pfeffer
- 12 geschälte Riesengarnelen

Außerdem:

- 2 lange Holzspieße

1 Die Pilze putzen, in sehr dünne Scheiben schneiden und in eine Schüssel geben. Die getrockneten Tomaten in einem Sieb gut abtropfen lassen, in feine Streifen schneiden und zu den Pilzen geben.

2 Die Kräuter waschen, trockenschütteln. Die Blättchen abzupfen und fein hacken, mit Zitronensaft und 1 Esslöffel Olivenöl verrühren und mit Salz und Pfeffer abschmecken. Die Kräutermarinade mit den Pilzen und den getrockneten Tomaten vermischen und etwa 15 Minuten durchziehen lassen.

3 Inzwischen die Garnelen kalt abspülen, trockentupfen. Je 6 Stück hintereinander auf einen Holzspieß stecken, salzen und pfeffern. Das restliche Olivenöl in einer Pfanne erhitzen und die Garnelenspieße im heißen Öl bei mittlerer Hitze von jeder Seite 2 Minuten braten. Die Spieße mit dem Salat auf einem Teller anrichten.

tipp für Stufe 3

Wer möchte, kann zum Salat 1 Scheibe Buchweizen-Vollkornbrot (40 Gramm) essen.

klassiker mal anders

Apfel-Matjes-Salat

Für 1 Person

- 1 kleiner Apfel
- 120 g Matjesfilet
- 1/2 Stange Lauch
- 1/2 kleiner Radicchio
- 2 EL geriebener Emmentaler
- 150 g Joghurt (1,5 %)
- 1 TL mittelscharfer Senf
- Salz, Pfeffer

1 Den Apfel waschen, vierteln, vom Kerngehäuse befreien und fein würfeln. Den Matjes in mundgerechte Stücke schneiden. Den Lauch waschen, putzen, längs halbieren und in dünne Halbringe schneiden. Radicchio längs halbieren, ebenfalls in feine Streifen schneiden, waschen und abtropfen lassen.

2 Apfel, Matjes, Lauch und Radicchio in einer Schüssel mit dem Emmentaler mischen. Joghurt und Senf miteinander verrühren, mit Salz und Pfeffer abschmecken und unter das Gemüse heben.

tipps

Statt mittelscharfem Senf kann man auch süßen Senf unter das Dressing rühren.

Tipp für Stufe 3: Zum Salat passt 1 Scheibe würziges Roggen-Sauerteigbrot (40 Gramm).

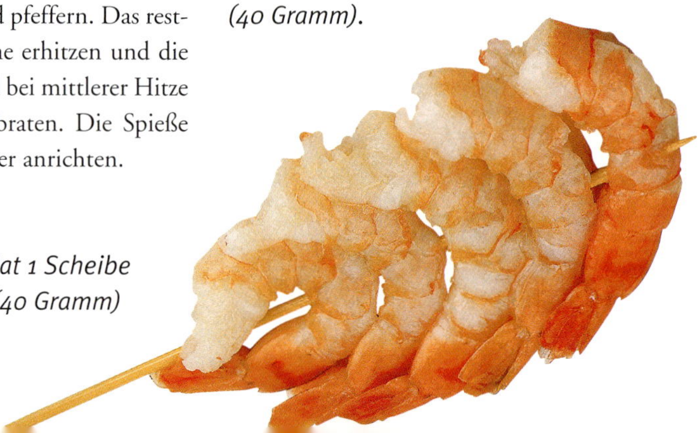

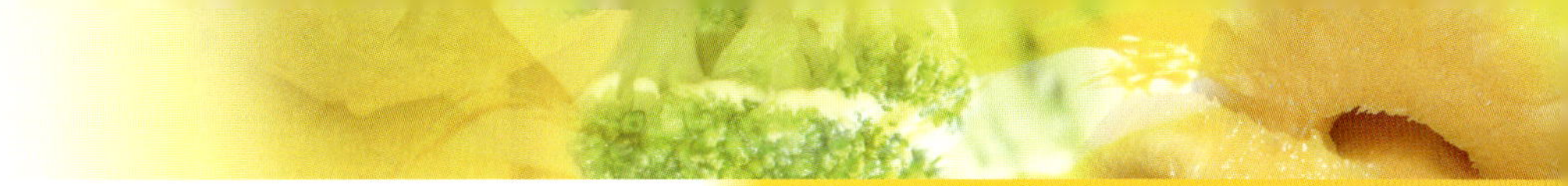

griechisch

Gegrillte Artischockenherzen mit Tsatsiki

Für 1 Person

- 250 g Artischockenherzen, tiefgekühlt oder eingelegt im Glas
- 1 1/2 EL Olivenöl
- Saft und Schale von 1 unbehandelten Zitrone
- Salz, Pfeffer
- 50 g Gurke
- 1 Knoblauchzehe
- 200 g Magerquark
- 3 EL Milch (1,5 %)

1 Gefrorene Artischockenherzen über Nacht im Kühlschrank auftauen, eingelegte in einem Sieb gut abtropfen lassen. Den Backofengrill auf 220 °C vorheizen. Artischocken in einer feuerfesten Form mit 1 Esslöffel Olivenöl, Zitronensaft und -schale vermischen, salzen und pfeffern. Im heißen Ofen etwa 20 Minuten lang grillen.

2 Inzwischen die Gurke schälen, halbieren, mit einem Löffel die Kerne herauskratzen und das Fruchtfleisch danach fein raspeln. Mit etwas Salz bestreuen und 5 Minuten Wasser ziehen lassen. Knoblauch abziehen und durch die Presse drücken. Quark, Milch, Knoblauch und restliches Olivenöl miteinander glattrühren. Die Gurkenraspel mit der Hand oder in der Kartoffelpresse kräftig ausdrücken unter die Quarkmasse heben. Tsatsiki mit Salz und Pfeffer abschmecken und mit den gegrillten Artischockenherzen auf einem Teller anrichten.

tipp für Stufe 3

Die Luxusmenge Kohlenhydrate könnten 2 kleine Pell- oder Salzkartöffelchen (80 Gramm) sein.

crossover

Fenchelsalat mit Leber und Apfel

Für 1 Person

- 1/2 Fenchelknolle
- 1 kleiner Apfel
- 1 dünne Scheibe Biokalbsleber (ca. 125 g)
- 1/2 EL Albaöl
- Salz, Pfeffer
- 1 EL Sesamsamen
- 1 TL Curry
- 1 EL Aceto balsamico bianco
- 1 TL Rapsöl

1 Den Fenchel waschen, putzen, längs halbieren und in feine Streifen schneiden. Den Apfel waschen, vierteln, vom Kerngehäuse befreien und in dünne Spalten schneiden.

2 Die Leber kalt abspülen und trockentupfen. Das Albaöl in einer Pfanne erhitzen, die Leber darin bei mittlerer Hitze von jeder Seite 2 Minuten anbraten, herausnehmen, salzen, pfeffern und warmstellen. Die Apfelspalten mit dem Sesam in die Pfanne geben, mit Curry bestäuben und 3 Minuten braten.

3 Den Balsamico mit dem Rapsöl verrühren, mit Salz und Pfeffer würzen und unter den Fenchel mischen. Den Fenchelsalat mit der gebratenen Leber und den Apfelscheiben auf einem Teller anrichten.

tipp für Stufe 3

Zu dem Salat schmeckt 1 Scheibe Buchweizen-Vollkornbrot (40 Gramm) sehr gut.

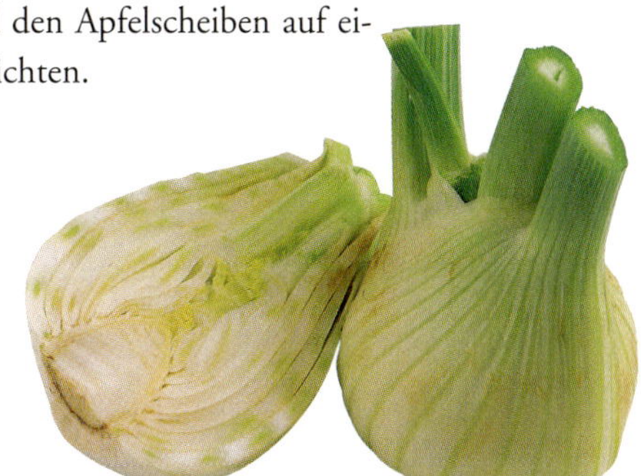

omega-3-Quelle

Lachsfilet mit Spinatkruste

Für 1 Person

- 50 g TK-Blattspinat
- 125 g Lachsfilet
- 2 EL Zitronensaft
- Salz, Pfeffer
- 1 Eiweiß
- 2 EL geriebener Parmesan
- 2 Strauchtomaten
- 1 EL Olivenöl

1 Den Spinat über Nacht im Kühlschrank auftauen lassen. Den Backofen auf 200 °C vorheizen. Den Lachs kalt abspülen. Mit dem Zitronensaft beträufeln, mit Salz und Pfeffer würzen und in eine feuerfeste Form legen.

2 Das Eiweiß mit 1 Prise Salz sehr steif schlagen. Den Spinat gut ausdrücken und mit dem Parmesan vorsichtig unterheben. Die Masse mit Salz und Pfeffer abschmecken. Dann auf dem Lachsfilet verteilen und glattstreichen.

3 Die Tomaten waschen, halbieren, Stielansatz entfernen und die Tomatenhälften neben den Fisch in die Form legen. Kräftig salzen, mit Pfeffer aus der Mühle übermahlen und mit dem Olivenöl beträufeln. Den Fisch mit den Tomaten auf der mittleren Schiene in den heißen Ofen schieben und 15 Minuten garen, bis die Kruste goldbraun ist.

tipps

- *Im Winter 150 Gramm Brokkoli in 1 Esslöffel Albaöl dünsten, salzen, pfeffern und mit 1 Esslöffel Mandelstifte bestreut statt der gegrillten Tomaten zum Fisch servieren.*
- *Tipp für Stufe 3: 1 Scheibe Weizenvollkornbrot (40 Gramm) oder 2 kleine Salzkartöffelchen (80 Gramm) dazu genießen.*

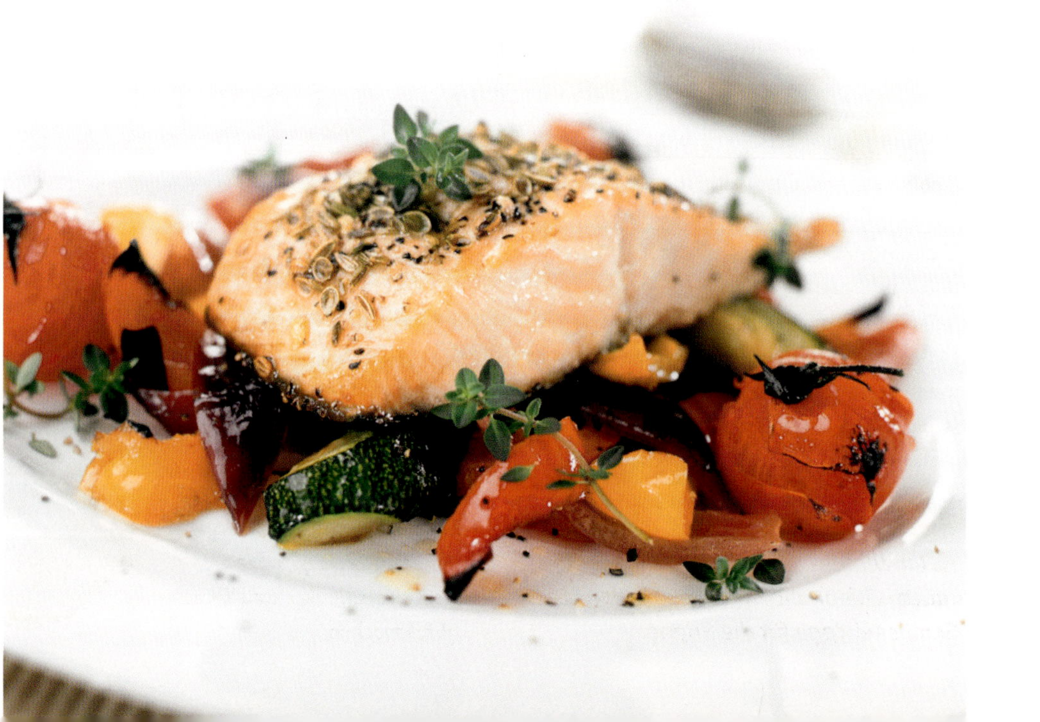

würzig

Thaisuppe

Für 1 Person

- 100 g geschälte Garnelen
- 100 g Aubergine
- 100 g Mangold, ersatzweise aufgetauter TK-Spinat
- 50 g Austernpilze
- 1 Stück frischer Ingwer (ca. 1 cm)
- 1 Knoblauchzehe
- 1 EL Erdnussöl
- 1 EL grüne Currypaste
- 50 g ungesüßte Kokosmilch
- Saft und Schale von 1 unbehandelten Limette
- 1 EL Fischsauce
- Salz, Pfeffer
- 3 EL frischer gehackter Koriander

1 Die Garnelen kalt abspülen und in einem Sieb gut abtropfen lassen. Aubergine und Mangold waschen, putzen und in mundgerechte Stücke schneiden. Pilze putzen und in Streifen schneiden. Ingwer und Knoblauch schälen bzw. abziehen und fein hacken.

2 In einem Topf das Öl erhitzen. Ingwer, Knoblauch und Currypaste darin 2 Minuten bei starker Hitze anbraten. Dann das vorbereitete Gemüse und die Garnelen zugeben und 5 Minuten mitbraten.

3 Die Kokosmilch und 400 Milliliter Wasser angießen und die Suppe bei schwacher Hitze 15 Minuten köcheln lassen. Mit Limettensaft und -schale, Fischsauce, Salz und Pfeffer abschmecken und mit Koriandergrün bestreut servieren.

tipps

Im Winter eignen sich auch Fenchel, Lauch, Chinakohl und Shiitakepilze als Gemüseeinlage für die Suppe.

Tipp für Stufe 3: 2 Minuten vor Ende der Garzeit 40 Gramm Glasbandnudeln aus Mungobohnen in die Suppe geben und gar ziehen lassen.

geht auch ohne Pasta

Seelachslasagne

Für 1 Person

- 5 Wirsingblätter
- Salz
- 1 Stange Lauch
- 200 g Seelachsfilet in 3 sehr dünnen Scheiben
- Pfeffer
- 1 EL Albaöl
- 100 ml Instantgemüsebrühe
- 2 EL Crème légère
- 30 g Gorgonzola

Außerdem:

- Öl für die Form

1 Wirsing waschen, die dicken Blattrippen flach abschneiden und den Kohl in kochendem Salzwasser 3 Minuten blanchieren. Mit der Schöpfkelle herausheben und kalt abschrecken.

2 Den Lauch längs halbieren, in etwa ½ Zentimeter dicke Halbringe schneiden, waschen und gut abtropfen lassen.
Den Seelachs kalt abspülen, trockentupfen und auf beiden Seiten mit Salz und Pfeffer würzen. Das Öl in einer Pfanne erhitzen und den Lauch darin 5 Minuten dünsten. Gemüsebrühe und Crème légère dazugeben und mit Salz und Pfeffer abschmecken.

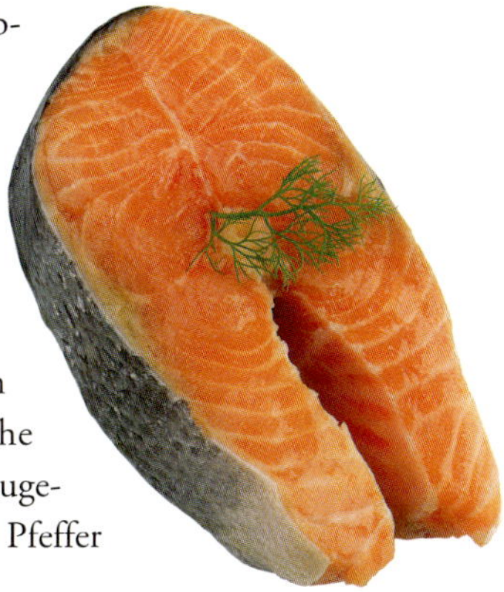

3 Den Backofen auf 175 °C vorheizen. Eine feuerfeste Form (etwa 15 x 20 Zentimeter) mit Öl auspinseln, mit 2 Wirsingblättern auslegen und 1/3 des Fischs und 1/4 des Lauchgemüses darauf verteilen. Dann 1 Wirsingblatt darauflegen und so alle Zutaten einschichten. Auf dem letzten Wirsingblatt das letzte Viertel des Lauchgemüses verteilen. Den Gorgonzola in kleine Würfel schneiden und auf der Lasagne verteilen. Den Auflauf im heißen Ofen auf der mittleren Schiene etwa 20 Minuten garen, bis der Käse geschmolzen und goldbraun ist.

tipp für Stufe 3

Als Luxuskohlenhydratbeilage 2 Pellkartöffelchen (80 Gramm) zur Lasagne reichen.

gut vorzubereiten

Chili con Tonno

Für 1 Person

- 1 Schalotte
- 1 Knoblauchzehe
- 1 gelbe Paprikaschote
- 1 kleiner Zucchino (etwa 120 g)
- 1 EL Olivenöl
- 1 Dose Thunfisch im eigenen Saft (Abtropfgewicht 140 g)
- 1 kleine Dose Tomaten (Abtropfgewicht 240 g)
- Salz, Cayennepfeffer
- 1 TL Paprikapulver, edelsüß

1 Schalotte und Knoblauch abziehen und fein hacken. Paprikaschote waschen, halbieren, vom Kerngehäuse befreien und in etwa 1 x 1 Zentimeter große Würfel schneiden. Den Zucchino waschen, putzen, längs halbieren und in etwa 1/2 Zentimeter dicke Scheibe schneiden.

2 Das Olivenöl in einem weiten Topf erhitzen. Schalotten und Knoblauch darin 2 Minuten glasig dünsten, dann Paprika und Zucchino zufügen und weitere 5 Minuten mitbraten. Den Thunfisch abtropfen lassen, mit einer Gabel zerpflücken und mit den Dosentomaten unter das Gemüse mischen. Das Ganze 10 Minuten bei geringer Hitze köcheln lassen. Mit Salz, Cayennepfeffer und Paprikapulver scharf abschmecken.

tipp für Stufe 3

Geben Sie in das Chili zusammen mit Thunfisch und Tomaten 125 Gramm abgetropfte Kidneybohnen aus der Dose.

FLEISCH, GEFLÜGEL UND WILD

auch für Gäste

Hähnchen-Saltimbocca auf lauwarmem Ratatouillesalat

Für 1 Person

- 1 kleine Zwiebel
- 1 Aubergine
- 1 gelbe Paprikaschote
- 2 Tomaten
- 1 Zweig Rosmarin
- 1 EL Olivenöl
- 125 ml Gemüsebrühe oder trockener Rotwein
- Salz, Pfeffer
- 2 EL Aceto balsamico
- 2 sehr dünne Scheiben Hähnchenbrustfilet (ca. 150 g)
- 2 Scheiben Serranoschinken
- 2 Salbeiblätter

Außerdem:

- 2 Zahnstocher

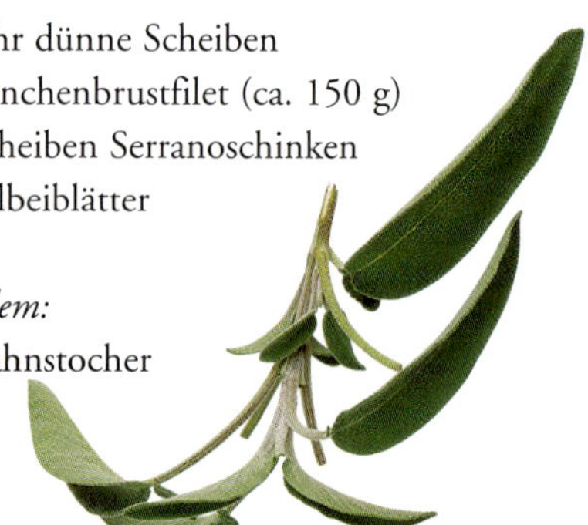

1 Die Zwiebel abziehen und fein würfeln. Aubergine, Paprikaschote und Tomaten waschen, putzen und in mundgerechte Stücke schneiden. Den Rosmarin waschen, abtrocknen, dann die Nadeln abzupfen und fein hacken.
2 In einem Topf 1/2 Esslöffel Olivenöl erhitzen. Zwiebeln darin 2 Minuten bei mittlerer Hitze anbraten, dann das restliche vorbereitete Gemüse dazugeben und 5 Minuten andünsten. Gemüsebrühe oder Wein angießen, den Rosmarin hinzufügen und alles bei schwacher Hitze 15 Minute köcheln lassen. Die Ratatouille mit Salz, Pfeffer und Aceto balsamico abschmecken und etwas abkühlen lassen.
3 Inzwischen die Hähnchenbrust kalt abspülen, trockentupfen und mit dem Fleischklopfer ganz flach klopfen. Von beiden Seiten salzen und pfeffern. Auf jedes Fleischstück 1 Scheibe Serranoschinken und 1 Salbeiblatt legen und mit einem Zahnstocher feststecken.
4 Das restliche Olivenöl in einer Pfanne erhitzen. Die Hähnchenschnitzel mit der Salbeiseite zuerst hineinlegen und von jeder Seite 2 Minuten braten. Mit dem lauwarmen Ratatouillesalat auf einem Teller anrichten.

tipps

Von der Ratatouille ruhig die vierfache Menge machen und portionsweise einfrieren. Oder das ganze Rezept vervielfachen und Gäste einladen.

Tipp für Stufe 3: 25 Gramm (Rohgewicht) Naturreis passen sehr gut zum Saltimbocca.

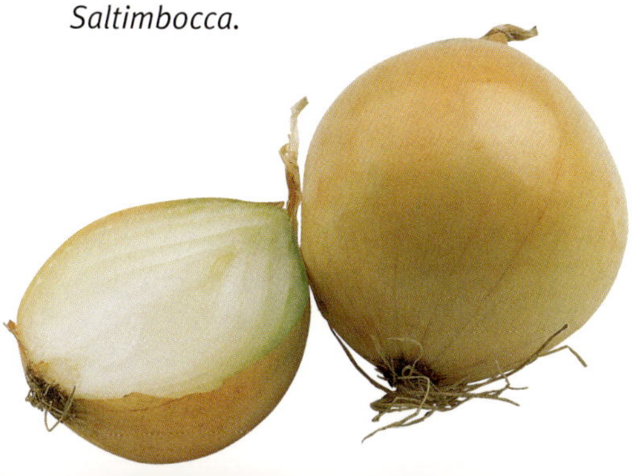

fürs Büro

Orientalische Kalbspfanne

Für 1 Person

- 1 Stück frischer Ingwer (ca. 1 cm)
- 1 Zwiebel
- 2 getrocknete Aprikosen
- 150 g Kalbsfilet
- 1 kleine Dose Tomaten (Abtropfgewicht 240 g)
- 1 TL Olivenöl
- 1 EL Cashewkerne
- Salz, Cayennepfeffer
- 1 TL Kreuzkümmel
- 1 TL Kurkuma
- 1/4 TL Zimt

1 Ingwer und Zwiebel schälen bzw. abziehen, den Ingwer fein hacken, die Zwiebel halbieren und in dünne Halbringe schneiden. Die getrockneten Aprikosen in dünne Streifen schneiden. Das Kalbsfilet kalt abspülen, trockentupfen und in etwa 1 Zentimeter breite Streifen schneiden. Die Tomaten in einem Sieb gut abtropfen lassen.
2 Das Öl in einer weiten, beschichteten Pfanne erhitzen, das Fleisch darin bei starker Hitze 4 Minuten scharf anbraten. Zwiebeln und Ingwer dazugeben und 2 Minuten bei mittlerer Hitze mitbraten. Tomaten und Aprikosen untermischen und 5 Minuten leise köcheln lassen. Zum Schluss die Cashewkerne – nach Belieben vorher ohne Fett anrösten – unterheben. Mit Salz, Cayennepfeffer, Kreuzkümmel, Kurkuma und Zimt pikant abschmecken.

tipp für Stufe 3

Mit den Tomaten und den Aprikosen noch 125 Gramm Kichererbsen aus der Dose zum Fleisch geben.

braucht etwas Zeit

Putenbrust mit Rahmkraut

Für 1 Person

- 1 Schalotte
- 250 g Sauerkraut
- 1 EL Albaöl
- 1/2 TL Kümmel
- 2 Wacholderbeeren
- 60 ml Gemüsebrühe oder Weißwein
- Salz, Pfeffer
- 150 g Putenbrust
- 2 EL Crème légère

1 Die Schalotte abziehen und fein hacken. Das Sauerkraut abtropfen lassen und mit einer Gabel zerpflücken.

2 1/2 Esslöffel Öl in einem Topf erhitzen und die Schalotten darin bei mittlerer Hitze glasig dünsten. Dann das Sauerkraut hinzufügen und kurz mitbraten. Kümmel und Wacholderbeeren zugeben, die Gemüsebrühe oder den Weißwein angießen und mit Salz und Pfeffer würzen.

3 Das Sauerkraut zugedeckt bei milder Hitze in etwa 1 Stunde weich dünsten. Dabei immer wieder umrühren und gegebenenfalls noch etwas Wasser angießen, damit das Kraut nicht anbrennt.

4 Inzwischen die Putenbrust kalt abspülen, trockentupfen und mit Salz und Pfeffer würzen. In einer Pfanne das restliche Öl erhitzen und die Putenbrust darin von jeder Seite 3 Minuten anbraten. Aus der Pfanne nehmen, zum Kraut geben und etwa 20 Minuten darin ziehen lassen, bis das Sauerkraut weich ist. Das Fleisch auf einem Teller anrichten, Crème légère unter das Kraut rühren, nochmals mit Salz und Pfeffer abschmecken und zum Fleisch servieren.

tipp für Stufe 3

1 Scheibe Roggen-Sauerteigbrot (40 Gramm) oder 2 Salzkartöffelchen (80 Gramm) eignen sich als Luxuskohlenhydratbeilage.

edel

Lammfilet mit Chicoréegratin

Für 1 Person

- 2 kleine Chicoréekolben (ca. 200 g)
- Salz
- 50 g Schmand
- 50 ml Milch (1,5 %)
- 1 Ei
- Pfeffer
- 30 g Gorgonzola
- 30 g gehackte Walnüsse
- 150 g Lammfilet
- 1 TL Olivenöl

1 Chicorée waschen, putzen und längs vierteln. In 1 Liter kochendem Salzwasser 5 Minuten sprudelnd kochen lassen, mit einer Schaumkelle herausnehmen und abtropfen lassen.

2 Den Backofen auf 220 °C vorheizen. Den Schmand mit der Milch und dem Ei verrühren und mit Salz und Pfeffer abschmecken. Die Chicoréeviertel in die Form legen, den Eierschmand darüber verteilen. Den Gorgonzola würfeln und zusammen mit den Walnüssen darüberstreuen. Auf der mittleren Schiene in den heißen Ofen schieben und etwa 20 bis 25 Minuten garen, bis die Käsekruste goldbraun ist.

3 Inzwischen das Lammfilet in etwa 2 Zentimeter dicke Scheiben schneiden. Von beiden Seiten salzen und pfeffern. Das Öl in einer Pfanne erhitzen und die Lammfilets darin bei starker Hitze von jeder Seite etwa 2 Minuten

scharf anbraten. Aus der Pfanne nehmen und in Alufolie gewickelt warmstellen, bis das Gratin fertig ist.

tipps

Wer das Gericht besonders edel abwandeln möchte, gibt noch 1 Teelöffel Lavendelblüten in die Eiermasse des Chicoréegratins.

Tipp für Stufe 3: Als Luxuskohlenhydratbeilage passen entweder 2 kleine Salzkartöffelchen (80 Gramm) oder 1 Scheibe Mehrkorn-Vollkornschrotbrot (40 Gramm) sehr gut.

zum Mitnehmen

Reh-Rosenkohl-Pfanne

Für 1 Person

- 300 g TK-Rosenkohl
- Salz
- 1 kleine Zwiebel
- 150 g Rehmedaillons
- 1 EL Albaöl
- 1 EL Sojasahne
- 1 TL scharfer Senf
- Pfeffer

1. Den Rosenkohl über Nacht im Kühlschrank auftauen lassen. Am nächsten Tag in 1 Liter kochendem Salzwasser 2 Minuten blanchieren, dann in eiskaltem Wasser abschrecken. Die Zwiebel abziehen und fein würfeln. Das Rehfleisch kalt abspülen, trockentupfen und in feine Streifen schneiden.
2. Das Öl in einer Pfanne erhitzen. Zwiebelwürfel darin bei starker Hitze 2 Minuten anbraten. Das Fleisch hinzufügen und 5 Minuten scharf anbraten. Den Rosenkohl dazugeben und bei mittlerer Hitze 5 Minuten zugedeckt mitdünsten. Dann die Sojasahne und den Senf unterrühren und alles mit Salz und Pfeffer abschmecken.

tipps

Kurz vor dem Servieren noch 2 Esslöffel gehackte Cashewkerne über die Rehpfanne streuen.

Tipp für Stufe 3: Als Luxuskohlenhydratbeilage passen 1 Scheibe Buchweizen-Vollkornbrot oder 40 Gramm (Rohgewicht) Sojanudeln.

VEGETARISCHES

asiatisch

Gebratener Tofu mit Wokgemüse

Für 1 Person

- 200 g TK-Wokgemüse
- 150 g Tofu
- 1 TL rote Currypaste
- 2 TL Erdnussöl
- 1 Stück Ingwer (ca. 1 cm)
- 1 Knoblauchzehe
- 1/2 rote Chilischote
- 1/2 Bund frischer Koriander
- 1 EL Sojasauce
- Salz, Pfeffer
- 1 EL ungesalzene Erdnüsse

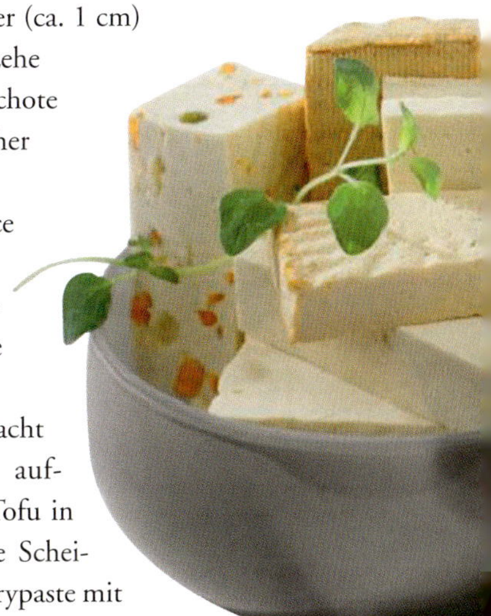

1. Gemüse über Nacht im Kühlschrank auftauen lassen. Den Tofu in 1 Zentimeter breite Scheiben schneiden. Currypaste mit 1 Teelöffel Erdnussöl glattrühren und den Tofu rundum damit bestreichen. Ingwer und Knoblauch schälen bzw. abziehen und fein hacken. Die Chilischote waschen, nach Belieben entkernen und ebenfalls so klein wie

möglich hacken. Den Koriander waschen, trockenschütteln, die Blättchen abzupfen und fein hacken.

2 Das restliche Öl in einer weiten Pfanne oder im Wok erhitzen und den Tofu darin von allen Seiten bei starker Hitze knusprig braun braten. Herausnehmen und warmstellen. Ingwer, Knoblauch und Chilischote in die heiße Pfanne geben, bei mittlerer Hitze kurz anbraten, dann das aufgetaute Wokgemüse dazugeben und unter Rühren 5 Minuten braten.

3 Das Gemüse mit Sojasauce, Salz und Pfeffer abschmecken. Den Tofu mit dem Gemüse auf einem Teller anrichten, mit Erdnüssen und Koriander bestreut servieren.

tipp für Stufe 3

40 Gramm (Rohgewicht) Thaibandnudeln oder 25 Gramm (Rohgewicht) Naturreis machen sich gut als Kohlenhydratbeilage.

ratzfatz fertig

Bergkäseomelett

Für 1 Person

- 50 g Eichblattsalat
- 1 mittelgroße Möhre
- 1 EL Apfelessig
- 1 EL Apfelsaft
- 1 TL Rapsöl
- Salz, Pfeffer
- 1 EL geröstete Sonnenblumenkerne
- 2 Eier
- 2 EL Milch (1,5 %)
- 1 TL Albaöl
- 1 EL geriebener Bergkäse
- 1 EL Kresse

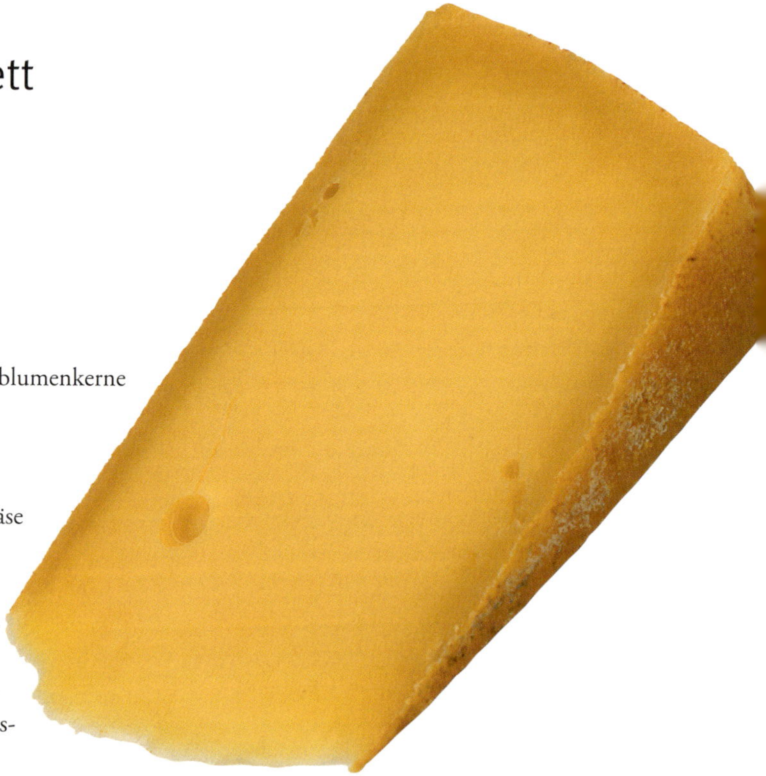

1 Salat waschen, putzen und in mundgerechte Stücke teilen. Die Möhre waschen, schälen und fein raspeln. Essig, Saft und Rapsöl miteinander verrühren und mit Salz und Pfeffer abschmecken. Den Blattsalat mit Möhrenraspeln und Dressing mischen und mit den Sonnenblumenkernen bestreuen.

2 Die Eier mit der Milch verquirlen. Mit Salz und Pfeffer würzen. Albaöl in einer kleinen beschichteten Pfanne erhitzen. Die Eiermasse in die Pfanne gießen und bei kleiner Hitze stocken lassen. Nach etwa 3 Minuten den Bergkäse darüberstreuen, das Omelett mit einem Pfannenwender zusammenklappen, sodass der Käse als Füllung in der Eiertasche liegt. Nochmals von jeder Seite je 1 Minute braten. Das fertige Omelett auf einem Teller anrichten, mit der Kresse bestreut zum Salat servieren.

tipp für Stufe 3

Als Kohlenhydratbeilage passt 1 Scheibe Haferkleiebrot (40 Gramm).

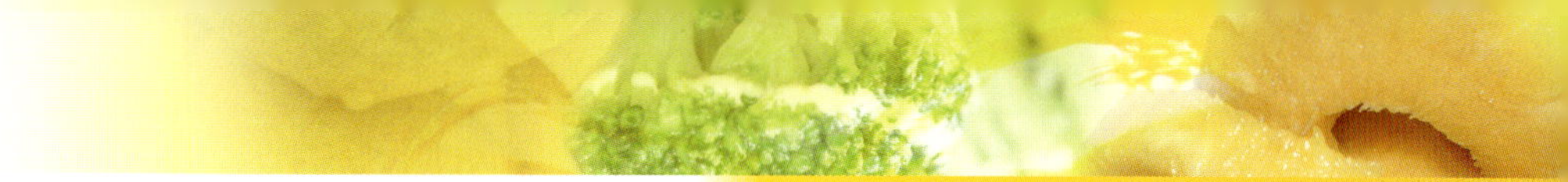

fleischlos glücklich

Soja-Moussaka

Für 1 Person

- 150 ml Instantgemüsebrühe
- Salz, Pfeffer
- 25 g feine Sojaschnetzel
- 1 große Aubergine
- 1 EL + 1 TL Olivenöl
- 1 kleine Zwiebel
- 1 kleine Dose Tomaten (Abtropfgewicht 240 g)
- 1 Messerspitze Zimt
- 1/4 TL getrockneter Oregano
- 3 EL geriebener Gruyère

Außerdem:

- Öl für die Form

1 Die Brühe mit Salz und Pfeffer kräftig abschmecken. 100 Milliliter abnehmen und die Sojaschnetzel darin etwa 10 Minuten einweichen. Inzwischen die Aubergine waschen, vom Stielansatz befreien und quer in etwa 1 Zentimeter dicke Scheiben schneiden. 1 Esslöffel Öl in einer weiten, beschichteten Pfanne erhitzen und die Auberginenscheiben darin von jeder Seite ca. 3 Minuten anbraten. Auf einem Küchenkrepp abtropfen lassen.

2 Den Backofen auf 200 °C vorheizen. Die Zwiebel abziehen und fein würfeln. Das restliche Öl in der Pfanne erhitzen. Die Zwiebeln bei mittlerer Hitze darin glasig braten. Die Sojaschnetzel dazugeben und kräftig anbraten. Mit der restlichen Gemüsebrühe ablöschen. Die Dosentomaten samt Flüssigkeit zugeben und mit einer Gabel zerdrücken. Die Bolognesesauce mit Zimt, Oregano, Salz und Pfeffer würzen und 5 Minuten offen köcheln lassen.

3 Eine kleine Auflaufform mit Öl auspinseln. Mit 1/3 der Auberginenscheiben den Boden der Form bedecken, salzen und pfeffern. 1/3 der Bolognesesauce darauf verteilen. Auberginenscheiben und Sauce noch 2-mal übereinander schichten. Die Moussaka mit Käse bestreuen und im heißen Ofen auf der mittleren Schiene 25 bis 30 Minuten garen, bis der Käse geschmolzen und leicht gebräunt ist.

tipp für Stufe 3

In eine klassische Moussaka gehören gekochte Kartoffelscheiben. Wer möchte, kann die Hälfte der Auberginen durch 2 kleine, in Scheiben geschnittene Pellkartöffelchen (80 Gramm) austauschen.

sommerlich

Gegrillter Schafskäse

Für 1 Person

- 3 Tomaten
- 1 kleine Zwiebel
- 1 EL Olivenöl
- 2 grüne eingelegte Peperoni
- 8 schwarze Oliven mit Stein
- Salz, Pfeffer
- 100 g Schafskäse
- 1 TL getrockneter Thymian

1 Den Backofengrill auf 220 °C vorheizen. Die Tomaten waschen, halbieren, vom Stielansatz befreien und jede Hälfte nochmals vierteln. Die Zwiebel abziehen, halbieren und in dünne Halbringe schneiden.

2 Eine feuerfeste Form mit etwas Olivenöl auspinseln. Tomaten, Zwiebeln, Peperoni und Oliven in die Form legen. Salzen und pfeffern. Den Schafskäse in etwa 1 Zentimeter dicke Scheiben schneiden und auf dem Gemüse verteilen. Mit Thymian bestreuen, mit dem restlichen Olivenöl beträufeln und im heißen Ofen ca. 15 Minuten grillen, bis der Schafskäse gebräunt ist.

tipps

Auch Zucchini und Paprikaschoten machen sich gut als Unterlage für den Schafskäse.

Tipp für Stufe 3: Als Luxuskohlenhydrate 1 Scheibe Weizenvollkornbrot (40 Gramm) oder 2 kleine Salzkartoffeln (80 Gramm) dazu genießen.

suppe satt

Minestrone mit Pesto

Für 1 Person

- 1 kleine Zwiebel
- 100 g Kohlrabi
- 1 Stange Staudensellerie
- 1 kleiner Zucchino
- 2 Tomaten
- 1 EL Olivenöl
- 1/2 l Instantgemüsebrühe
- 1 TL Pesto rosso aus dem Glas
- Salz, Pfeffer
- 1 TL geriebener Parmesan

1. Zwiebel abziehen und fein hacken. Kohlrabi und Sellerie waschen, putzen, bei Bedarf schälen und klein würfeln. Zucchino waschen, putzen, längs vierteln und in dünne Scheiben schneiden. Tomaten waschen, halbieren, vom Stielansatz befreien und klein würfeln.
2. Das Olivenöl in einem hohen Topf erhitzen. Das Gemüse darin bei mittlerer Hitze ca. 5 Minuten anbraten. Die Gemüsebrühe angießen und die Suppe zugedeckt ca. 15 Minuten köcheln lassen. Pesto unterrühren, mit Salz und Pfeffer abschmecken. Mit Parmesan bestreut servieren.

tipps

Die Gemüsesuppe ist absolut vorratstauglich – also gleich die vierfache Menge zubereiten und portionsweise einfrieren.

Tipp für Stufe 3: nur 1/2 Zucchino verwenden und zusätzlich 125 Gramm weiße Bohnen aus der Dose mitkochen. 5 Minuten vor Ende der Garzeit die Suppe nochmals aufkochen und 25 Gramm (Rohgewicht) kleine Nudeln darin garen.

SÜSSE FREUDEN

für den Vorrat

Getrocknete Apfelringe

Für 1 Vorratsdose

- 1 kg Äpfel (z. B. Berlepsch)
- 3 EL Zitronensaft

1. Die Äpfel schälen, Kerngehäuse ausstechen, das Fruchtfleisch in etwa 1 Zentimeter dicke Scheiben schneiden und mit dem Zitronensaft in einer Schüssel mischen.
2. Den Backofen auf 50 °C vorheizen. Die Apfelringe auf den Bratrost legen und bei leicht geöffneter Backofentür (am besten einen Kochlöffelstiel zwischen Ofen und Tür klemmen) etwa 8 Stunden lang trocknen lassen.
3. Dann die Temperatur auf 75 °C erhöhen und die Apfelringe nochmals einige Stunden trocknen lassen, bis das Dörrobst zwar trocken, aber noch ein bisschen elastisch ist. Die Apfelringe aus dem Ofen nehmen, abkühlen lassen und in einer Blechdose aufbewahren.

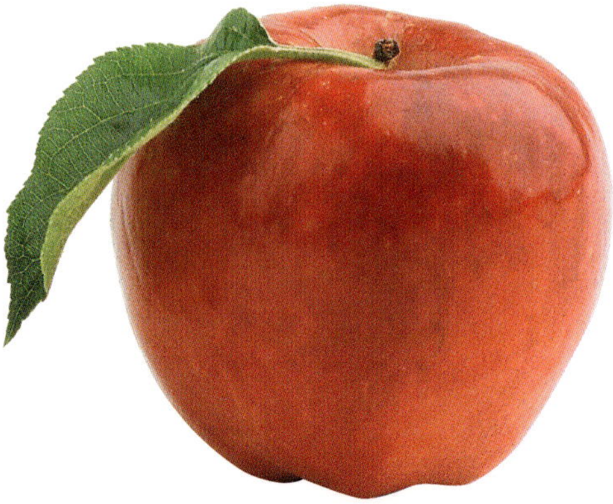

herrlich heiß

Bratapfel mit Nuss-Backpflaumen-Füllung

Für 1 Person

- 1 säuerlicher Apfel (z. B. Boskop)
- 2 Backpflaumen
- 1 EL Crème légère
- 3 EL gemahlene Haselnüsse
- 1 Prise Zimt
- 100 ml naturtrüber Apfelsaft
- 1 TL Albaöl

1 Den Backofen auf 200 °C vorheizen. Den Apfel waschen, halbieren und mit einem scharfen Messer vorsichtig das Kerngehäuse herausschneiden, sodass in jeder Apfelhälfte ein Loch entsteht.

2 Die Backpflaumen fein würfeln und mit Crème légère, Nüssen und Zimt zu einer glatten Masse verrühren. Die Nussmasse in die ausgehöhlten Apfelhälften füllen. Die Apfelhälften in eine feuerfeste Form legen, den Apfelsaft angießen und die Bratapfelhälften mit dem Albaöl beträufeln. Im heißen Ofen auf der mittleren Schiene ca. 35 Minuten garen, bis der Apfel weich ist.

würzig-süß

Aprikosen im Schinkenmantel

Für 1 Person

- 5 getrocknete Aprikosen
- 5 ganze Mandeln
- 5 dünne Scheiben Serranoschinken

1 Die Aprikosen längs aufschneiden und je 1 Mandel in die Öffnung stecken.

2 Die Früchte mit je 1 Scheibe Schinken umwickeln und kalt genießen oder für ca. 7 Minuten bei 220 °C unter den Backofengrill legen.

luftiger Genuss

Gratinierter Pfirsich

Für 1 Person

- 1 reifer Pfirsich
- 1 Eiweiß
- 1 Prise Salz
- 2 EL gemahlene Walnüsse
- 50 g Hüttenkäse

1 Den Backofen auf 180 °C vorheizen. Pfirsich waschen, halbieren, entsteinen und in dünne Spalten schneiden. Das Eiweiß mit dem Salz zu steifem Schnee schlagen. Nüsse und Hüttenkäse vorsichtig unterheben.

2 Die Pfirsichspalten dachziegelartig in eine feuerfeste Form schichten. Die Eischneemasse darauf verteilen und das Gratin im heißen Ofen auf der mittleren Schiene ca. 30 Minuten garen, bis die Kruste goldbraun ist.

tipp für Stufe 3

Wer mag, kann die Eischneemasse noch mit 1 Teelöffel (7 Gramm) Akazienhonig süßen.

blitzdessert

Einstein-Joghurt

Für 1 Person

- 125 g Joghurt (1,5 %)
- 50 g Studentenfutter
- 1 Prise Zimt

Den Joghurt in ein Schälchen geben und mit Studentenfutter und Zimt bestreut servieren.

tipp für Stufe 3

Wer mag, kann den Joghurt noch mit 1 Teelöffel (7 Gramm) Akazienhonig süßen.

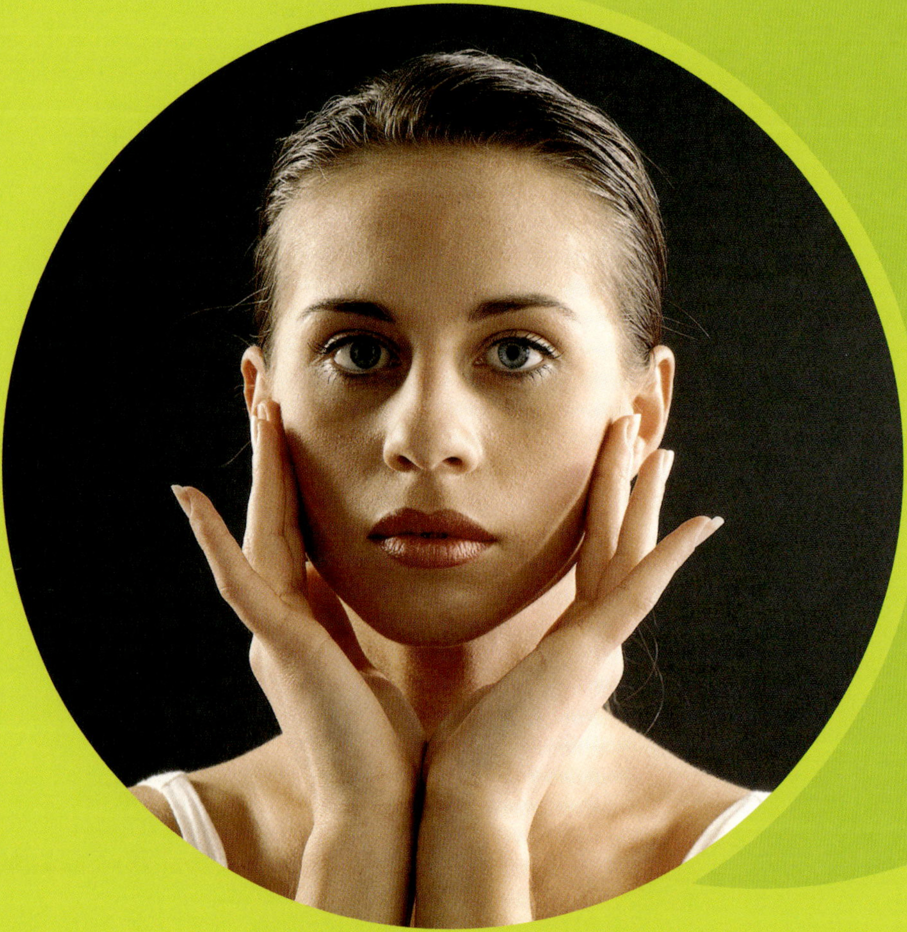

Auch das Hirn hat Hunger!

tatort kopf

Kennen Sie sich aus mit der Wissenschaft des Appetits? Ohne zu wissen, wie das Gehirn, der Chef da oben, auf Essen oder Nichtessen reagiert, braucht man im Grunde keine Diät zu machen: Hunger oder Appetit sind immer stärker als der Wille. Das Gehirn, das den Supermarkt erfunden hat, muss heute lernen, mit ihm umzugehen – sonst bringt er uns um. Genauso sollte man gedanklich den Stress im Griff haben. Über diesen ganz speziellen Dickmacher lesen Sie mehr ab Seite 102.

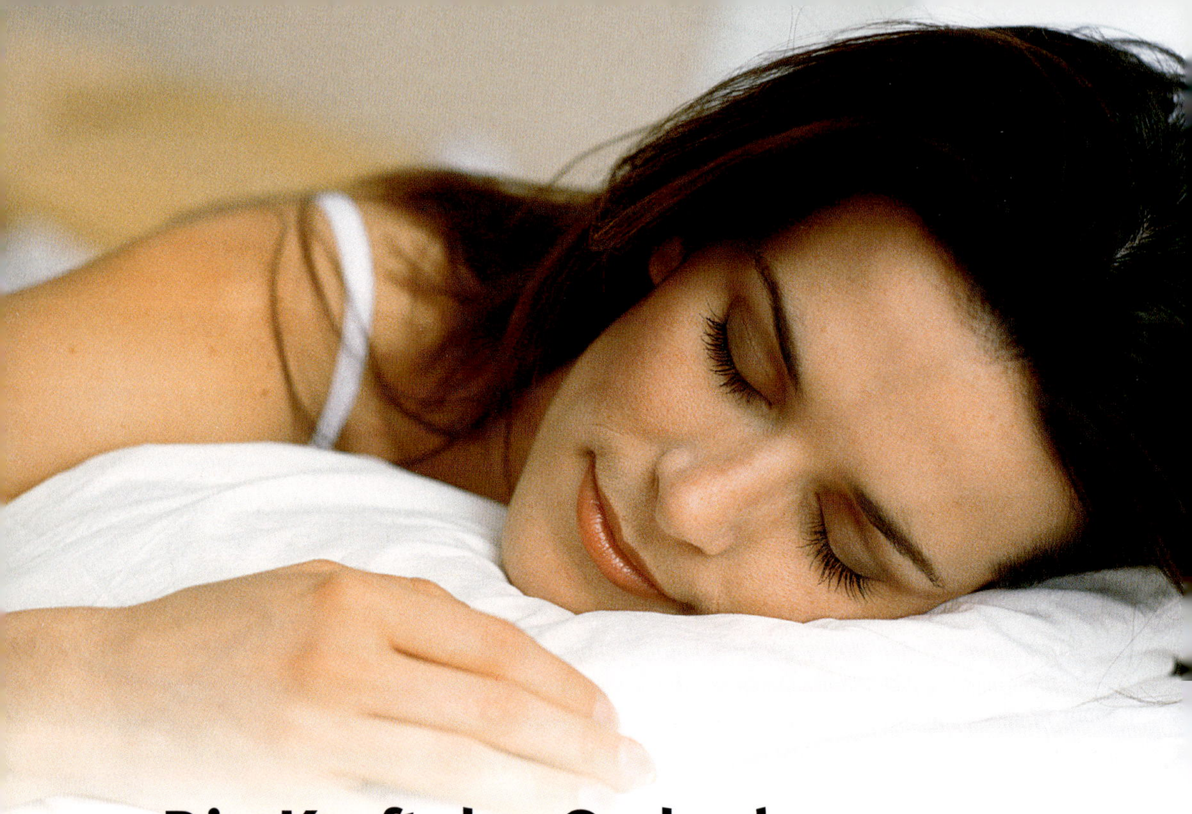

Die Kraft der Gedanken

der Satz »Ich will schlank werden« nützt gar nichts. Das wollen viele. Und bleiben dick. Nein, nein ... das Geheimnis ist verborgen im hübschen Sätzchen: »Man muss wollen, was man will.« Was heißt hier wollen? Ganz einfach: Wollen steckt dahinter, steckt hinter dem vordergründigen »ich will«. Oder: Hinter dem Bewusstsein steckt das mächtige Unterbewusstsein.

Ein bisschen näher erklärt wird dieser geheimnisvolle Satz in einem ganz dicken Buch mit einem schwarzen Einband. Rund 2000 Jahre alt. Da finden Sie die etwas genauere Erläuterung: »Bei allem, um was ihr betet und fleht, glaubet, dass ihr empfangen habt, und es wird euch zuteil werden.« (Markus 11,24). Auch Sie sollten solche Bücher, solche geheimnisvollen Sätze nicht einfach beiseite schieben. Herabsteigen vom Ihrem Thron und erkennen, dass die anderen Menschen nicht ganz dumm sind. Dass Menschen, die diese Sätze formuliert haben, möglicherweise etwas gewusst haben. Wissen, dass ihr Leben verändern würde ... schlagartig, jetzt!

Lassen Sie mich diesen kleinen Satz übersetzen. Da steht: Ihr bekommt alles, was ihr wollt. Da steht nicht: Vielleicht oder hoffentlich oder eventuell, sondern da steht: Ihr bekommt. Und die Voraussetzung ist ganz einfach: Sie müssen nur glauben, dass Sie es schon haben. Sehen Sie, und das versteht kaum jemand. Dieses Wort Glauben. Das ist nichts Geheimnisvolles, Mysteriöses, sondern das kann man ganz präzise naturwissenschaftlich übersetzen.

Etwa so: nicht Ihr Hirn, nicht Ihr »ich will«, nicht Ihr Bewusstsein, sondern Ihr Unterbewusstsein. Das, was hinter dem Bewusstsein steckt. Das hat etwas mit Gefühl und Intuition zu tun. Ihr Unterbewusstsein also muss es schon haben – und Sie werden's jetzt, hier, ganz real bekommen.

Dieser Satz dort oben, kann man im aktuellen Magazin *Spiegel* lesen, das wissen die Wissenschaftler, ist die Grundlage der heutigen Plazeboforschung. Man weiß heute – natürlich wissenschaftlich bewiesen: Wer an die Medizin, den Arzt, die Heilung, das Gelingen glaubt, hat schon gewonnen.

Der Weg über das Unbewusste

Wie kommen Sie zum Unterbewusstsein? Denkbar einfach: Sie kommen dorthin, wenn Sie Ihr Bewusstsein ausschalten. Logisch. Ihr Bewusstsein spüren Sie unablässig: Sie schwätzen unablässig mit sich selbst. Sie debattieren. Sie diskutieren. Immerfort. Merken Sie, wenn Sie sich abends ins Bett legen. Merken Sie beim Autofahren. Merken Sie, wenn Sie mal einen Moment allein sind. Unablässig spricht es in Ihrem Gehirn. Das ist Ihr Bewusstsein.

Wenn Sie dies abstellen würden, oder, wie der Fachmann sagt, Ihren inneren Dialog stoppen würden, dann hätten Sie Zugang zum Unterbewusstsein. Und wenn das Unterbewusstsein offen stünde, dann könnten Sie sich Ihren Wunsch erfüllen: Könnten Sie sich schlank sehen, es also schon sein … und es würde eintreten.

So weit, so gut. Aber wie stoppt man den inneren Dialog? Auch hier wieder: Sie müssen nichts lernen, nichts studieren, sich nicht anstrengen. Sie können es bereits. Das gilt übrigens für fast alles, was man Ihnen in ach so klugen Ratgeberbüchern erzählt: Sie können es längst.

Schlafen Sie sich doch einfach schlank

Sie brauchen sich nur abends ins Bett zu legen. Ganz kurz vor dem Einschlafen, wenn Sie so hineingleiten in den Schlaf – dann ist Ihr Bewusstsein gerade so ausgeschaltet, und das Unterbewusstsein steht sperrangelweit offen. Kann man beweisen. Im Schlaflabor. Mithilfe eines EEG. Man kann messen, wie die Gehirnwellen kurz vor dem Einschlafen verlangsamen, wie sie in den Alphazustand sinken, der bei anderen Völkern dem Wort »Trance« entspricht. Und Sie wissen, dass man mit dem Unterbewusstsein in Bildern spricht. Nicht in Worten. Die Bilder also, mit denen Sie in den Schlaf hineingleiten, die erkennt Ihr Unterbewusstsein und sagt die herrlichen Worte: »Hättest du gerne? Kannst du haben. Jederzeit. Bin nur für dich da.«

Und genauso werden Sie wieder einmal schlank im Schlaf.

small talk

Muskeltraining per Gedanken

Wissen Sie, wie ich meine Muskeln trainiert habe, nach meinem Unfall, bewegungslos im Krankenhausbett? Kraft der Gedanken. Die Forscher um Guang Yue von der Cleveland Clinic Foundation in Ohio wiesen nämlich nach, dass Muskeln sich allein mit der Kraft unserer Gedanken aufbauen lassen. Testpersonen mussten fünf Mal die Woche nur in Gedanken Muskeln anspannen. Schon nach zwei Wochen hatte die Muskelmasse der rein meditativ bewegten Muskeln um bis zu 13,5 % zugenommen. Die Erklärung: Muskeln bewegen sich, wenn sie ein entsprechendes Signal von den sogenannten motorischen Nervenzellen erhalten. Das Feuern dieser Neuronen hängt von der Stärke der vom Gehirn gesandten elektrischen Impulse ab. »Das legt nahe, dass man die Muskelstärke auch erhöhen kann, indem man bloß vom Gehirn ein stärkeres Signal an die motorischen Neuronen übermittelt«, spekuliert Yue. Und er hatte recht. Man kann also auch unter Schmerzen liegen bleiben – und in Gedanken die Muskeln trainieren.

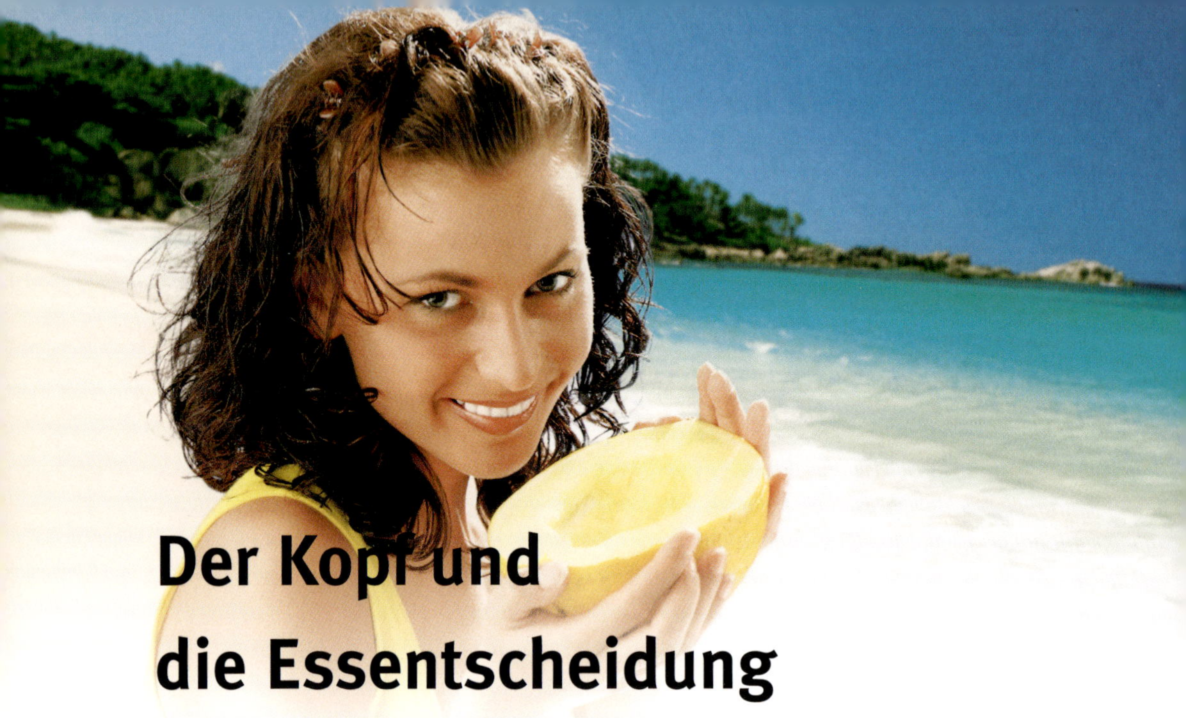

Der Kopf und die Essentscheidung

Sie leben, um zu essen – Sie essen nicht, um zu leben. Sonst hätten Sie dieses Buch nicht in der Hand. Täglich kreisen ganz instinktiv die Gedanken etwa 200-mal um nichts anderes als: »Essen«. So hat uns die Evolution nun mal programmiert. Die Evolution hat auch gleich noch eine Software installiert, die uns dazu bringt, so viel zu essen, wie wir können, wann immer wir können. Um dieses Programm, das einen dick hält, damit man auch karge Zeiten überlebt, zu durchbrechen, müssen wir im Körper übergreifende Systeme ausbremsen.

Am Anfang ist der Hunger

Der Magen fackelt gar nicht lange – wenn er leer ist, zieht er sich zusammen, sendet seine Signale über den Nervus vagus zum Gehirn. Das findet den Zustand der Leere des Partners da unten überhaupt nicht gut. Das bedeutet, man schafft es eine Zeit lang zu ignorieren, dass der Gefährte da unten knurrt. Aber nur eine Zeit lang. Eine kurze Zeit lang. Es dauert nicht lange – und weitere Du-sollst-jetzt-sofort-was-essen-Systeme im Körper übernehmen die Regie. Und die sind meist nicht so einfach zu befriedigen wie der Magen. Dem reicht erst mal ein Glas Wasser, ein Apfel, ein Eiweißdrink.

Die Sinne kann man nicht täuschen

Eines ist sicher: Irgendwo taucht, während der Magen knurrt, ein Düftlein auf, aus der Pizzahütte, der Backstube … oder aus der Schreibtischschublade lugt ein Stückchen Schokopapier hervor. Geruch und Anblick von Essen stimulieren den Appetit. Das Wasser läuft einem im Mund zusammen. Die Hormone tanzen. Der Magen produziert seinen chemischen Verdauungscocktail. Und dann lässt sich der Körper nicht mehr mit einer Möhre abspeisen. Er möchte eine Vielfalt an Sinneseindrücken, er möchte den bunten Salat und nach dem deftigen Steak eine süße Nachspeise. Nun die Augen zu schließen oder der Pizza davonzulaufen, mag vielleicht helfen – aber nur vorübergehend. Der Körper weiß ganz genau, wann man normaler-

small talk

Ach du dickes Gen!

Im Jahr 2003 entdeckten Wissenschaftler auf Chromosom 10 das Gen GAD2, das mit eine Ursache dafür sein kann, dass ein Mensch zur Fettleibigkeit neigt. GAD2 produziert den Nervenbotenstoff GABA (Gamma-Amino Butyric Acid), der im Gehirn Hungergefühle verursacht. Viele Übergewichtige besitzen eine besonders aktive Form des Gens GAD2, das viel hungermachendes GABA ins Gehirn schickt. Das bedeutet aber nicht, dass jemand, der eine genetische Veranlagung zu Übergewicht hat, auch dick werden muss. Er muss halt ein bisschen mehr dafür tun, um schlank zu bleiben.

weise isst. Auf die Stunde genau werden Sie jeden Tag zu dieser Zeit hungrig. Schuld ist Ghrelin, ein Hormon, das einen dann noch mehr essen lässt.

Die Stunde des Ghrelin

Das Hormon, das die Magenschleimhaut produziert, lässt das Gehirn ganz stark Hunger fühlen. Mit dem Nahen der Essenszeit steigt die Ghrelinkonzentration an. Je mehr Ghrelin die Schleimhaut ausschüttet, umso größer ist der Hunger. Dicke Menschen produzieren sehr viel von dem Hungerhormon. Denen hilft ganz drastisch: eine Magen-Bypassoperation, bei der ein Teil des Magens entfernt wird. Die drosselt die Ghrelinproduktion. Und man isst dann nachgewiesenermaßen auch weniger. Weniger drastisch wäre: zur Stunde des Ghrelins etwas im Bauch zu haben, das nicht dick macht. In der ersten Woche der Abnehmphase: Suppe oder einen Eiweißshake. Alle vier Stunden. Siehe unsere Rezepte ab Seite 72.

Ein voller Magen isst nicht mehr gern

Wenn man etwas isst, beginnen sich der Magen und die Eingeweide auszudehnen. Genau das schickt Nervenimpulse ans Gehirn, die den Appetit besänftigen. Nur: Bis das Gehirn da genau zuhört, das dauert eben ein bisschen. Beim Schnellesser stecken die 900 Kalorien schon im Bauch – und das Gehirn ahnt es noch nicht mal. Auch hier kann man tricksen: Das Glas Wasser, der Salat, die Suppe vor dem Essen dehnen unseren Esskulturbeutel und schenken dem Gehirn den nötigen Vorsprung, dass es von den Kartoffeln nicht mehr so viel braucht.

CCK lässt die Gabel weglegen

Der Nervenbotenstoff Cholecystokinin wird im Zwölffingerdarm und im Dünndarm produziert. Cholecystokinin wandert ins zentrale Nervensystem, um dem Gehirn nachdrücklich zu

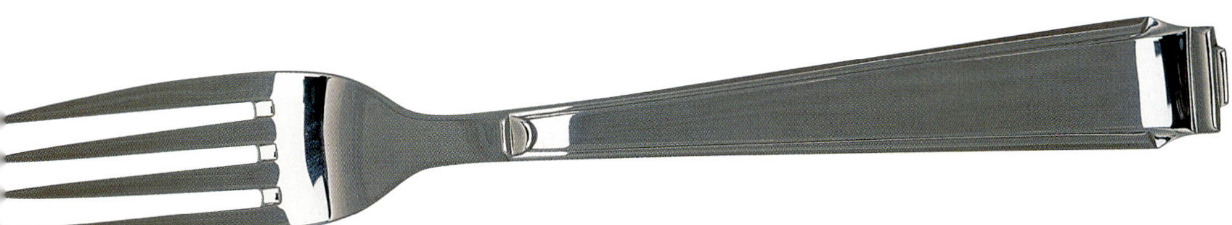

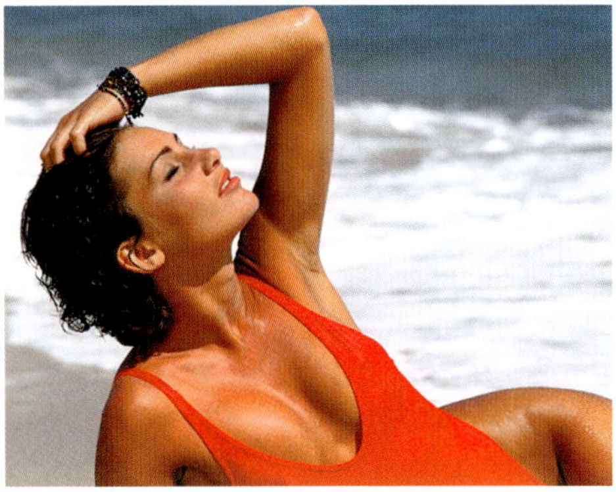

sagen: »Stopp, nun hab ich genug. Schluss mit Essen!« CCK lässt uns unseren gedehnten, vollen Magen fühlen. Und schon ist man pappsatt. Wissen Sie, was Cholecystokinin lockt? Eiweiß und Fett. Deswegen machen das gute Öl, der herrliche Fisch so richtig schön satt. Kohlenhydrate, Knödel, Kartoffeln & Co. locken das CCK nicht. Darum passt das Dessert nach der Pizzaorgie immer noch rein.

PYY macht satt

Auch das Darmhormon PYY (Peptid YY3-36) signalisiert dem Körper, dass man satt ist – und es bedient sich eines weiteren Tricks: PYY veranlasst gemeinsam mit dem GLP-1 (siehe unten) den Magen, kein Essen mehr weiterzutransportieren, bis das, was bereits im Verdauungssystem ist, erst mal verdaut ist. Darum können wir uns Stunden nach dem Essen immer noch satt fühlen. Ein dicker Mensch weist grundsätzlich niedrigere Spiegel dieses Sättigungshormons auf als ein schlanker Mensch. Forscher fanden in einer Studie heraus, dass der Mensch rund ein Drittel weniger isst, wenn man ihm PYY injiziert. Doch das Hormon kann man auch auf ganz natürliche Art und Weise locken. Dreimal dürfen Sie raten … genau, indem man seinen Körper mit eiweißreicher Kost verwöhnt. Labormäuse, die viel Eiweiß im Futter hatten, schütteten mehr PYY aus und blieben schlanker als die armen kohlenhydratgemästeten Mäuse. Genmanipulierte Mäuse, die kein PYY herstellen können, werden übrigens in kürzester Zeit kugelrund.

Auch GLP-1 zieht die Notbremse

Im Darm produzierte Hormone wiederholen den Befehl, das Essen unverzüglich einzustellen. Freilich nur, wenn das Richtige im Magen ankommt. Keine Kohlenhydrate. Denn diese stimulieren über GLP-1 die Bauchspeicheldrüse, mehr Insulin freizusetzen, das den Zucker, der nach dem Essen im Blut schwimmt, in die Zellen transportiert. Mehr Insulin bedeutet: schneller Blutzuckerabfall, schnell wieder Heißhunger. Mein Tipp: Heben Sie die Beilage bis zum Schluss auf – dann essen Sie auch wirklich nur noch die kleine Luxusmenge.

PPARs befeuern Fett

An den Zellen sitzen PPARs, kleine Rezeptoren, die den Energieverbrauch der Zellen regulieren. Sie kontrollieren die Flut an Kartoffeln und Braten, also an Zucker und Fett, die den Körper

small talk

Glück macht schlank

Das Glückshormon Serotonin signalisiert dem Körper, dass man satt ist. Menschen, denen es an Serotonin mangelt, werden depressiv und dick. Doch dagegen kann man etwas tun. Der Körper bastelt sich Serotonin aus dem Eiweißbaustein Tryptophan. Eiweißreiche Kost kann also helfen, den Körper mit Glück zu durchfluten und den Hunger zu vertreiben. Übrigens: Auch Fasten hebt den Serotoninspiegel. Genauso wie ein Spaziergang im Licht des Tages.

durchströmt. Nach dem Essen kommt das System in Gang, Fettsäuren wandern in die Zellen. Auf ihrem Weg veranlassen sie die Rezeptoren, den Energieverbrennungsmotor des Körpers anzuwerfen. Je aktiver das PPAR-System ist, umso mehr Fett verbrennt man, je weniger aktiv, desto mehr Fett speichert die Fettzelle. Manch Forscher vermutet, dass die PPARs von übergewichtigen Personen faul sind. Die Wissenschaft arbeitet nun daran, Medikamente zu entwickeln, die die PPARs und damit die Fettverbrennung anregen. Ach ja, die liebe Wissenschaft. Das kann dauern. Bis dahin sollte man, wenn man keine aktiven PPARs hat, sie mit Bewegung und den richtigen Nährstoffen zur regeren Arbeit antreiben: viel Eiweiß, wenig tierische Fette, kaum Kohlenhydrate. Das wirkt.

Leptin – oder lang lebe der Hunger

Das Hormon ist der Langzeitregler des Körpers. Die Fettzelle selbst produziert es und signalisiert dem Hypothalamus im Gehirn: »Hallo, hier ist satt Stoff vorhanden. Dem Körper stehen genügend Fettreserven zur Verfügung!« Und das beruhigende Gefühl dämpft jeden Hunger. Die meisten Übergewichtigen schütten jede Menge Leptin aus. Nur hat das Hormon bei dicken Menschen im Gehirn leider nicht mehr viel zu melden. Es wirkt einfach nicht. Weshalb auch die Versuche, Leptin in Schlankmittelchen zu packen, schlichtweg scheiterten. Es gibt allerdings eine raffinierte Möglichkeit, seinem Leptin wieder an Wirkung zu schenken: abnehmen. Dann wirkt es auch wieder im Gehirn. Genial! Denn das tun Sie ja schon, indem Sie diese Zeilen lesen …

Pappsatt mit Eiweiß

Wissenschaftler der University of Cincinnati fanden im Hypothalamus ihrer Versuchsratten das Protein mTOR immer dann, wenn die Nager pappsatt waren. Vor allem eiweißreiches Futter, das viel vom Eiweißbaustein Leucin enthielt, aktivierte mTOR besonders stark, machte die Ratten lange satt. Injizierten die Forscher den Tieren mTOR-hemmendes Rapamycin, verspürten diese kein Sättigungsgefühl und hörten nicht auf zu fressen. Man vermutet, dass mTOR und Leptin im Gehirn zusammenspielen und gemeinsam den Appetit vertreiben. Außerdem wollen die Forscher nun daran arbeiten, wie und ob man Leucin gezielt einsetzen kann, um Übergewicht zu bekämpfen. Ich weiß, wie das geht. Ich mixe mir, wenn ich abnehmen will, alle vier Stunden einen Eiweißshake.

Schlank im Schlaf mit HGH

Die stärkste fettverbrennende Substanz in Ihrem Körper heißt Wachstumshormon (HGH;

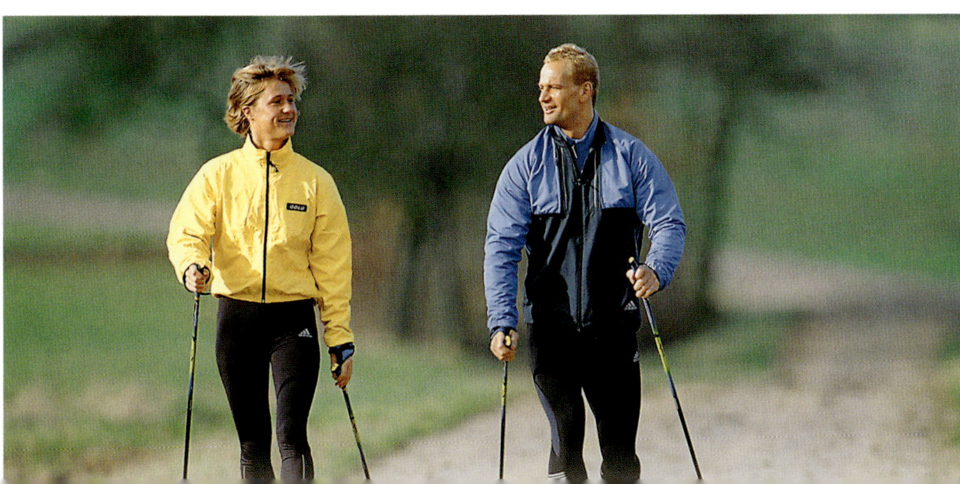

Human Growth Hormone). Es lässt Muskeln wachsen und Fett schmelzen. Die Hypophyse übergewichtiger Menschen produziert weniger vom körpereigenen Jungbrunnen als die eines Normalgewichtigen. Stress, Angst, zu viel Fett und Cholesterin im Essen oder eine Schilddrüsenunterfunktion lassen den HGH-Spiegel ebenfalls in den Keller gehen. Bewegung, Krafttraining, viel Eiweiß und wenig Kohlenhydrate auf dem Teller animieren die Hypophyse, mehr Wachstumshormon zu produzieren. Sie werden zum Fettverbrenner. Und wenn Sie das wissen – und anwenden –, dann werden Sie schlank im Schlaf: einfach abends die Kohlenhydrate weglassen – und schon wird das Wachstumshormon nachts aktiv.

small talk

Wenn Essen zur Sucht wird

Exzessives Essen tut im Gehirn nicht viel anderes, als wenn man Drogen nimmt. Das untersuchte der Neurowissenschaftler Michael Cowley. Er fand heraus, dass sowohl beim Konsum von Drogen als auch beim Konsum von Essen das Ghrelin eine Rolle zu spielen scheint. Vor allem im Belohnungszentrum im limbischen System agiert es. Studien mit übergewichtigen Menschen zeigten dort ein Aktivitätsmuster, das dem von Drogenabhängigen sehr ähnlich ist. Sowohl beim Ess- als auch beim Drogensüchtigen findet man ein Aktivitätsdefizit im mesolimbischen Bereich. Die zwanghafte Einnahme von Essen oder Drogen könnte also einfach ein Versuch sein, dieses Defizit auszugleichen. Könnte. Sagt der Wissenschaftler. Der Theoretiker. Praktiker dagegen wissen: Es gibt eine sichere Möglichkeit, das Belohnungssystem zufrieden zu stimmen. Über Dopamin. Über Serotonin. Stimuliert durch Bewegung. Wer sich regelmäßig bewegt, landet auch nachts wesentlich seltener am Kühlschrank.

Die Diktatur der Dickmacher

Warum haben wir eigentlich manchmal Hunger, obwohl wir definitiv keinen Hunger haben dürften? Der Magen befriedigt ist, die Fettzelle voll? Da gibt es neben dem Hauptdiktator namens raffiniertes Kohlenhydrat – Mehl, Stärke, Zucker – noch weitere Aperitifs des Lebens:

Die Uhr: Kennen Sie den Pawlowschen Versuch mit dem Hund, dem allein beim Klingeln der Glöckchen schon das Wasser im Munde zusammenlief? Genauso arbeitet die Routine mit uns. Sie konditioniert den Körper, sein Frühstück, sein Mittag- und Abendessen jeden Tag zur selben Zeit einzufordern.

Das Lieblingsgericht: Forscher haben Menschen Bilder von Salat und Big Mac und Karottengemüse und Torte und Eis u. Ä. vorgelegt. Und dabei mit dem Magnetresonanztomografen ins Gehirn geguckt. Appetit funkte das Gehirn nur, wenn ein Lieblingsgericht auf dem Foto war – auf das man gerade Lust hat. Heißt: Mamas Apfelkücherl passen immer noch rein.

Unbefriedigtes Bedürfnis: Sogar wenn gerade eine Riesenportion Schweinebraten mit zwei Knödeln im Bauch verschwunden ist, ist noch Platz für das Tiramisu. Weil nach Herzhaftem der Wunsch nach etwas Süßem noch nicht befriedigt ist. Meist reicht es schon, eine Frucht mit unter den Salat zu mischen – und der Süßhunger ist weg.

Der Duft: Nichts wirkt stärker auf unser Emotionszentrum im Gehirn als Duft. Dem, was da

small talk

Meine zwölf Regeln, die den Appetit im Kopf zügeln

1 Zu geregelten Zeiten essen. Das stoppt den Tanz der Appetithormone.

2 Bunt essen. Der Kopf sagt nur: Danke, satt!, wenn alle Vitalstoffe angekommen sind.

3 Voluminös essen. Das bedeutet: Gemüse, Gemüse, Gemüse. In der Suppe, im Salat, idealerweise vor dem Essen.

4 Trinken. Das Glas Wasser vor dem Essen dehnt schon mal den Magen.

5 Sinnlich essen. Augen und Nase essen mit. Möchten auch befriedigt werden.

6 Meiden Sie große Teller. Da kriegt das Gehirn nie genug.

7 Lassen Sie sich nicht vom Alkohol das Gehirn vernebeln, den Blick trüben, die Fettzelle füllen.

8 Vom Lieblingsessen sollten Sie nur winzige Portionen zu Hause haben. Die aber genießen.

9 Jede Mahlzeit sollte alle Geschmacksrichtungen bedienen: sauer, bitter, salzig – und süß. Süß heißt Obst oder ein kleines Stück Bitterschokolade.

10 Langsam essen. Denn was das Sattsein betrifft, steht unser Gehirn nun mal auf der Leitung.

11 Nie darf Eiweiß fehlen. Denn Eiweiß liefert die Grundlage für genau die Hormone und Nervenbotenstoffe, die dem Gehirn »satt« signalisieren.

12 Werden Sie schlank im Schlaf: Vermeiden Sie abends Kohlenhydrate, das lockt das fettabbauende Wachstumshormon. Das an dem Wunschbild von Ihnen arbeitet, das Sie beim Einschlafen mit in Ihre Träume nehmen.

aus der Bäckerei oder dem Kochtopf wabert, kommen wir einfach nicht aus. Duft kann sogar die Bauchspeicheldrüse dazu bringen, ihr Insulin in den Kreislauf zu kippen. Das uns denken lässt: »Hui, jetzt hab ich aber Hunger.«

Alkohol: Bremst den Fettabbau. Wirkt seit Jahrtausenden als Aperitif – regt unseren Appetit an, obwohl Wissenschaftler noch nicht so ganz genau wissen, warum. In jedem Fall trübt uns Alkohol den Blick – was dazu führt, dass wir mehr essen.

Kälte: Wissen Sie, wie Restaurants ihren Umsatz erhöhen? Indem sie die Temperatur runterdrehen. Je kälter es ist, umso mehr isst man. Und Essen wärmt einen auf. Hitze ist ein Sättigungssignal – darum machen Süppchen so wunderbar schnell satt. Einfach probieren ab Seite 72.

Stress: Holt einen über den Tanz der Hormone schnell in den Unterzucker – und schon muss man dringend neue Energie vom Teller holen. Mehr darüber ab Seite 102.

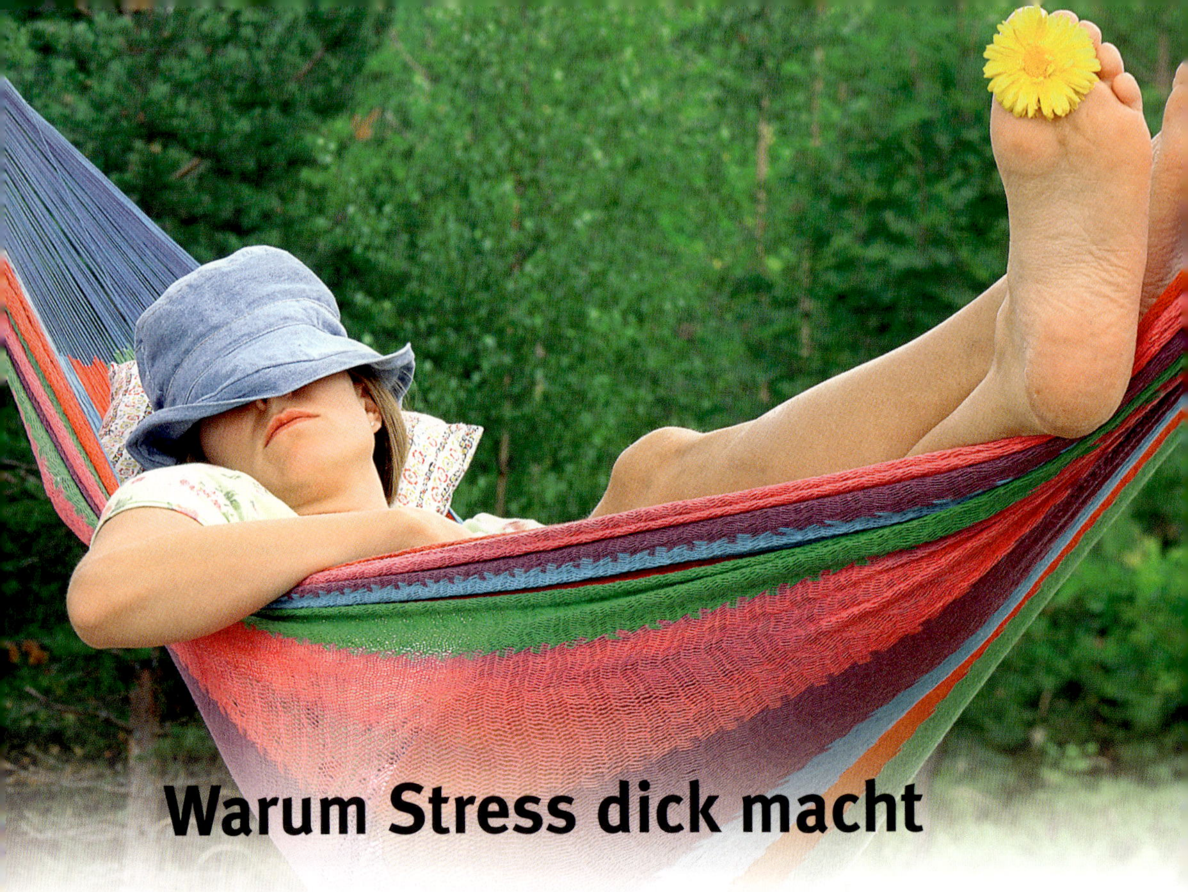

Warum Stress dick macht

Ihr Körper meint es gut. Sagen Sie doch einmal: Danke! Freuen Sie sich und seien Sie stolz auf Ihr wunderbares Überlebensprogramm. Ein Programm, das Ihnen – früher – das Leben gerettet hat.

Kaum nämlich taucht Stress auf, also früher der Säbelzahntiger, heute der Chef, schon mobilisiert der Körper seine Zuckervorräte, damit Ihre Muskeln jetzt tatkräftig und lebensrettend agieren können. Ihre Faust zuschlägt. Die Beine fliehen. Das funktioniert über die Stresshormone Adrenalin, Noradrenalin und Kortisol.

Die drosseln jetzt überflüssige Verdauung und Stoffwechselarbeit, mobilisieren dafür Energie für den Muskel. Das ist so lange wunderbar, so lange der Muskel den Zucker gleich umsetzt. Und anschließend der Körper, also nach der Stresssituation, wieder die Möglichkeit hat, sich zu regenerieren, alles wieder auf Normalstatus einzustellen. So ist es gedacht. Bloß: tun wir nicht. Wir benutzen die Muskeln eher selten, wenn wir unter Stress stehen. Und dabei stehen wir ja eigentlich unter Dauerstress. Täglich. Der bedeutet: Kortisol mobilisiert Zucker aus der Leber. Den Zucker braucht der Muskel jetzt aber gar nicht. Darum steigen Zucker- und Insulinspiegel an. Und: Wieder mal stellen die Fettverbrennungsenzyme einfach ihre Arbeit ein. Die Kohlenhydratenzyme übernehmen die Regie. Sie wissen, was jetzt folgt: Blutzuckerabfall. Heißhunger. Da rettet einen der Schokoriegel. Nix schlank bleiben: Stress ist immer stärker als Ihr Wille.

Außerdem sinkt mit steigendem Stresskortisolspiegel der DHEA- (Dehydroepiandrosteron)-Wert im Blut. Fatal. DHEA ist eine Vorstufe von Testosteron. Und wenig Testosteron heißt: wenig Energie. Wenig Dynamik. Wenig innerer Antrieb. Wenig Fettverbrennung. Kein Muskelaufbau.

Und damit nicht genug. Dauerstress, also ständig zu viel Kortisol – leider Ihr Normalzustand –, hemmt auch die Funktion der Schilddrüse. Man ist müde und schlapp und hortet immer mehr Fett, weil der Stoffwechsel dann auf Sparflamme läuft.

Unter Stress übrigens füttert der Körper bevorzugt das viszerale Fettgewebe im Bauchraum. Sie wissen, was das bedeutet: Das Risiko für Diabetes Typ 2, Alzheimer, Herzinfarkt und Krebs steigt an.

Kennen Sie eigentlich Ihren Dauerstress-Kortisolspiegel? Der schwankt ja tagsüber. Früh morgens sollte er unter 100 Nanogramm pro Milliliter liegen.

Nur kein Stress ...

- Bewegen Sie sich: Walkend oder joggend pushen Sie das Eustresshormon Noradrenalin, das fröhlich, wachsam und leistungsfähig macht (Eustress = positiver Stress). Gleichzeitig schicken Sie gefäßschädigendes Adrenalin und dickmachendes Kortisol auf die Ersatzbank. Deren Spiegel im Blut sinkt. Das nennt man Stressresistenz.
- Schlafen Sie gut: Zu wenig Schlaf treibt den Kortisolspiegel in die Höhe. Studien zeigen: Probanden, die weniger als fünf Stunden schlafen, haben um 15 % mehr vom Hungerhormon Ghrelin im Blut als die Vergleichsgruppe, die acht Stunden schlummert. Ghrelin aber verstärkt die Kortisolausschüttung. Kann man morgens im Speichel messen. Kommt hinzu: Die Werte des Sättigungshormons Leptin sinken bei den Kurzschläfern um 15,5 %. Die Folge: mehr Hunger. Also bitte: Schlafen Sie sich schlank.
- Magnesium. Kennen Sie Ihren Magnesiumspiegel? Liegt er unter 1,0 mmol/l, lassen Sie sich zu stark stressen. Magnesium nenne ich das Salz der inneren Ruhe. Es entspannt und baut Stressresistenz auf. Schnell! Sie brauchen täglich 600 Milligramm. Mindestens. Auch so macht Magnesium schlank.

small talk

Ein gestresster Körper verlangt nach Süßem

Stress heißt Notsituation: Man muss für einen kräftezehrenden Kampf oder die lebensrettende Flucht bereit sein. Dazu braucht der Körper Energiereserven. Er sendet dem Gehirn Signale, die uns veranlassen, möglichst fetthaltige, hochkalorische Lebensmittel zu essen. Natürlich in Kombination mit Zucker. Denn Stress drückt die Laune. Und unser Gehirn tut alles dafür, die Stimmung zu heben. Lässt uns zum süßen Schokoriegel greifen, der die Nervenbotenstoffe des Glücks Dopamin und Serotonin lockt. So sorgt Stress für noch mehr Insulin im Körper. Und so lange Insulin im Blut schwimmt, schlafen die fettverbrennenden Enzyme.

Stress einfach wegatmen

Das wirkungsvollste Rezept gegen Stress, das ich kenne, haben Sie immer dabei: Ihren Atem. Bitte erlauben Sie mir, über 100 kluge Bücher über Atemtechnik abzukürzen. Auch ich mag's kurz und knapp.

Atmen Sie den Stress weg: Denn ein permanent flacher, unruhiger, hechelnder Atem beeinflusst die Stimmung, macht ängstlich und nervös. Wer gestresst ist, verbrennt viel Zucker, dabei entsteht viel Kohlendioxid (CO_2), das Sie über die Lunge abatmen. Wer panisch hechelt, atmet sogar mehr CO_2 aus, als der Körper herstellt. Der Kohlendioxidspiegel des Blutes sinkt. Die Folge: Der Blut-pH-Wert wird alkalisch,

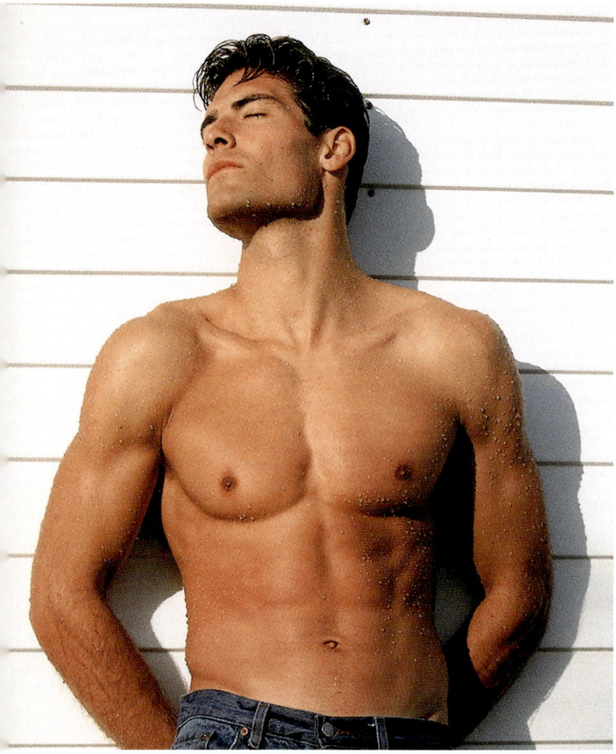

übersteigt seinen Normalwert von 7,4. Das alkalische Blut erschwert dem Sauerstoff das Durchkommen zum Gehirn, der Spiegel an freiem Kalzium sinkt – man wird nervöser und nervöser. Dagegen hilft nur eines: richtig atmen – laaaangsam und tief in den Bauch. Dann steigt der Kalziumspiegel, der pH sinkt wieder. Man wird ruhig und schließlich souverän.

Auf geht's: Atmen Sie mal, also jetzt, ruhig tief in den Bauch hinunter. Kurze Pause, dann drücken Sie die Luft nach oben, bis Ihr Bauch ganz leer ist. Ziehen Sie die Schultern nach hinten unten. Lassen Sie sie runterfallen, die Schultern. Spüren Sie, wie die Brust frei wird. Und nochmal. Füllen Sie Ihren ganzen Oberkörper plus Bauch mit Luft. Und atmen Sie wieder tief aus. Machen Sie die Übung eine Minute lang – der Kalziumspiegel steigt an. Sauerstoff dringt ins Gehirn …

Atmen heißt auch Enzymrevolution. Indem Sie ein bis drei Minuten lang den Stress wegatmen, normalisiert sich auch der Blutzucker. Die Fettverbrennungsenzyme kehren zu ihrem Arbeitsplatz zurück.

Vier Atemübungen für ein leichtes Leben

»Lippenbremse« für Entspannung zwischendurch

Durch die Nase langsam und vollständig einatmen. Dann bei leicht geschlossenen Lippen den Atem ganz langsam und lange ausströmen lassen, bis das Einatmen durch die Nase ganz von allein, reflexartig, erfolgt.

Die Lippenbremse verlangsamt die Ausatmung. Danach fühlt man sich entspannt. Der Ausatemstrom klingt langsam und stetig immer mehr ab. Die Atemstille dauert so lange, bis der Körper von selbst nach der Einatmung verlangt. Legen Sie den Fokus auf eine langsame und tiefe Ausatmung. Fühlen Sie, wie die Wangen sich mit Luft füllen und sich aufblasen. Wie die Luft durch die Lippen langsam entströmt. Sich die Lippen entspannen und an die Zähne legen. Durch das Mitspüren intensivieren Sie die Ausatmung. Das ist wichtig, denn vollständiges Ausatmen ermöglicht erst intensives Einatmen.

Verlängerte Ausatmung

Atmen Sie bei einem Spaziergang durch den Park doppelt so lang aus wie ein. Zählen Sie beim Einatmen innerlich 1-2 und beim Ausatmen 1-2-3-4, beim Gehen zusätzlich in Verbindung mit den Schritten (d. h. »1-2 ein«, »1-2-3-4 aus«).

Bereitet Ihnen das keine Probleme, so versuchen Sie es gleich mit der dreimal so langen Ausatmung. Zählen Sie beim Einatmen innerlich 1-2-3 und beim Ausatmen 1-2-3-4-5-6-7-8-9. Dies ergibt rund fünf Atemzüge pro Minute. Sie werden wie ein meditierender Mönch umherwandeln, sich auch so fühlen – und lächeln.

Loslassen vor dem Schlafen

Stellen Sie sich beim Ausatmen vor, Sie würden langsam in Ihr Bett oder in weichen Sand am Strand einsinken und einen Abdruck hinterlassen. Bei jedem Ausatmen spüren Sie, wie die Schwerkraft Sie nach unten zieht und Ihr Körper schwerer und entspannter wird. Spüren Sie, welche Stellen Ihres Körpers besonders gut auf der Unterlage aufliegen. Sagen Sie sich: »Ich lasse mich fallen, mit jeder Atmung mehr.« Spüren Sie, wie beim Ausatmen die Spannung aus Ihrem Körper in die Unterlage fließt und die Muskeln Ihres Körpers kuscheln.

Bauchatmung intensivieren

Blasen Sie den Bauch wie einen Ballon auf. Stellen Sie sich beim Einatmen vor, die Luft von unten anzusaugen und Ihren Bauch wie einen Ballon zu füllen; atmen Sie dann nach unten hin aus mit der Vorstellung, dass Ihr Bauch zu einem Tennisball zusammenschrumpft. Das aktiviert die Bauchatmung, speziell die unteren zwei Drittel der Lunge füllen sich randvoll mit Sauerstoff. Genau dort nehmen die Lungenbläschen Sauerstoff am besten auf, um ihn ins Blut weiterzugeben. Eine Wohltat für Herz und Hirn.

small talk

Der Stress, die Fettzelle und das Neuropeptid Y

Stand gerade in *Wissenschaft.de:* Wissenschaftler haben einen Botenstoff entdeckt, mit dem man gezielt steuern kann, ob sich Fett in der Zelle einlagert oder nicht. Genannt Neuropeptid Y. Wann schüttet der Körper diesen Stoff aus? Natürlich in Stresssituationen. Neuropeptid Y heftet sich an die Fettzellen, regt sie zum Wachsen und Teilen an. Nun konnten amerikanische und slowakische Wissenschaftler bei Labormäusen den Mechanismus blockieren – und das Zuspecken der Mäuse verhindern. Für ihre Studie setzten die Forscher Mäuse künstlich unter Stress und fütterten sie normal oder mit viel Fett und viel Zucker, mit einer »Komfortdiät« (man lasse sich das mal auf der Zunge zergehen: »Komfort«). Während die Mäuse mit normalem Futter nicht zunahmen, nahmen die Tiere mit der Komfortdiät stärker zu, obwohl sie die gleiche Menge an Kalorien zu sich nahmen. Unter Stress verarbeiteten die Tiere die fett- und zuckerreiche Nahrung »besser«, erklärt die Wissenschaftlerin Lydia Kuo den Effekt. Die Mäuse zeigten zudem typische Begleiterscheinungen einer Fettsucht wie erhöhten Blutdruck, Entzündungen der Blutgefäße und Fetteinlagerungen in Leber und Muskeln. Weiter spritzten die Forscher Neuropeptid Y an bestimmte Stellen, erzeugten so tatsächlich »Problemzonen«. Oder sie blockierten den Rezeptor für den Botenstoff (Neuropeptid-Y2-Rezeptor) und verhinderten dort, dass die Mäuse Speck ansetzten. Erste Versuche laufen mit Affen, irgendwann ist der Mensch dran. In zehn Jahren. Wollen Sie warten oder gleich ...? Dann atmen Sie einfach jetzt den Stress weg, dann versiegt auch das Neuropeptid Y.

Expertenrat

Nehmen Sie Ihren Kopf mit auf die Reise von dick nach schlank. Greifen Sie nach den Sternen, denken Sie ein wenig um, planen Sie voraus ... Wie das gelingt und viele weitere mentale Tricks verrät Ihnen Diplompsychologe Tibor Trautmann aus Berlin.

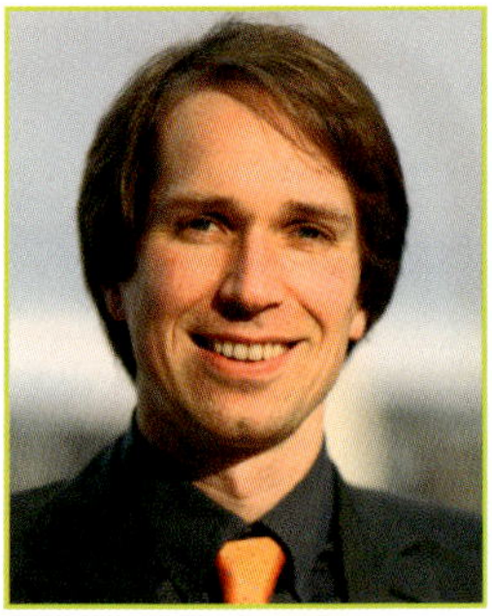

Fangen Sie gleich an. Warten Sie nicht auf den richtigen Zeitpunkt. Der kommt nämlich nie. Ihnen fallen bestimmt immer wieder neue Gründe ein, warum ausgerechnet heute kein guter Tag dafür ist. Beginnen Sie heute. Oder legen Sie wenigstens einen Termin fest. Je länger Sie zögern, desto mehr zwickt Sie das Gewissen. Das Abnehmen wird schon vorher zum leidigen Pflichtprogramm, das nicht mal die Möglichkeit hat zu zeigen, dass es Spaß macht.

Greifen Sie nach den Sternen. Und bleiben Sie auf dem Teppich: Zehn Kilo weniger in der ersten Woche schaffen Sie – wenn Sie entsprechend viel mitbringen. Extrem dicke Menschen verlieren natürlich schneller ein paar Kilos als nur leicht übergewichtige. Werfen Sie also nicht alles hin, wenn die Pfunde sich nur langsam wegschleichen. Geben Sie dem Körper Zeit, um sich umzustellen. Überzogene Erwartungen haben schon so manchen enttäuscht zum Aufgeben gebracht. Und das, obwohl der hellste Stern, das schlanke Leben, zum Greifen nahe war.

Denken Sie um. »Ich muss«, »ich sollte« – wer beim Abnehmen so denkt, der erlebt jede Diät als Zwang. Sie sollen ja gar nicht abnehmen, weil Sie müssen. Sondern Sie wollen abnehmen, Sie wollen sich ja leichter, unbeschwerter fühlen. Ersetzen

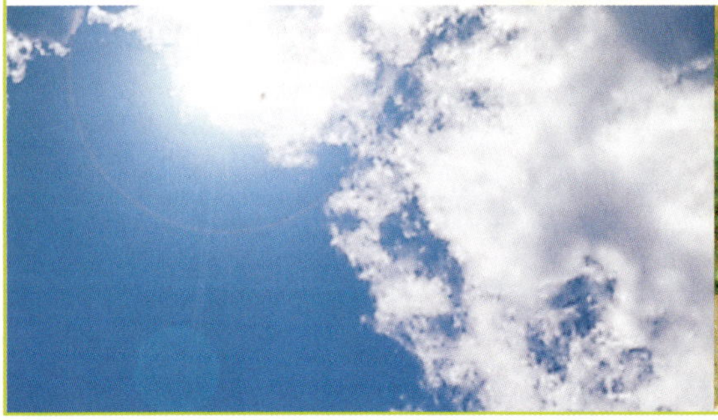

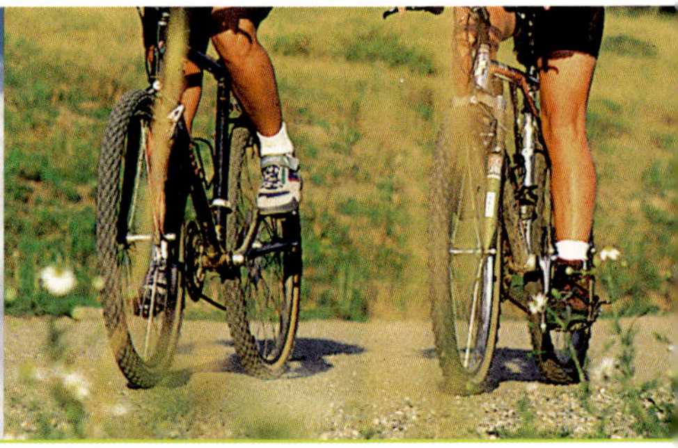

MIT KÖPFCHEN

Sie jedes »muss« und jedes »sollte« in Ihrem Denken durch ein »ich darf«, »ich kann«, »ich will«, »ich mache das jetzt mal«. Streichen Sie auch alle Negativformulierungen aus Ihrem Denken. Statt »Ich will nicht dick sein« sagen Sie sich lieber: »Ich freue mich auf mein neues, schlankes Leben.«

Lachen Sie über Neider und Lästermäuler. Sie erzählen im Büro, dass Sie »strunzeln«. Und schon grinsen die Kollegen frech. Lassen Sie die sich weiter ihren Bequemlichkeitsspeck anfuttern, machen Sie sich das Leben jeden Tag ein Stück leichter. Sie fühlen sich gesünder, fitter, freier. Später nicken dann schon alle anerkennend. Sie wissen ja: Wer zuletzt lacht ...

Gucken Sie weg. Spieglein, Spieglein an der Wand – nein, fragen Sie ihn lieber nicht, jedenfalls nicht so oft. Wer ständig in den Spiegel guckt, sieht nämlich: gar nichts. Abnehmen kann man nicht über Nacht. So zeigt der Spiegel nur, was Sie eh schon kennen. Das frustriert. Legen Sie lieber mal die Hände auf den Bauch und spüren Sie in sich hinein. Wenn Sie ganz aufmerksam hinfühlen, merken Sie vielleicht schon, was sich da an Wohlgefühl zusammenbraut.

Schicken Sie die Waage in den Urlaub. Vertrauen Sie lieber Ihrem Körper, statt ihn ständig mit der Waage zu kontrollieren. Damit setzen Sie sich nur unter Druck, und das Abnehmen fällt Ihnen schwer. Das halbe Kilo, das Sie heute mehr und morgen weniger wiegen, hängt häufiger von Ihrem Wasserhaushalt oder Ihrem Darminhalt ab als vom Diäterfolg. Den messen Sie am besten, wenn Sie sich einmal in der Woche wiegen, morgens nach dem Aufstehen, zum Beispiel jeden Sonntag vorm Frühstück. Alles andere stresst Sie nur. Und Sie wissen ja, Stress macht dick. Optimal wiegen Sie sich übrigens mit einer Körperfettwaage, die Fett, Wasser und Muskelmasse berechnen kann.

Belohnen Sie sich. Wer Erfolg hat, will auch belohnt werden. Das gilt auch beim Abnehmen. Das Kilo weniger ist schon ein Lob für

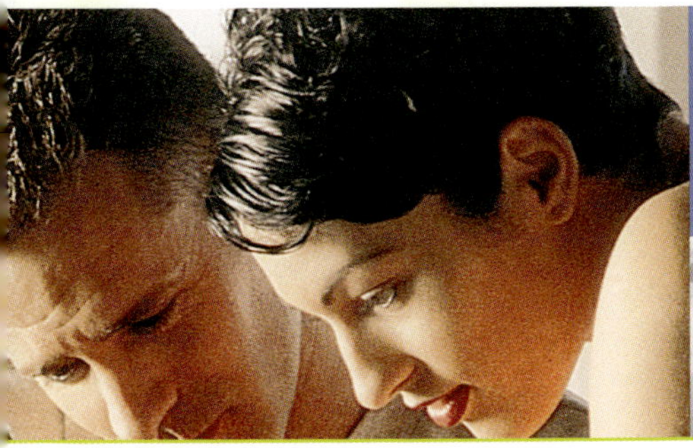

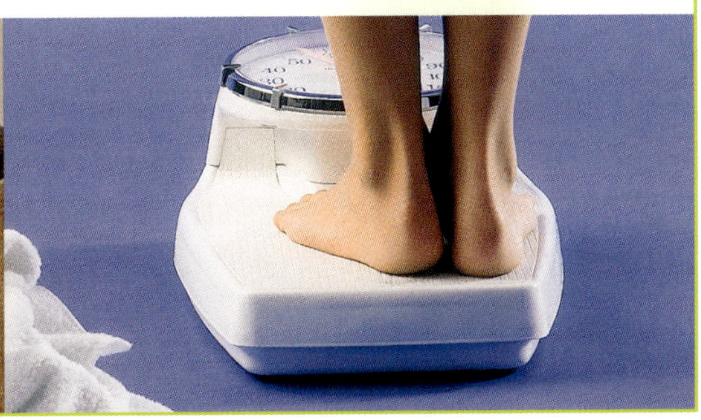

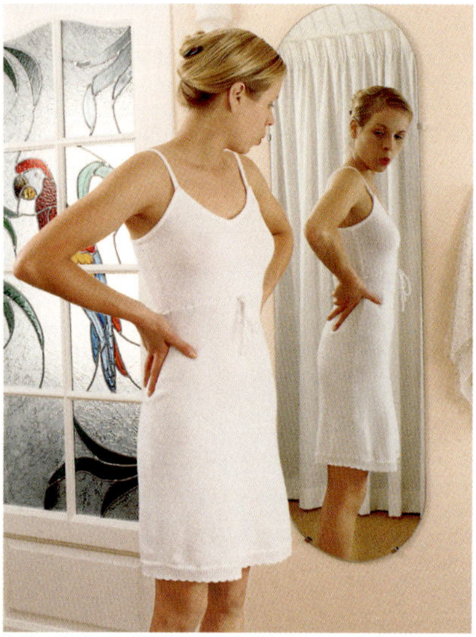

sich. Das können Sie aber ruhig noch verstärken. Schenken Sie sich auch ab und zu etwas: einen Besuch im Solarium, Theaterkarten, eine neue Pulsuhr zum Walken oder auch nur ein erholsames Bad in der Wanne. Das motiviert und macht glücklich.

Weg mit den Blockaden! Auf alten Fotos sieht man meist schlanker aus. Nur kommt einem dann der Gedanke: »So dünn wie damals, das schaffe ich nie« – und schon haben Sie sich eine Erfolgsblockade geschaffen. Sie haben sich quasi darauf programmiert, Ihre Traumfigur nicht zu erreichen. Das können Sie aber, wenn Sie daran glauben und sich nicht von vornherein ausbremsen. Nur mit dem festen Glauben haben manche schon den Krebs besiegt. Warum sollten Sie also an ein paar Kilos scheitern?

Entspannen Sie – aber richtig. Nervt Sie Ihr Partner, nörgelt der Chef? Viele trösten sich dann mit Pralinen und Sahnetorte. Nur leider bewirkt solches Frustessen nur noch mehr Frust. Weil man sich hinterher erst recht schlecht fühlt. Suchen Sie lieber nach neuen Frustkillern: Was hilft Ihnen gegen Stress? Eine Kaffeepause einlegen, die Augen schließen oder gar die Laufschuhe schnüren? Manche Entspannungsexperten machen spontan Yoga oder meditieren zwei Minuten oder atmen tief ein, Musikfans genießen sanfte Töne aus dem Mp3-Player. Es gibt so viele Wege zu entspannen. Finden Sie einen, der zu Ihnen passt.

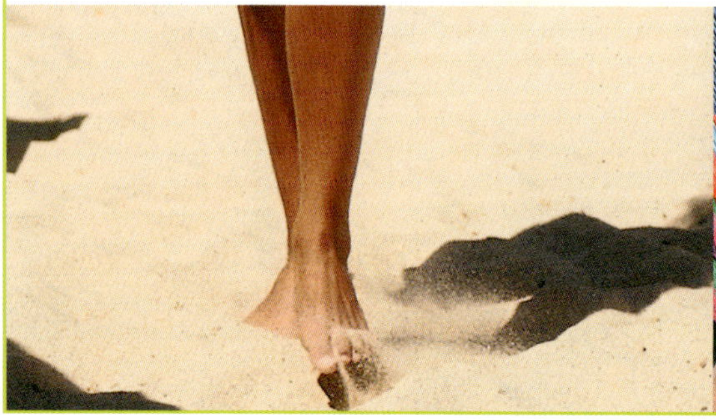

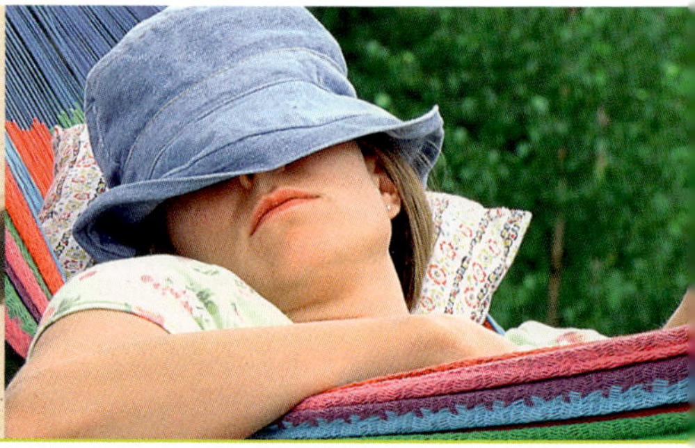

MIT KÖPFCHEN

Nutzen Sie die Macht der Rituale. Alte Gewohnheiten werden Sie nur los, wenn Sie neue einführen. Dabei kommt es vor allem auf die Regelmäßigkeit an: Essen Sie gern Schokolade zum Nachtisch? Dann versuchen Sie es doch mal mit ein paar Nüssen oder einem kleinen Stück Käse. Fehlt Ihnen das Feierabendbier? Mischen Sie sich einen Vitamincocktail und machen Sie das Gemüsesaftpressen zum Abendritual. Alles, was Sie zur gesunden Gewohnheit werden lassen, erleichtert Ihnen das Abnehmen. Deswegen ist es auch so wichtig, dass Sie sich jeden Tag genug Zeit zum Essen nehmen. Die schnelle Currywurst und Pommes zwischendurch machen weder glücklich noch schlank.

Planen Sie voraus. Haben Sie neulich mal wieder eine Pizza bestellt, weil Sie nichts Essbares im Haus hatten? Wer vorausschauend lebt, hat es da sehr viel leichter – im doppelten Sinn. Denn mit einem gut durchdachten Vorrat kann man sich jederzeit was Leichtes zubereiten. Kaufen Sie also rechtzeitig vernüftig ein und legen Sie sich einen Grundvorrat mit wichtigen Zutaten an. Clevere Menschen abonnieren eine Biokiste oder ordern ihren Einkauf per Internet. Gewöhnen Sie sich auch an, eine Brotzeit mit zur Arbeit zu nehmen. Sonst müssen Sie sich nicht wundern, wenn Sie der Heißhunger mal wieder zur Imbissbude treibt.

Essen Sie von kleinen Tellern. Denn die großen sehen zwar toll aus, verleiten aber natürlich auch dazu, sie auch ganz vollzupacken. Abhängig von der Tellergröße kann dann »ein Teller Nudeln« gleich ganz was anderes bedeuten. Auch am Büfett im Hotel oder beim Brunchen greifen Sie besser zu den kleinen Tellern. Beladen Sie auch die nicht voll mit vielen Köstlichkeiten, sondern gehen Sie lieber ein zweites Mal. Nach zwei kleinen Tellern fühlen Sie sich genauso satt wie nach einem großen – und Sie haben sehr viel weniger gegessen. Übrigens: Es heißt, dass man von blauem Geschirr deutlich langsamer isst und sich früher satt fühlt. Denn Blau beruhigt und senkt den Blutdruck. Probieren Sie es doch einfach einmal aus.

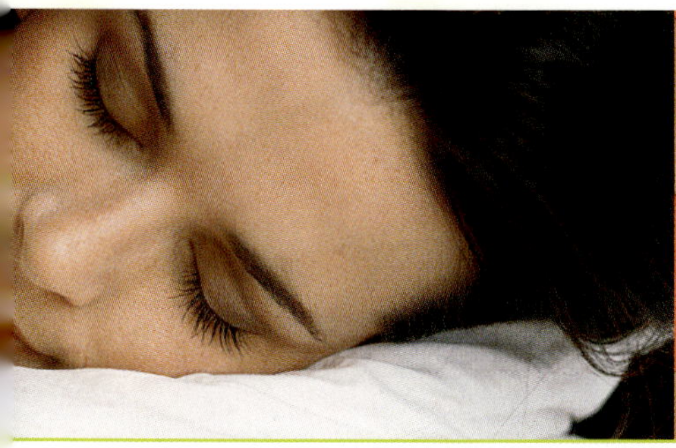

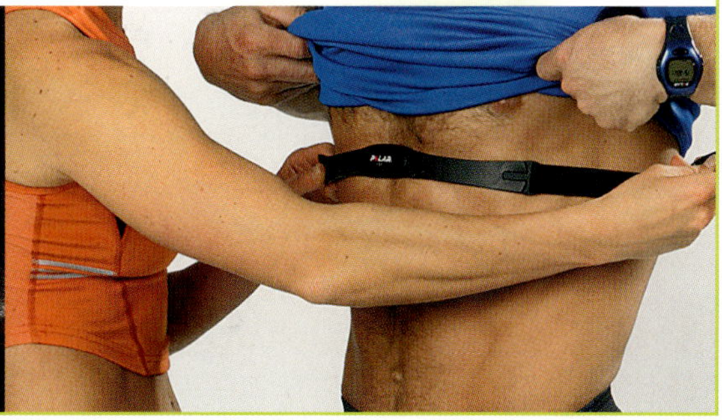

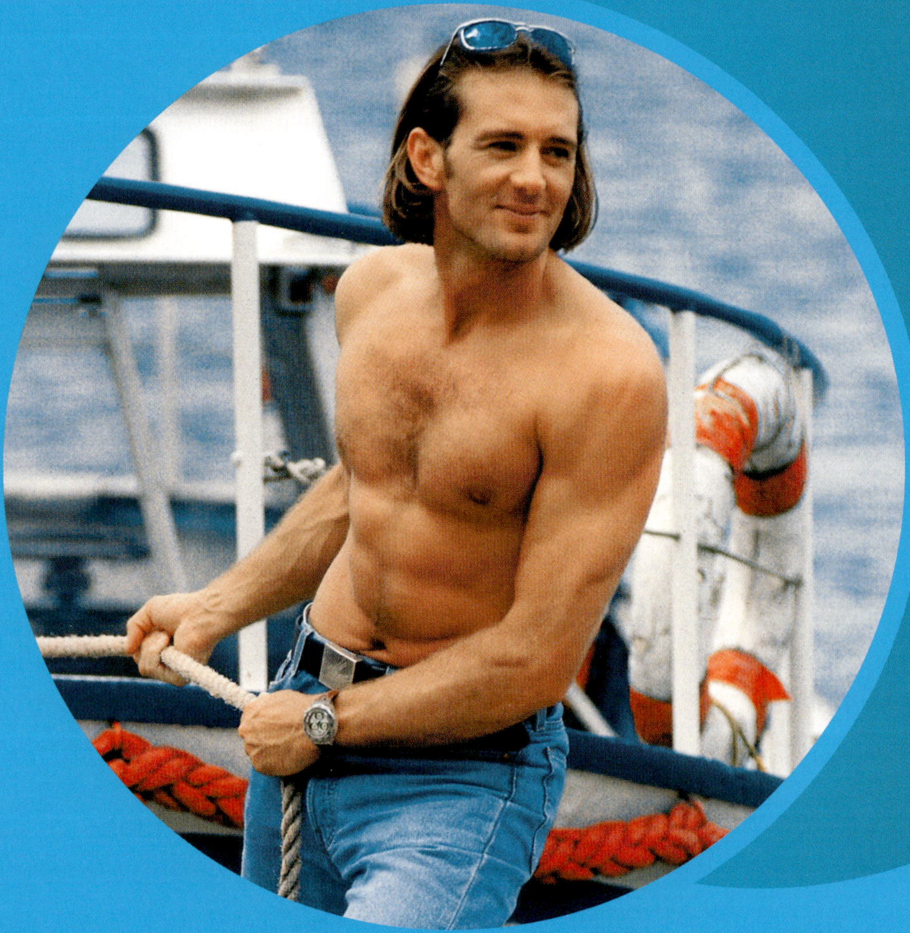

In die Gänge kommen – Fett verbrennen!

tatort muskel

Wo wird das lästige Fett verbrannt? Genau, im Muskel. In der Muskelzelle. In den kleinen Kraftwerken namens Mitochondrien. Die kleinen hungrigen Monster setzen die Kalorien, den Treibstoff, die Energie, die aus dem Essen oder der Fettzelle kommt, in Bewegungsenergie und in Wärme um – das nennt man Metabolic Power. Wer viele Muskeln hat, kann viel Fett verbrennen. Und wer viele Mitochondrien hat, kann noch mehr Fett verbrennen. Wenn der Muskel arbeitet – und wenn die Enzyme stimmen! Also bedarf es auch beim Muskeltraining einer kleinen Revolution. Die kriegen Sie: Sie wecken die schlafenden Muskelfasern wieder auf. Sie versorgen die Muskeln mit Sauerstoff und Nährstoffen, indem neue Äderchen im Muskel sprießen. Sie vermehren die Fettverbrennungsöfchen namens Mitochondrien, aktivieren die Fettverbrennungsenzyme mit Ausdauertraining und bauen Muskelmasse auf.
Sie haben verstanden, dass es beim Schlankwerden allein um die Fettverbrennung geht. Und dass die auch dann stattfindet, wenn der Körper im Sessel sitzt oder im Bett liegt. Wenn, ja wenn Sie Ihren Körper endlich einmal überredet haben, statt dem üblichen Zucker, den Kohlenhydraten doch bitte das lästige Fett zu verbrennen. Dieser Schritt – den Körper überreden –, das ist das ganze Geheimnis.

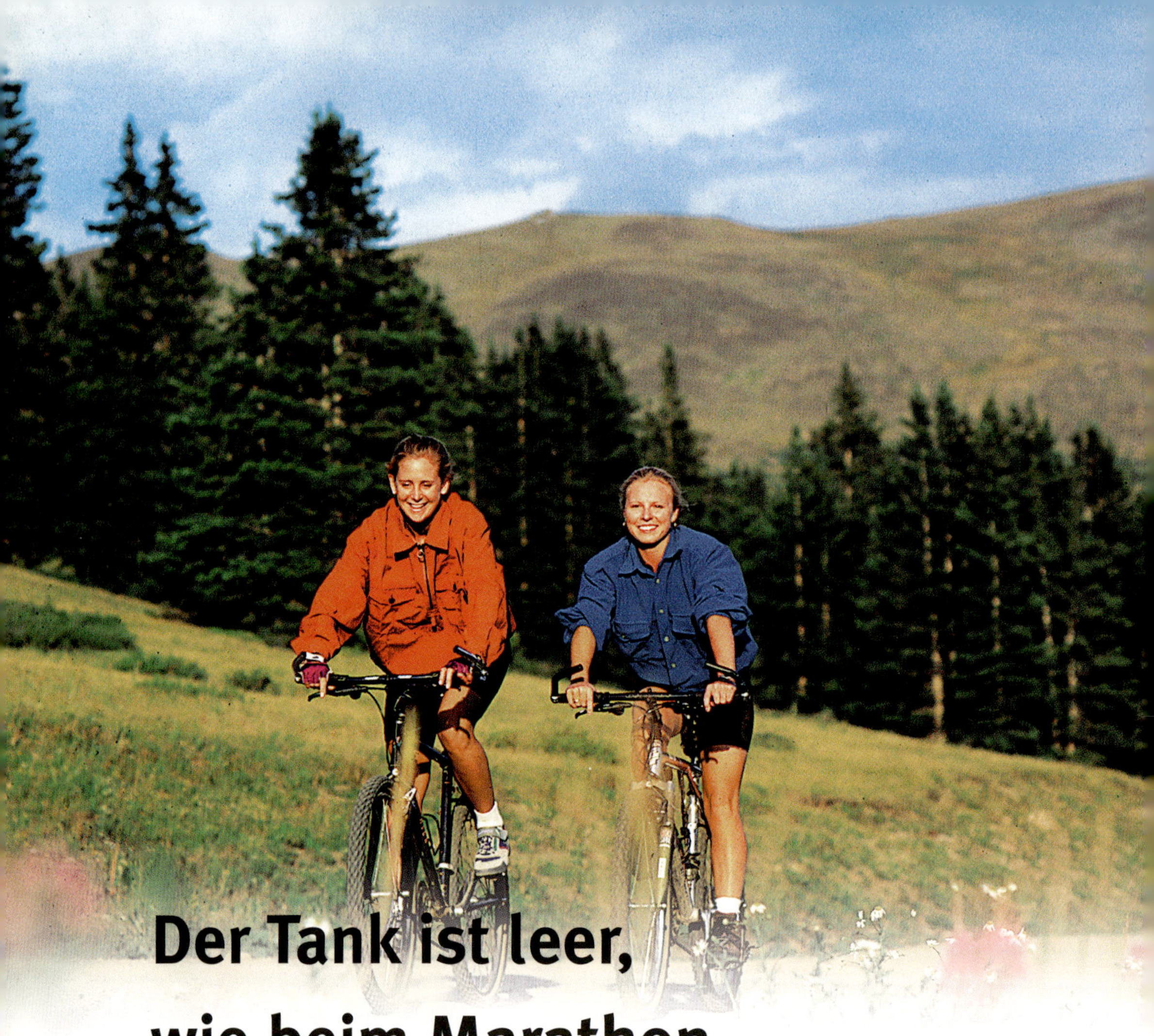

Der Tank ist leer, wie beim Marathon

Die Millionen und Milliarden Kraftwerke in Ihren Körperzellen haben, wie Sie mittlerweile wissen, zwei Möglichkeiten, Energie zu erzeugen: Der eine Weg heißt Fett, der andere Zucker. Und Sie brauchen diese Wege, diese Enzymkaskaden, die diese beiden Stoffwechselwege begleiten, nur auszutauschen: Stoppen Sie die Enzymkaskade Zucker und schalten Sie um auf – für viele Körper völlig neu – die Enzymkaskade Fett. Polen Sie Ihren Körper einfach um. Sie erinnern sich? Auf Lateinisch heißt umpolen »revolvere«. Daher Revolution. Die Enzymrevolution.

Und Sie haben verstanden, wie einfach das geht. Geben Sie den Zellen schlicht keinen Zucker mehr. Jedenfalls für einige Zeit. Dann müssen die lernen, die Fettenzyme zu aktivieren. Sie erleben also, was jeder Marathonläufer bei Kilometer 32 erlebt, weil er dann kein Gramm Kohlenhydrate mehr hat – und Fett verbrennen muss. Brav arbeiten Ihre Fettenzyme von der ersten Minute an. Und gewöhnen sich ans Arbeiten und lassen Ihren Körper im Lauf von Wochen zum Fettverbrenner werden.

Sie haben auch verstanden, dass Sie am Anfang, eine Woche lang, ganz radikal sein müssen. Damit Ihr Körper aufschreckt, damit die neuen enzymatischen Wege auch wirklich beschritten werden. Nach einer Woche kann man es etwas leichter angehen lassen, kann ruhig ein paar natürliche Kohlenhydrate wie zum Beispiel Äpfel zu sich nehmen. Und im Lauf weiterer Wochen, wenn der Körper die Enzymkaskaden für Fett weiter aktiviert und verfestigt hat, brauchen Sie dann nicht mehr ganz so konsequent sein und können – vorsichtig – Kohlenhydrate zulegen. Aber nie mehr so wie früher. Das muss Ihnen klar sein. Wenn Sie dann wieder so essen wie früher, machen Sie alles wieder rückgängig. Werden Sie wieder zum Zuckerverbrenner, wie die meisten Menschen um Sie herum auch. Denen man das ja auch ansieht.

Sie verbrennen drei Kilo Fett im Monat

Gut. Nehmen wir an, Sie haben es geschafft. Sie haben jetzt schon einige Zeit auf Kohlenhydrate ganz verzichtet. Dann verbrennt der Körper Fett. Rund um die Uhr. Also im Sessel, in der Hängematte, im Bett. Nur ... wie Sie bald merken werden, enttäuschend langsam. Sie haben eigentlich einen sparsamen Körper. Vergleichbar mit einem Drei-Liter-Auto. Ihr Körper kommt mit nur 2000 bis 2400 Kilokalorien am Tag aus. Und selbst wenn das – im Idealfall, den Sie wohl nicht so schnell erreichen – alles Fett wäre, wären das so etwa 270 Gramm Fett, das Sie täglich verbrennen. Jetzt essen Sie natürlich auch Fett. Im deutschen Durchschnitt 140 Gramm jeden Tag. Nehmen wir an, Sie sind besonders sparsam und essen nur 70 Gramm am Tag. Dann verbrennen Sie netto 200 Gramm Fett. Verlieren also in fünf Tagen ein Kilo Fett. Verlieren im Monat sechs Kilo Fett. Gar nicht schlecht. Aber haben Sie nicht mehr erwartet? Eine schnellere Gewichtsabnahme erträumt?

Dabei sind die sechs Kilo im Monat der angenommene Idealfall. Wir haben stillschweigend angenommen, dass Sie schon 100 % fettverbrennende Enzyme und 0 % zuckerverbrennende Enzyme haben. Selten. Realistisch ist wohl eher 50/50 – und dann sind das pro Monat nur drei Kilogramm Fett. Drei Kilo Gewichtsabnahme. Eher enttäuschend. Kann man da was tun? Kann man das beschleunigen? Ja freilich!

So bringen Sie Ihre Enzyme auf Trab

Erklimmen Sie an meiner Hand fröhlich die Stufe zwei der Enzymrevolution.

Beschleunigen Sie die Fettverbrennung. Auf eine fröhliche, leichte Art und Weise. Erhöhen Sie einfach den Kalorienverbrauch des Körpers. Wie? Das haben Sie als Kind schon perfekt erlernt. Das geht durch Bewegung.

Bewegen Sie sich, rennen Sie rum, treiben Sie Sport. Ganz gezielt. Gezielt heißt: Denken Sie erst nach. Die effektivste Sportart, also die, die am meisten Kalorien verbrennt bei geringer Anstrengung, diese Methode heißt heute Nordic Walking. Sie ist deswegen so effektiv, weil sie nicht nur Beine und Bauch, sondern auch Schultern und Arme arbeiten lässt, also sehr viele Muskeln in Ihrem Körper zu erhöhter Fettverbrennung anregt und dabei eine außerordentlich schonende, gelenkschonende Sportart ist.

Kurz und gut: Wenn Sie mehr als nur drei Kilo Fett pro Monat verbrennen wollen, dann machen Sie Nordic Walking.

Sie können auch Läufer oder Triathlet werden

Das gilt für Sie als Normalmensch, als Einsteiger. Als leider noch Übergewichtiger. Sind Sie schon etwas schlanker geworden, fitter geworden, dann dürfen Sie ruhig entweder als Nordic-Walking-Experte mit unglaublichem Tempo durch die Welt düsen – oder aber das Joggen beginnen. Das Rennen. Das tägliche Laufen. Das die Seele streichelt und die Glückshormone kullern lässt. Das Sie süchtig macht. Das Sie unweigerlich zum Marathon hinführen wird, zu einem unerhörten, glückhaften Fest der Seele.

Und wenn Ihnen das zu langweilig, zu monoton ist, dann machen Sie es einfach wie ich. Werden Sie Triathlet. Nein, nein, bitte nicht zurückzucken. Triathlon ist etwas sehr Einfaches, sehr Kindliches, Verspieltes, Vernünftiges. Oder sind Sie als sechsjähriges Kind etwa nicht mit dem Fahrrad ins Schwimmbad gefahren, sind dort geschwommen und auf der Liegewiese herumgerannt? Sehen Sie, das ist Triathlon. Kann jeder von uns. Dann würden Sie nämlich verschiedenste Muskelgruppen jeweils nicht allzu lange anstrengen, nicht überfordern – und hätten Abwechslung, die Freude bereitet.

Bewegung macht den Enzymen Hunger auf mehr

Der Sinn all dieser Bewegungsformen ist klar: Sie sollen Ihren Kalorienverbrauch erhöhen, den Stoffwechsel anheizen, die Enzyme auf Trab bringen. Wer mäßig Nordic walked, erhöht seine 100 Sesselhockerkalorien pro Stunde auf etwa 300 Kalorien. Beim richtigen Joggen und gekonnten Nordic Walking erhöhen Sie den Verbrauch auf 600 Kalorien pro Stunde. Sie versechsfachen also den Energieumsatz, Sie versechsfachen die Fettverbrennung. Wenigstens in der Stunde, in der Sie unterwegs sind. Macht 30 Stunden im Monat – mit sechsfacher Fettverbrennung. So, und nun noch ein weiterer Trick: Mehr Muskeln heißt mehr Masse, die Fett verbrennt. Dafür schaffen Sie sich den idealen Muskel – groß und kräftig mit einem durch Ausdauer geölten Stoffwechsel. Dann gibt's noch den Nachbrenneffekt, Fettverbrennung beim Faulenzen. Dazu später mehr. Das Prinzip leuchtet ein. Bewege dich, treibe Sport, erhöhe den Kalorienverbrauch und damit die Fettverbrennung. Beschleunige so die Enzymrevolution in deinem Körper, weil du mehr Kraftwerke zwingst, härter zu arbeiten, schneller Fett zu verbrennen.

small talk

Die kleine Lüge von der reinen Fettverbrennung

Wenn ich hier schreibe vom 100-Prozentler, 100-prozentiger Fettverbrennung, ist das natürlich ein wenig vereinfacht. Der Muskel bedient sich immer aus beiden Tankschläuchen. Zucker und Fett.
Nur: Den einen benutzt er mehr, den anderen weniger. Sie haben auch immer etwas Zucker im Blut, auch morgens, nüchtern, sonst würden Sie Sternchen sehen, Schlangenlinien laufen, sich am Wegesrand niedersetzen. Denn der Muskel braucht, um Fett zu verbrennen, auch immer ein bisschen Zucker. Um Fettmoleküle in den Zitronensäurezyklus einzuschleusen und sie zu verstoffwechseln, sind immer ein paar Zuckermolekülchen nötig. Deswegen gibt es die süßen Tränken beim Marathon oder der Tour de France. Die einen mit kleinen Portionen Kohlenhydraten versorgen, damit man nicht zusammenklappt. Übrigens: Manch einer, der einen schlecht laufenden Fettstoffwechsel hat, rettete sich von Zuckerstation zu Zuckerstation.
Fazit: Der Körper lernt durch die Enzymrevolution, seine Zuckervorräte sparsam zu gebrauchen. Genauso wie der Leistungssportler durch stundenlanges, langsames Fettstoffwechseltraining seinem Körper beibringt, die Kohlenhydratspeicher zu vergrößern und zu schonen, damit sie möglichst lange den Fettstoffwechsel unterstützen können – und für Höchstleistung zur Verfügung stehen.

Mutieren Sie vom Zwei- zum Zwölfzylinder

Und noch etwas passiert, wenn Sie sich täglich bewegen, Nordic walken, laufen: Der Körper spürt, was Sie von ihm wollen, die Körperzellen merken, der will mehr von uns und ... sie passen sich an. Sie adaptieren sich. Das, was jetzt folgt, war für mich immer eine kleine Sensation. Die Tatsache nämlich, dass sich jetzt, wenn Sie sich körperlich anstrengen, die Anzahl der Kraftwerke in den Zellen, in den Muskelzellen, vermehrt. Die wollen eben mithalten, die wollen den Anforderungen, die Sie an die Muskelzelle stellen, gerecht werden. Sie bekommen mehr Kraftwerke. Erst werden die kleinen Dinger, die jetzt fettfressenden Monster, größer, und dann werden sie mehr. Sechsmal mehr scheint das Optimum zu sein. In der Sprache der Wissenschaftler: Der Energieumsatz steigt um den Faktor sechs. Oder: Das Mitochondriengewicht steigt um den Faktor sechs. Diesen Vorgang nenne ich »vom Zweizylinder zum Zwölfzylinder«.

Wissen Sie, was das praktisch heißt? Im Alltag? Das bedeutet: mehr Lebensenergie. Denn in diesen Kraftwerken wird durch Verbrennung Lebensenergie hergestellt. Sie werden plötzlich vital. Sie springen morgens aus dem Bett und freuen sich. Sie greifen die Arbeit am Schreibtisch mit Elan an. Sie werden ... ein neuer Mensch. Sie sehen, dass die Enzymrevolution nicht nur mit Fett und Gewicht zu tun hat, sondern mit viel mehr Lebensqualität, mit Lifestyle.

Der neue Körper kann ruhig genießen

Nach vier bis acht Wochen dürfen Sie dann wieder genießen: die frisch gebackene Kartoffel in Sauerrahm oder Crème fraîche. Pasta mit einer delikaten Sauce. Reis mit ein paar Butterflöckchen, angebräunt. Oder eben das knusprige Frühstücksbrötchen, das Brioche, noch warm ... Stimmt: Kohlenhydrate schmecken. Leider stimmt auch: Kohlenhydrate bringen uns um. Eine reine Mengenfrage. Und leider isst ja nicht unser Gehirn, sondern unser Bauch. Also wird die Menge, weil es schmeckt, leider immer ungesund viel sein.

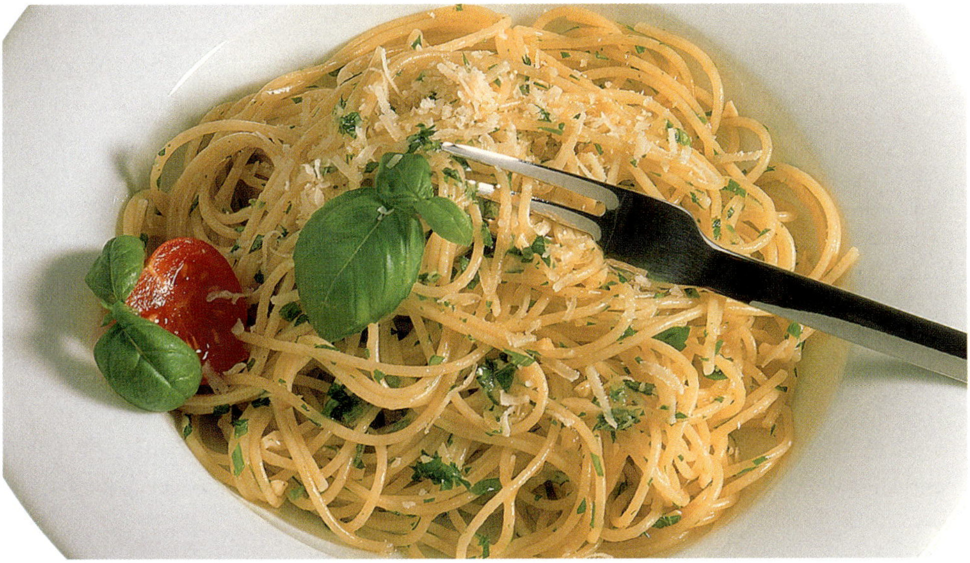

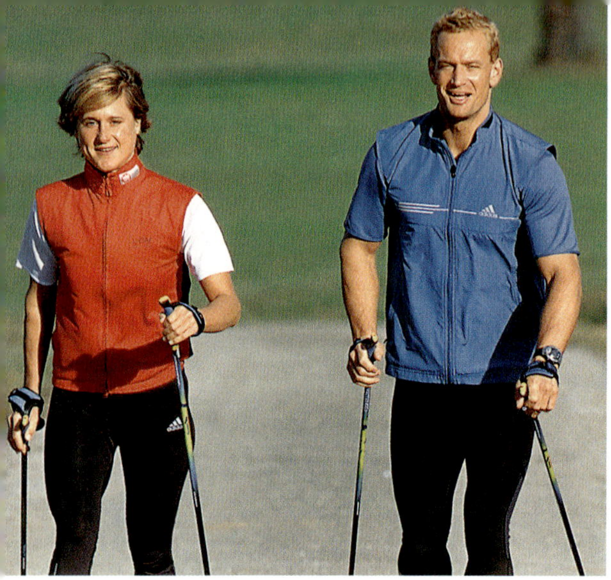

Der Ausweg? Ganz einfach: Schaffen Sie sich einen neuen Körper. Schaffen Sie sich einen neuen Stoffwechsel. Einen Stoffwechsel, der mit Kohlenhydraten in der von Ihnen gewünschten Menge fertig wird. Der sie verarbeitet, verbrennt.

Sie wissen, dass das geht: Denken Sie mal kurz über einen Landarbeiter auf dem Feld nach. Der elf Stunden hart auf dem Feld schuftet. Der hat kein Problem mit zu viel Brot oder Kartoffeln. Ganz sicher nicht. Denken Sie einmal über einen Bauarbeiter nach, der den ganzen Tag Steine schleppt. Der hat mit Kohlenhydraten wirklich kein Problem. Oder mit einem Fußballspieler der Nationalmannschaft, der täglich trainieren darf. Sie kennen deren Figur: schlank, rank, muskulös. Die vertragen Nudeln bis zum Abwinken.

Aber nicht Sie. Sie sitzen im Zweifelsfall viel am Schreibtisch. Sie müssen geschickt vorgehen. Sie müssen sich einen Stoffwechsel schaffen, der es Ihnen erlaubt, Ihren Genüssen nachzugehen.

Und diesen Stoffwechsel kann man sich basteln. In wenigen Wochen. Weil Sie in dieser Zeit ein bewegter Mensch werden. Also ein bisschen vom Geheimnis der Sportler, der Bauarbeiter, der Landarbeiter in Ihr tägliches Leben einbauen: Bewegung, deutlich mehr Bewegung.

Erfreulicherweise war dies ja eine ganz neue Erkenntnis der Deutschen Gesellschaft für Ernährung, die in ihren allerneuesten Richtlinien, Punkt 10 (Seite 31), auch die Bewegung mit aufgenommen hat. Das ist tatsächlich bemerkenswert für eine Ernährungsgesellschaft. Denken Sie kurz einmal darüber nach. Und dann beschäftigen Sie sich mit dem zweiten Tatort: Ihrem Muskel.

Weshalb ist Bewegung so entscheidend?

Aus zwei Gründen: Vordergründig und jedem sofort einleuchtend beschleunigt Bewegung, beschleunigt Sport den Vorgang der Umpolung der Mitochondrien, des Umpolens der Enzymkaskaden, die jeden Stoffwechselvorgang begleiten. Bewegung beim richtigen Puls nämlich fordert die Muskelzellen, fordert die Mitochondrien, mehr Energie zu erzeugen und damit auch mehr zu verbrauchen. Bedeutet praktisch, dass durch die Bewegung schneller und mehr Fett verbrannt wird, wenn erst einmal von der Enzymkaskade Zucker umgepolt wurde auf die Enzymkaskade Fett.

Tatsächlich, und das ist der zweite Grund, ist ein Leben in Bewegung, mit Sport beim richtigen Puls, die einzige Möglichkeit für den Menschen, nicht in alle Zukunft ganz strikt auf Kohlenhydrate verzichten zu müssen, solange er abnehmen möchte. Das kann bei massivem Übergewicht ja Jahre dauern. Darum noch einmal: Abnehmen tut jemand mit massivem Übergewicht nur, wenn er auf Kohlenhydrate völlig verzichtet. Wenn er dann Sport ins Leben integriert, erhöht sich der Grundumsatz, erhöht sich der Kalorienverbrauch – und das erlaubt ihm, ganz langsam wieder Kohlenhydrate ins tägliche Leben einzubringen. Erlaubt mehr Genuss. Denn durch den Sport, durch den Kalorienmehrverbrauch werden die für die Umpolung, für die Enzymrevolution so schädlichen Kohlenhydrate einfach verbrannt. Im Muskel.

small talk

Kennen Sie Ihren Energiehaushalt?

Die Maßeinheit für Energie ist die Kalorie. Wenn Sie viel Energie, also Kalorien in Form von Kohlenhydraten, Fetten und Eiweiß, in sich hineinschaufeln und im Muskel wenige Kalorien verbrennen, speichert Ihr Körper die aufgenommene Energie. Sie werden dick und träge. Das bedeutet: Ihre Energiebilanz ist positiv.
Kennen Sie Ihre Energiebilanz? Sind Sie im guten Soll oder im schlechten Haben? Ihr gesamter Energiebedarf setzt sich aus dem Grund- und dem Leistungsumsatz zusammen.

Ihr Grundumsatz: Sie liegen faul herum, und trotzdem erzeugt Ihr Körper Energie, verbrennt Kalorien. Dann spricht der Wissenschaftler vom Grundumsatz (GU). Das ist diejenige Energiemenge, die nötig ist, um die Körperfunktionen in Ruhe aufrecht zu erhalten, wie zum Beispiel Denken, Organaktivität, Herzschlag, Atmung und Temperaturregulierung.
Die Höhe des GU hängt ab von der Muskelmasse, von den Genen, vom Alter, dem Geschlecht und dem Hormonstatus. Den Grundumsatz können Sie mit folgenden Formeln grob berechnen:

- Männer: GU [kcal/24 h] = 66,47 + 13,7 x Körpergewicht [kg] + 5 x Körpergröße [cm] – 6,8 x Alter [Jahre]
- Frauen: GU [kcal/24 h] = 655,1 + 9,6 x Körpergewicht [kg] + 1,8 x Körpergröße [cm] – 4,7 x Alter [Jahre]

Der Grundumsatz nimmt mit 50 bis 70 % den Löwenanteil an der Gesamtenergiebilanz ein. Auf den kommt es also wirklich an. Und wenn Sie den erhöhen, verbrennen Sie mehr Kalorien – in Ruhe! Beim Nichtstun!

Ihr Leistungsumsatz: Der zusätzliche Energieaufwand, den Sie haben, wenn Sie sich bewegen, sitzen, stehen, essen und verdauen, ist Ihr Leistungsumsatz.
Auch dafür gibt es wieder eine recht einfache Rechenformel, den sogenannten PAL-Wert (physical activity level). Man kann den Leistungsumsatz wie folgt berechnen: Für leichte körperliche Aktivität multiplizieren Sie Ihren GU (siehe oben) mit 0,5 – was sinnvoll ist, außer Sie sind Bauarbeiter o. Ä. Für mittelschwere körperliche Aktivität gilt: GU x 0,8; für schwere körperliche Aktivität: GU x 1,2.
Wenn Sie nun den Grund- und den Leistungsumsatz zusammenzählen, haben Sie Ihren täglichen ungefähren Kalorienverbrauch.

- Ein Beispiel für einen 1,70 Meter hohen, 50-jährigen 100-Kilo-Mann und Schreibtischtäter: GU [kcal/24 h] = 66,47 + 13,7 x 100 [kg] + 5 x 170 [cm] – 6,8 x 50 [Jahre] = 66,47 + 1370 + 850 – 340 = 1944.

Energiebedarf pro Tag = GU x 0,5 + GU = 0,5 x 1946 + 1946 = 2920 kcal.
Wenn dieser Mensch nun 400 Kilokalorien weniger aufnimmt, verlängert er über aktive Enzyme sein Leben ... rein theoretisch. Sie wissen: Das ist eine reine Formel. Und meine Formel heißt: Es gibt keine Formel für alle. Wichtig ist das individuelle Körpergefühl.

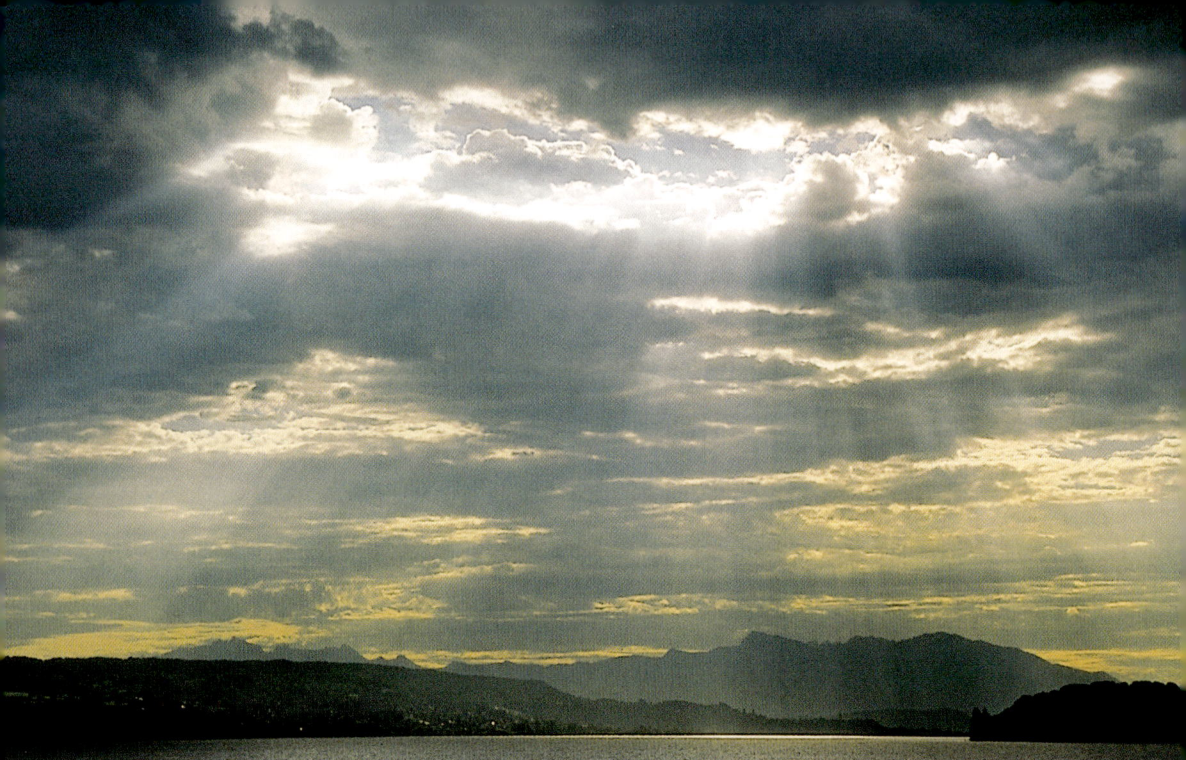

Fettverbrennung kann man messen

US-Wissenschaftler haben herausgefunden: Dicke tragen mehr zum Treibhauseffekt bei als andere. Wenn das stimmt, sage ich: Herzlichen Dank für diesen wunderbaren Oktober, lieber Reiner Calmund. »Am größten ist das Ozonloch angeblich über Bad Tölz …«, scherzte Harald Schmidt einst so unnachahmlich in seiner Late-Night-Show.

Diskriminierung? Nö. Dahinter steckt ein Naturgesetz. Dicke Menschen sind Kohlenhydratverbrenner. Leben vom Zucker. Atmen deshalb mehr CO_2 aus als Fettverbrenner, als schlankere Menschen. Das kann man messen. In der Arztpraxis.

Wussten Sie das? Man kann ganz leicht messen, ob jemand eher Zucker verbrennt – und deswegen sein Fett behält – oder ob er eher Fett verbrennt und deswegen schlank ist. Das ist für viele von Ihnen neu – und so wichtig: Diese Messung heißt Spiro(ergo)metrie, die Messung des Respiratorischen Quotienten (RQ) oder, wenn Sie so wollen: des Treibhauseffekts.

Spiroergometrie deckt alles auf

Ein Blick in die Körperzelle: In jeder Körperzelle wird Energie umgesetzt. Das funktioniert, indem die kleinen Kraftwerke namens Mitochondrien entweder Fett verbrennen oder Kohlenhydrate oder beides. Dazu braucht es Sauerstoff wie bei jedem Kaminfeuer.

Also atmet der Körper Sauerstoff (O_2) ein, der wird mit dem Blut zu den Zellen transportiert, zu den Mitochondrien. Die verbrauchen Sauerstoff, um Zucker und Fette zur Energiegewinnung zu verbrennen. Als Abfallprodukte bleiben Wasser und Kohlendioxid (CO_2) übrig. Kohlendioxid atmen Sie aus. Und natürlich auch den nicht verwerteten Sauerstoff.

Jetzt kommt's: Verbrennt die Zelle Zucker, wird gerade so viel Sauerstoff verwertet, wie CO_2 wieder ausgeatmet wird. Verbrennt die Zelle dagegen Fett, wird deutlich mehr O_2 aufgenommen. Da sie zur Fettverbrennung mehr Sauerstoff benötigt. Und genau diese zwei Gase misst man bei der Spiroergometrie: Sie atmen über ein Mundstück oder eine Atemmaske, die über einen Schlauch mit der Messapparatur verbunden ist, sodass aus der ein- und ausgeatmeten Luft Atemzug für Atemzug die Differenz der Konzentration der beiden Gase gemessen werden kann.

Zur Vereinfachung dividiert man das ausgeatmete CO_2 durch das aufgenommene O_2. Ist dieser sogenannte Respiratorische Quotient 1,0, heißt das, der Körper verbrennt Zucker. Ist dieser Quotient 0,7, man misst also mehr CO_2 als O_2, bedeutet es, dass der Körper gerade Fett verbrennt.

Maß für Fettenzyme – Respiratorischer Quotient (RQ)

Ein dicker Mensch kommt in die Praxis. Man misst seinen RQ = 1,0 in Ruhe und auf dem Fahrrad unter steigender Belastung. 1,0? Kein Wunder: Ein kopfarbeitender Kohlenhydratesser. Der Körper hat sich daran gewöhnt. Er hat keine fettabbauenden Enzyme mehr, der Mensch kann nur Zucker verbrennen, auch wenn er schneller als Schneckentempo langsam geht oder joggt. Der müsste sich erst wieder Fettenzyme züchten. Und das geht. Davon handelt dieses Buch ja schließlich.

Anhand der Atemgase O_2 und CO_2 kann man also genau bestimmen, wie viel Fette und wie viel Zucker der Körper in Ruhe und auf jeder Belastungsstufe verbrennt.

- Wird Zucker verbrannt, ist die Menge an aufgenommenem O_2 und ausgeatmetem CO_2 genau gleich groß. Der Quotient aus ausgeatmetem CO_2/aufgenommenem O_2 ist demnach 1,0.
- Wird Fett verbrannt, braucht der Körper mehr Sauerstoff. Er nimmt mehr Sauerstoff auf, als er CO_2 ausatmet. Der Quotient CO_2/O_2 wird kleiner. Bei reiner Fettverbrennung ist er 0,7.

Der RQ gibt also Auskunft, wie viel fettverbrennende Enzyme in Ihrem Körper arbeiten, wie gut der Fettstoffwechsel trainiert ist. Und trainieren können Sie den … ganz leicht!

small talk

Der Grenzpuls und die Fettverbrennung

Wird bei der Spiroergometrie die Belastung langsam gesteigert, kann man anhand des Respiratorischen Quotienten denjenigen Pulsbereich feststellen, bei dem man, sich bewegend, am meisten Fett verbrennt. Und man kann die individuelle Schwelle bestimmen, ab der das Fett liegen bleibt. Nämlich am Grenzpuls. Dort, bei und über diesem wichtigen Puls, an und über der sogenannten anaeroben Schwelle, strengen Sie sich so an, dass nicht mehr genug Sauerstoff zum Muskel kommt. Der kann ohne Sauerstoff aber gar kein Fett verbrennen. Er bedient sich nur noch aus dem Zuckertank. So können Sie Ihren Grenzpuls exakt bestimmen lassen – den brauchen Sie für ein bewegtes Leben. Denn das stimmt immer: Oberhalb eines bestimmten Pulses steigt der RQ auf 1,0, d. h., dann verbrennt der Mensch nur noch Zucker. Das gilt immer.

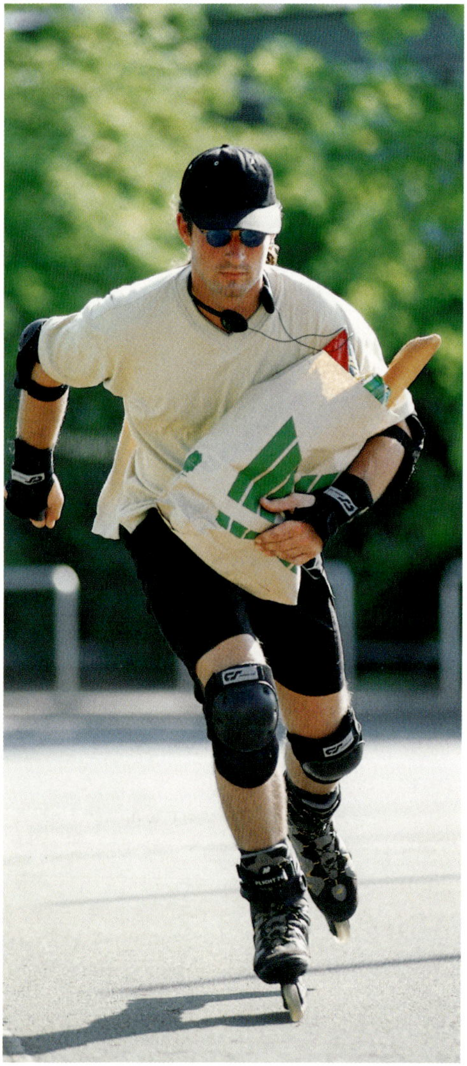

Diese Kurven machen Kurven

Es gibt zwei grundsätzliche Zucker-Fett-Verbrennungsverläufe. Die Kurve des normalen, völlig untrainierten Menschen und die Kurve des regelmäßigen Sporttreibers, des Joggers, des Fitnessstudiogängers.

Kurve 1 – der fitte Kohlenhydratesser

Beginnen wir bei fitten Menschen. Wenn die sich hauptsächlich von Kohlenhydraten ernähren, wie das meist der Fall ist, sind auch die Zuckerverbrenner. Die haben in Ruhe einen RQ von 0,9, 0,95 oder sogar 1, sind also fast reine Zuckerverbrenner, haben allenfalls 20 oder 30 % fettverbrennende Enzyme. In Ruhe. Auf dem Sofa.

Wenn die Menschen nun Sport treiben, sich belasten, die Treppe hochrennen, etwas tun, in der Hoffnung, schlank zu werden, ändert sich an dieser Zahl nichts: Sie haben weiterhin 20 bis 30 % fettverbrennende Enzyme. Sie verbrennen zwar mehr Energie durch das Laufen, aber der Anteil, der Fettanteil bleibt gleich – enttäuschend tief. Dieser Verlauf bleibt gleich bis zur anaeroben Schwelle. Bis knapp zum Grenzpuls verbrennen die Menschen unverändert 20 bis 30 % (oft auch nur 0 %) Fett. Von einer freilich höheren Kalorienmenge pro Stunde.

small talk

Auch fitte Menschen verbrennen wenig Fett, wenn ...

Auch der fitte Mensch, der viele Kohlenhydrate isst, hat nur 30 % Fettenzyme. Er kann sich zwar mehr belasten, kann schneller rennen, bevor seinen Fettenzymen die Luft ausgeht, der Muskel auf Zuckerenergie umstellt, er kann mehr Kalorien verbrennen – aber viel Fett ist das dann unterm Strich auch nicht. Wenn seine Muskeln joggend in einer Stunde 800 Kilokalorien verbrauchen, bedeuten 30 % Fett 240 Kilokalorien, in gewichtigen Zahlen: 26,7 Gramm.

Kurve 2 – der normale Mensch, ein untrainierter Kohlenhydratesser

Erschreckend! Auch hier findet man in der Regel in Ruhe 20 bis 30 % fettverbrennende Enzyme. Jetzt kommt der Unterschied: Sobald diese Menschen vom Sessel aufstehen und umhergehen, sich mit der Leistung einer Glühbirne, sich mit 40 Watt fortbewegen, also mit schier nichts, sinkt diese Zahl schon. Der Körper fühlt sich schon ein bisschen sauerstoffärmer, fühlt sich so belastet wie ein sportlicher Mensch in der Nähe des Grenzpulses: Der RQ steigt also bei leisester Belastung schon von 0,8 auf 0,85. Das bedeutet: Die Anzahl der fettverbrennenden Enzyme fällt von 30 auf 15 %. Und so geht's weiter: Belastet sich der Mensch ein bisschen mehr, geht er also die Treppe zügig hoch, mit 80 Watt, treffen die meisten Menschen schon auf ihre anaerobe Schwelle. Verbrennen bereits nur noch Zucker.

Das bedeutet praktisch: Die Treppe bringt nichts. Im täglichen Leben, im Alltag, beim Umhergehen, bei leichter Anstrengung sind fast alle untrainierten Menschen im reinen Zuckerstoffwechsel. Von wegen: Geh doch mal die Treppe hoch, statt den Aufzug zu benutzen. Rein theoretische Vorschläge, Kopfgeburten.

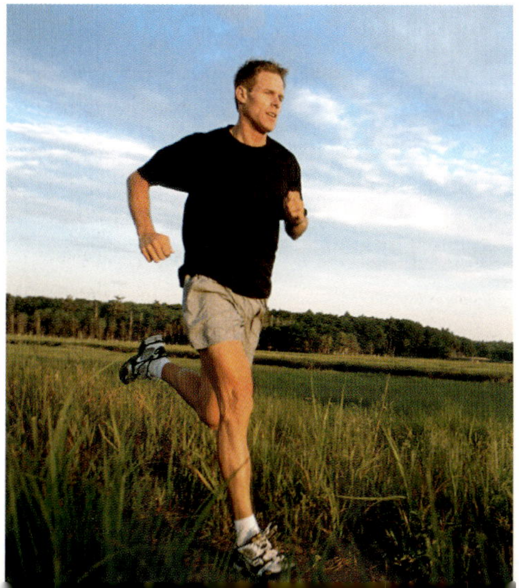

small talk

Dem Fett an den Kragen

Erst die Verringerung der Kohlenhydratzufuhr, des Effekts wegen am Anfang auf Null, erst die bringt ein Umpolen des Körpers auf Fettverbrennung. Und Bewegung ist – erst dann! – ein hilfreiches Verstärken des Effekts. Essen Sie eine Woche lang keine Kohlenhydrate. Beginnen Sie dann, sich zu bewegen, bei gedrosseltem Kohlenhydratkonsum. Nach vier Wochen verbrennen Sie Fett.

Kein Mensch hat das mal nachgemessen. Wissen Sie, an was mich das erinnert? An Newton, an Einstein, aber besonders an Feynman, mein physikalisches Idol. Der gesagt hat: Wissenschaft ist nur das, was man persönlich erfahren oder nachgemessen hat.

Gerade das Beispiel mit reiner Zuckerverbrennung schon bei 80 Watt, also beim raschen Treppensteigen, zeigt, wo bisher der Hase im Pfeffer lag: Wir glaubten, dass Bewegung Fett verbrennt. Ein Irrtum. Man muss dem Muskel erst den Kohlenhydrathahn zudrehen, Fettenzyme zum Arbeiten zwingen – dann verbrennt das Fett auf der Treppe, im Wald, auf dem Sofa.

Marathon ist Enzymrevolution

Wussten Sie eigentlich, dass diese wissenschaftlich überzeugende Form einer Diät, die Enzymrevolution, das Umpolen der Körperzellen von Zucker- auf Fettverbrennung, in Deutschland schon längst eine Massenbewegung ist? Von zig

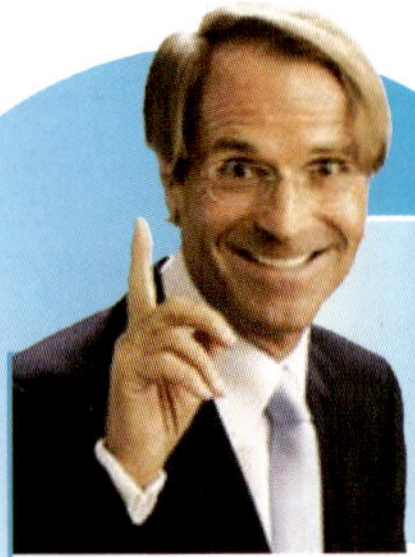

AUS MEINER PRAXIS

Kohlenhydrat-leer zum 100-Prozentler

Ich wollte auch mehr Fettverbrennungsenzyme. Wie habe ich das gemacht? Sie wissen ja, ich bin einfach mal fast jeden Tag fünf Stunden Fahrrad gefahren, volles Tempo, und war nach zwei Stunden, wie das Lehrbuch es voraussagt, leer. Kohlenhydratleer. An der Grenze zum Unterzucker. Und bin dann weitergefahren mit Eiweiß in der Flasche. Warum Eiweiß? Weil der Körper zwar mit der Fettverbrennung gezwungenermaßen anfängt, aber gleichzeitig versucht er, sich Kohlenhydrate zu produzieren – aus Eiweiß. Aus Alanin. Aus Muskeleiweiß. Das verhindert man, indem man Eiweiß von außen zuführt. So hatte ich von den fünf Stunden täglich die letzten drei Stunden reines Fettverbrennungstraining. Und wurde in wenigen Wochen zum 100-Prozentler. Zu einem Menschen mit 100 % fettverbrennenden Enzymen. Sagt jedenfalls die Spirometrie. Das war wirklich eine Enzymrevolution in meinem eigenen Körper. Nein, das müssen Sie nicht nachmachen. Ja, Sie dürfen aber ...

Tausenden regelmäßig am Wochenende betrieben wird? Freilich – ohne dass sie es wissen. Ungeübt, untrainiert versuchen sie, ihre kleinen Fettfressmonster zu zwingen, sich von der bequemen Zuckerverbrennung auf die unbequeme Fettverbrennung umzustellen. Ahnen Sie, was ich meine? Ja freilich – die Marathonläufer.

Sicherlich haben Sie solchen Menschen schon einmal zugehört, wenn sie vom Marathon reden. Fast immer ist die Rede von etwas ganz Grauslichem. Dem sogenannten Mann mit dem Hammer. Der Mauer, gegen die man anrennt bei Kilometer 32. Dann, so sagen sie, würde der Marathon erst beginnen. Vorher sei das ja ein Kinderspiel.

Nach zwei Stunden ist ein Tank leer

Erfahrungsgemäß nämlich sind die Kohlenhydratvorräte im Laufmuskel etwa bei Kilometer 32, etwa nach guten zwei Stunden, erschöpft. Relativ schlagartig. Und dann stehen die Muskelzellen dumm da. Die haben keine Energie mehr. Die müssen jetzt plötzlich, wenn sie überleben wollen, auf Fettverbrennung umstellen. Bloß – das können die ja noch gar nicht. Das haben die noch nie geübt. Man überfällt die einfach. Und nicht etwa, wie wir das mit Ihnen tun, in Ruhe, im Lesesessel, sondern unter Volldampf. Bei Höchstleistung. Wenn der Körper nicht 100 Kilokalorien pro Stunde, sondern 600 bis 800 Kilokalorien pro Stunde umsetzt. Dann sollen die armen kleinen Fettfressmonster plötzlich etwas Ungewohntes, völlig Neues schlagartig hervorragend können?

Das können die nicht. Das können vielleicht ein paar. Ein kleiner Teil der Mitochondrien. Und das merkt der Läufer. Schlagartig wird er langsamer. Schlagartig fällt ihm alles schwer. Was gerade noch leichtfüßig vor sich ging, wird jetzt mühsames, schmerzhaftes Herumtapsen. Und diese wenigen, willigen Mitochondrien müssen jetzt auch noch mit 10 % mehr Sauerstoff versorgt werden. Das fordert ja die Fettverbrennung. Sauerstoff, den der Läufer gar nicht mehr hat. Er wird noch mühsamer atmen und noch langsamer werden. Und von jetzt ab nur noch mit Willenskraft dem Ziel zustreben.

Kohlenhydratleer heißt das Geheimnis für Erfolg

Das Trainingsgeheimnis der Weltbesten, der Weltmeister im Marathon lautet völlig logisch: »Ich trainiere häufig die letzten sieben Kilometer!« Die meinen damit: erst die Muskulatur völlig kohlenhydratleer machen, dann sieben Kilometer rennen. Genau. Das ist die Enzymrevolution. Das haben die geübt, und das sollte jeder Dicke Deutschlands – natürlich bequem sitzend – üben. Diese Umstellung von Zucker- auf Fettverbrennung. Sie haben zwei Möglichkeiten: Dafür können Sie den Kohlenhydrathahn zudrehen oder die Kohlenhydrattanks leertrainieren.

Aus dem Marathonbeispiel lernen wir, dass das auch funktioniert. Dass der Körper einen wirklich versteht. Wenn man den Mund aufmacht. Wenn man ihm sagt, was man möchte. Und zwar knallhart. Null Kohlenhydrate – dann muss er Fett verbrennen. Dann tut er es auch, wie jeder von den Marathonläufern beweist. Denn sonst würden die ja ganz stehen bleiben bei Kilometer 32.

Wir machen das klüger. Wir überfallen unseren Körper nicht mit der Enzymrevolution. Wir gewöhnen ihn langsam und lieb daran. Wir verzichten eine Zeit lang auf Kohlenhydrate und schaffen uns in drei Stufen den Muskel mit den richtigen Enzymkaskaden. In der ersten Woche gehen wir nur gemütlich spazieren – und drehen den Kohlenhydrattank einfach ab. Dann schaffen wir uns über Bewegung einen neuen Körper, der schon bei den ersten Schritten Fett verbrennt.

Die Enzymrevolution ist also auch ein höchst wertvolles Trainingsmittel für Marathonläufer. Klar geworden? Und jetzt verstehen Sie endlich auch, warum das Märchen von den Nudeln, die der Sportler unbedingt braucht, tagein, tagaus, wirklich ein Märchen ist. Das mag für den Kraftsportler oder für den Sprinter stimmen. Aber doch nicht für Ausdauerläufer. Und Sie verstehen plötzlich, warum die Olympiateilnehmer in Athen, also immerhin 11 000 Athleten, neben 270 Tonnen Obst und Gemüse zwar 210 Tonnen Fisch und Fleisch, aber nur 12 Tonnen Nudeln verzehrt haben. Die wissen Bescheid. Wir Kreisklassensportler glauben weiter an die Kraft der Nudel.

Denn – überlegen Sie mal: Wenn man zum Beispiel eine Woche oder einen Monat lang keine Kohlenhydrate essen soll, was denn dann? Na, da dürfen Sie selbst nachdenken. Siehe oben die Verzehrliste der Olympioniken.

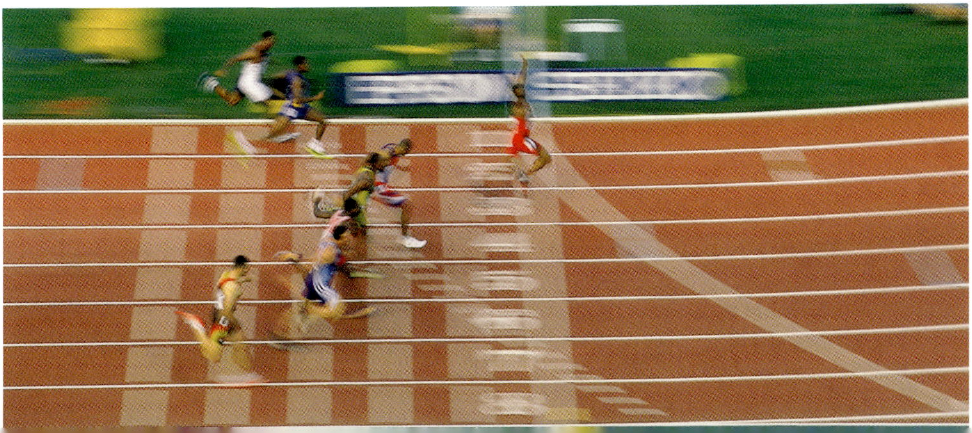

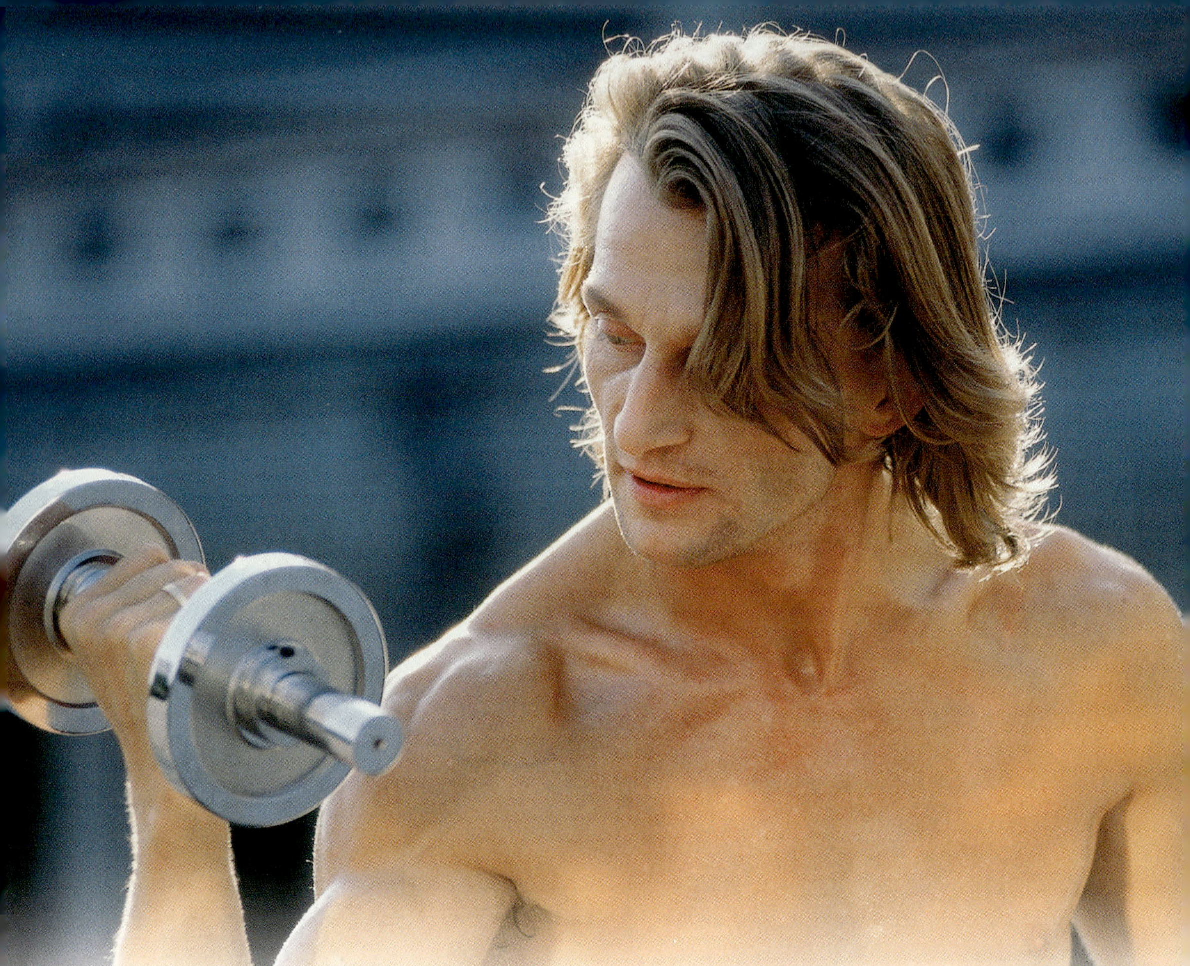

Ein tiefer Blick in den Muskel

Insgesamt haben Sie etwa 400 bis 600 Muskeln. »Etwa« deshalb, weil in der Literatur manche Muskelgruppen zu einem Muskel zusammengefasst werden. Diese Muskeln koordinieren Ihre Bewegung, ob Sie sich in der Hängematte umdrehen oder auf dem Eis Pirouetten drehen. Auch wenn Sie sitzen oder liegen, sind Muskeln aktiv, die in steter Kleinarbeit die Haltung kontrollieren. Muskeln sind das A und O jeder Bewegung, auch wenn sie noch so klein ist. Selbst wenn wir unser müdestes Lächeln aufsetzen oder die Stirn runzeln, sind daran bereits über 40 Muskeln beteiligt. Allein die Augenmuskeln bewegen sich über 100 000-mal am Tag.

Muskeln hat man immer gleich viel. Nur leider hapert's oft an der Masse. Die Muskelmasse macht bei der Frau etwa 25 bis 35 % des Körpergewichts aus, beim Mann 40 bis 50 %. Ein gesunder kraftvoller Körper besteht also nahezu zur Hälfte aus Muskelmasse. Ein kranker, müder Körper besteht dagegen zu 30 % und mehr aus Fett.

Lauter kleine Energiekabel

Wenn Sie Lust haben, dann kommen Sie kurz mit auf die Schulbank. Ein bisschen Biologie: Ein typischer Muskel hat einen Muskelbauch, der zu beiden Seiten abnimmt und in eine Sehne mündet. Diese Sehnen sind an den Knochen festgeschweißt. Der Muskel zieht sich zusammen und entspannt wieder, wodurch sich Knochen aufeinander zubewegen. Für die Dehnung braucht es stets den Gegenspieler, den Antagonisten. Selbst die kleinste Bewegung ist in aller Regel das Teamwork von vielen Muskeln oder Muskelgruppen.

Der Skelettmuskel besteht aus einer Vielzahl von Untereinheiten. Zunächst wären da die Faserbündel, aus denen sich der Muskel zusammensetzt. Legt man sie unter ein Mikroskop, erkennt man, dass die Faserbündel aus weiteren Untereinheiten, den einzelnen Muskelfasern, bestehen.

Stellen Sie sich den Muskel als ein Kabel vor, in dem die einzelnen Fasern wie lauter kleine Energiekabel liegen. Jede Faser ist umgeben von einer Zellwand und enthält Mitochondrien – die Zellkraftwerke – und wiederum Hunderte kleine Energiekabel, die Myofibrillen. Diese sind wie bei einem Regenwurm wiederum aus lauter Kammern zusammengesetzt, aus Sarkomeren. Allein im Bizeps stecken zehn Millionen solcher Sarkomere. Der Sitz Ihrer Bewegungsmotoren. Die Sarkomere sind aus verschiedenen Eiweißen aufgebaut. Für die Kontraktion sind die beiden Eiweißfäden Aktin und Myosin verantwortlich. Am Myosin hängen lauter kleine Häkchen, die eine Querverbindung zum Aktin herstellen.

Das Tauziehen im Muskel

Schläft der Muskel, sind diese Myosinhäkchen krumm und hängen kraftlos am Aktineiweißfädchen. Wenn Sie den Muskel anspannen, öffnet sich die Querverbindung, streckt sich das Myosinhäkchen, greift ein Stück weiter am Aktinfädchen ein und krümmt seinen Haken. Das Sarkomer schrumpft und wird durch das Ineinanderschieben der Eiweißfädchen dicker. Dieses Tauziehen setzt sich bis zu 50-mal in der Sekunde fort. Sie spüren, wie der Muskel sich kontrahiert und dicker wird.

Das bringt den Muskel in Aktion

Das Gehirn schickt dem Muskel den Befehl: Spann dich mal an. Und zwar über Nervenbahnen. Eine Nervenbahn endet an mehreren Muskelzellen. Die reagieren auf ein elektrochemisches Signal mit Kontraktion. Liegen diese Nervenbahnen brach, weil man sie nicht benutzt, verenden sie. Aber man kann sie wieder wach küssen. Wie das Dornröschen. Auch nach jahrzehntelangem Schlaf. Mit Krafttraining.

small talk

Wie viel Muskelmasse haben Sie?

Das sagt Ihnen Ihre normale Waage nicht. Sie bildet nur Kilos ab, aber nicht, ob diese aus lästigen Fettmolekülen bestehen oder aus herrlicher Muskulatur. Eine dünne Person kann Übergewicht haben oder ein vermeintlich dicker Mensch von der Natur optimal ausstaffiert sein. Fett ist viel leichter als Muskulatur. Nie werde ich den Gesichtsausdruck eines Models vergessen, die in meinem Seminar erfuhr, dass sie bei schlanken 48 Kilo 42 % Körperfett herumschleppte. Sie hatte sich die Figur erhungert – auf Kosten der Muskeln. Allerdings kenne ich auch dynamische 90-Kilo-Brocken mit nur 10 % Fett – sie bestehen aus Muskeln. Das wahre Gewicht zeigt die Bioimpedanz-Analysewaage. Sie schickt über die Fußsohlen Leichtstrom durch den Körper und misst so die fettfreie Körpermasse – diese enthält mehr Wasser, hat also einen anderen elektrischen Widerstand. Allerdings: Einen Braten mit fetter Sauce sollten Sie dann nicht im Bauch haben. Der verfälscht das Ergebnis.

Schlankkapital Mitochondrien

Sie wollen Fett verbrennen. Also brauchen Sie auch viele fröhliche Mitochondrien, die Kraftwerke, in denen der Muskel Energie erzeugt. Eine untrainierte Muskelzelle sieht traurig aus. Schlapp, fahl, mit ganz wenigen kleinen Mitochondrien drin. Wenn Sie nun Ausdauertraining machen, trainieren Sie die langsam zuckenden Muskelfasern (siehe Kasten). Und da passiert dann etwas Herrliches: Sie röten sich, durch Myoglobin, das Sauerstofftransportschiffchen, die Mitochondrien wachsen und vermehren sich. Und mit ihnen die Aktivität der fettfressenden Enzyme, die in den kleinen Fettverbrennungsöfchen ihre Arbeit verrichten. Außerdem baut Ausdauertraining das Netz feiner Blutgefäße (Kapillaren) in unseren Muskeln aus, also die Straßen für den Sauerstofftransport.

Das nenne ich Enzymrevolution: Mehr Mitochondrien, mehr Myoglobin, mehr fettabbauende Enzyme und mehr Blutgefäße bedeuten, dass die Muskeln mehr Fett verbrennen. Denn das geht nur mithilfe von Sauerstoff.

ATP – das schnelle Futter

Die Streichhölzer des Muskels, der Muskelzelle, die energetische Währung, heißen ATP (Adenosintriphosphat). Damit das Tauziehen im Muskel stattfinden kann, verbraucht die Muskelzelle immer ein Streichholz. Der Vorrat reicht für sieben Sekunden. Für einen Sprintweltrekord, für das Stoßen von 200 Kilo. Würde dem Muskel der ATP-Vorrat ausgehen, wäre er so erschöpft, dass er nicht einmal mehr Hände schütteln könnte. Aber für Nachschub ist gesorgt. Der Tank wird stetig wieder aufgefüllt, durch die Ihnen mittlerweile bekannten Energievorräte des Körpers: Kohlenhydrate – also Zucker – und Fett.

Der ATP-Vorrat muss immer wieder aufgestockt werden, sonst wird der Muskel bretthart,

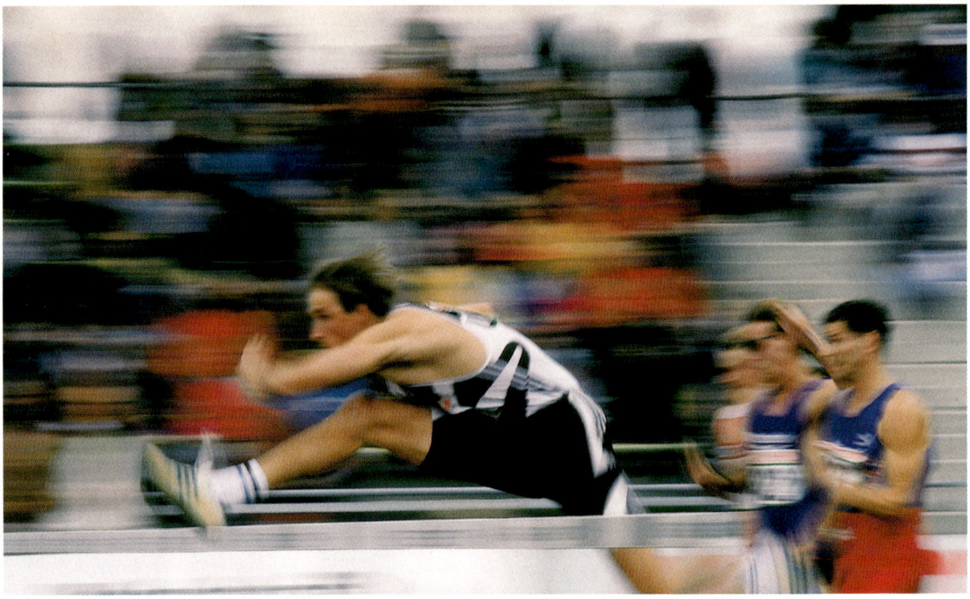

bewegungsunfähig. Kann sich weder entspannen noch anspannen. Der Muskel kann sein ATP aus Zucker und Fett gewinnen.

Die Fettverbrennung ist unglaublich effektiv. Sie findet nur mit Sauerstoff statt, das nennt man »aerob«. Und die Fettsäuren werden in den kleinen Fettverbrennungsöfchen, den Mitochondrien, die in der Muskelzelle wohnen, zu Energie umgewandelt. Kurz und gut: Fett verbrennen Sie, wenn die Lunge genug Sauerstoff aus der Luft filtert, das Blut genügend Sauerstoff transportiert und dann im Muskel davon genügend aufgenommen wird. Also wenn Sie sich nicht zu sehr anstrengen, wenn Sie nicht hecheln. Wenn Sie und Ihr Muskel genügend Sauerstoff zur Verfügung haben und wenn die Enzyme für die Fettverbrennung schon in Ihrem Körper wohnen. Ein einziges Fettmolekül füllt den Muskel übrigens mit rund 130 ATP-Molekülen.

small talk

Muskelfasertypen

Im jedem Muskel stecken schnelle und langsame Muskelfasern. Die einen ackern für die Kraft, die anderen für die Ausdauer. Doch wie viele wovon im Muskel wohnen, wird einem in die Wiege gelegt. Es gibt Muskeln, die mehr von der einen Sorte oder der anderen haben. So stecken im Bizeps zum Beispiel von Natur aus viele schnelle Fasern. In der Wade hingegen stecken viele langsame Fasern.

- Die *schnellen Typ-2-Fasern* oder auch weißen Muskelfasern können sich mit unglaublicher Kraft und rasender Geschwindigkeit kontrahieren. Für kurze Zeit, für einen Sprint oder das Wuchten von schweren Gewichten. Dabei entwickeln die Fasern einen gigantischen Appetit auf ATP-Moleküle, die sie ohne Sauerstoff herstellen: anaerob. Die weißen Muskelfasern sind Zuckerverwerter. Sie enthalten nur wenig Myoglobin, den roten Muskelfarbstoff, der den Sauerstoff in der Muskelzelle transportiert. Deswegen auch ihr Name »weiße Faser«. Nur ein paar Fettverbrennungsöfchen wohnen in ihnen. Sie verbrennen also vor allem Zucker, sind somit keine guten Ausdauergaranten. Doch für den Gelenkschutz und starke Knochen sind sie unentbehrlich.
- Die *langsamen Typ-1-Fasern,* auch bekannt als rote Fasern, zucken ganz langsam und bringen lange und anhaltend Energie. Viele langsame Muskelfasern sind das Grundkapital für Ausdauer. Diese Fasern sind zäh und wollen sich nicht so recht aufblasen lassen durch Krafttraining. Doch auch sie wachsen. Die roten Fasern stecken voller Mitochondrien, die mit Sauerstoff (aerob) Fett und Zucker verbrennen. Sie enthalten viel Myoglobin, das den nötigen Sauerstoff kurz speichert.

Von beiden Typen haben wir jeweils etwa 50 %. In der Regel. Es gibt wie immer Ausnahmen von der Regel, Menschen mit einem Verhältnis von 10 : 90 – sie sind von den Genen her schon ein Muskelpaket. Oder Menschen mit 90 : 10 – ideale Marathonläufer.

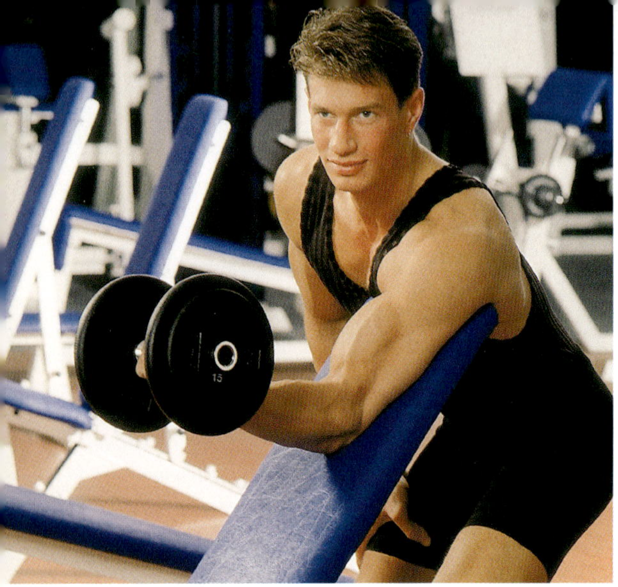

Wird die Belastung größer, die Hantel schwerer, der Lauf schneller, muss sich der Muskel anstrengen und schnell arbeiten, und er verbrennt Zucker, erst mal mit Sauerstoff. Also auch noch aerob. Das geht schneller und einfacher als die Fettverbrennung. Ein Zuckermolekül liefert so 39 ATP fürs Muskelkraftwerk. Für sehr hohe, kurze Belastungen arbeitet der Muskel superschnell, aber leider völlig unökonomisch. Er verbrennt Zucker ohne Sauerstoff (»anaerob«), schaltet auf die »Notverbrennung« um – und erntet dafür nur drei ATP.

Die limitierende Sache mit dem Laktat

Verbrennt der Muskel Zucker ohne Sauerstoff, heißt das immer: Der Muskel ist überfordert, muss zu schnell, zu hart arbeiten und hat deswegen zu wenig Sauerstoff. So kann der Muskel den »schnellen« Zucker nicht ganz verbrennen, ein Abfallprodukt bleibt übrig. Die Milchsäure, auch Laktat genannt. Die »langsamen« Fettsäuren rührt der Muskel nicht mehr an. Laktat ist wertvoll, denn es steckt viel Energie in ihm. Doch es macht den Muskel, wenn zu viel davon anfällt, auch sauer. So sauer, dass der Muskel nicht mehr arbeiten kann. Sich völlig fertig schlafen legt. Also auch hier macht es die Dosis.

Laktat haben Sie immer im Blut. Mal mehr, mal weniger. Selbst am Schreibtisch, auch beim Tanz mit dem Staubwedel. Doch Laktat wird, wenn der Muskel Zeit und Sauerstoff hat, weiter verbrannt zu purer Energie. Nur in Zeitnot und unter Sauerstoffmangel häuft sich Laktat im Muskel an. Es tritt ins Blut über. Der Muskel versucht so, den Laktatspiegel möglichst konstant zu halten. Wenn aber die Laktatkonzentration im Muskel und im Blut weiter ansteigt, also das Lauftempo hoch ist und wir zunehmend nach Luft schnappen, wird der Muskel immer saurer. Das würgt die Energieproduktion ab. Wir bleiben mit schweren, dicken und schmerzenden Beinen stehen. Wie lange das dauert, also wie schnell die Übersäue-

small talk

Die Welt ist ungerecht

Ein »normaler« Mensch füllt seine Fettdepots, wenn er seinem Körper mehr Energie zur Verfügung stellt, als er benötigt. Er speichert die überschüssige Energie für schlechte Zeiten. Manche Menschen können aber weit über ihren Energiebedarf hinaus essen und nehmen nicht zu. In ihrem Körper finden vermehrt sogenannte Leerzyklen (futile cycles) statt, Stoffwechselwege, die sehr viel Energie verbrauchen. Ein Beispiel: Glukose wird zu zwei Pyruvatmolekülen gespalten (Glykolyse), wodurch der Körper vier Mol ATP (Adenosintriphosphat), also Energie, tankt. Allerdings bastelt der Stoffwechsel in einem Leerzyklus im Anschluss an die Glykolyse die Zuckermoleküle wieder zusammen, wozu er acht Mol ATP verbraucht. Er verpulvert also vier Mol ATP.

rung fortschreitet, hängt vom Lauftempo und Ihrem Fitnesszustand ab.

Schlank, fit & gesund heißt aerob

Dort wo der Körper das Laktat in die Wüste schickt, dort wo Sie den Leistungskiller Laktat auf-, aber auch wieder abbauen können – dieser Punkt, an dem sich also Laktatanhäufung und -verwertung die Waage halten, heißt anaerobe Schwelle. Sie ist die Grenze zwischen dem aeroben und dem anaeroben Stoffwechsel. Und die ist unglaublich wichtig! Für jeden Abnehmer, jeden, der Gesundheit tanken will, jeden, der lange leben will, heißt das: Laufen Sie unter dieser anaeroben Schwelle, also im grünen Bereich. Und den roten Bereich sollten Sie meiden. Denn hier bremsen Sie die Fettverbrennung aus – und übersäuern. Mehr dazu auf Seite 131ff.

small talk

Muskelspiele

Jede Bewegung wird über die intramuskuläre und die intermuskuläre Koordination gesteuert. Beides ist gleichermaßen wichtig für eine harmonische Bewegung.

Intramuskuläre Koordination: Das Zusammenspiel zwischen Muskelzellen und Nerven innerhalb eines Muskels in der Bewegung.

Intermuskuläre Koordination: Teamwork verschiedener Muskeln für eine Bewegung. Durch Krafttraining lernt der Muskel, seine Muskelfasern zu aktivieren und anzuspannen, er wird kräftiger – und das Zusammenspiel der Muskeln verbessert sich. Einfach ausgedrückt: Sie gewinnen an Kraft, Alltagsbewegungen laufen wieder harmonischer ab.

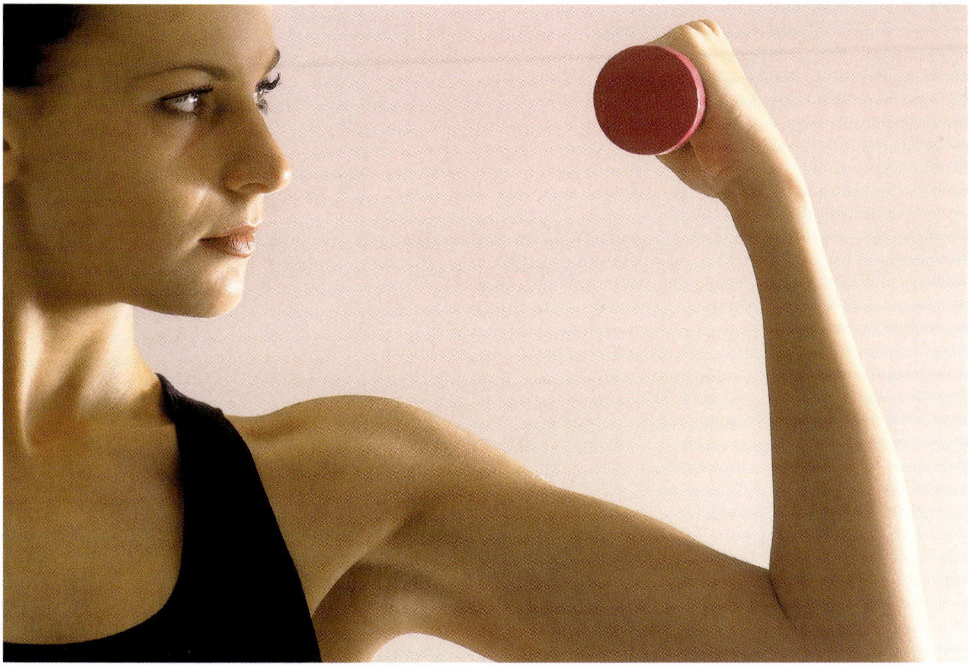

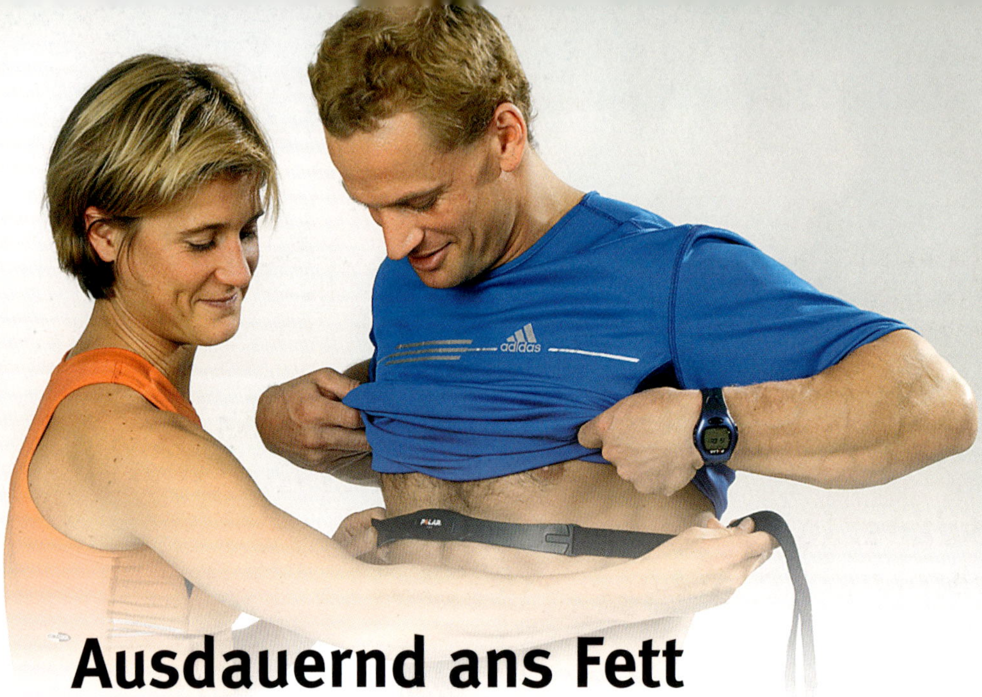

Ausdauernd ans Fett

Sie wollen Fett verbrennen. Dann brauchen Sie viel Muskelmasse – mehr, als Sie momentan besitzen. Der Grundumsatz, also die Kalorien, die Sie in Ruhe verbrennen, steigt mit jedem Gramm Muskel, den Sie sich aneignen. Mit jedem Gramm! Denn der Muskel braucht Treibstoff, braucht Futter, auch beim Faulenzen. Was lässt Muskeln langfristig wachsen? Ein kurzes intensives Krafttraining.

Sie wollen Fett verbrennen? Dann brauchen Sie auch einen herrlich aktiven Stoffwechsel in den Muskelzellen, damit die ungeliebten Fettmoleküle von Bauch, Hüfte und Po verschwinden. Wie kriegen Sie den? Durch Ausdauertraining. Ausdauertraining wie Laufen oder Nordic Walken beschleunigt die Enzymrevolution im Körper, weil Sie im Muskel mehr Kraftwerke zwingen, härter zu arbeiten, schneller Fett zu verbrennen. Einsteiger bauen gleichzeitig auch Muskelmasse auf. Anfangs.

Sie wollen wirklich schlank werden? Dann kombinieren Sie Krafttraining mit Walken oder Laufen. So schaffen Sie sich den idealen Muskel – groß und kräftig mit einem durch Ausdauer geölten Stoffwechsel. Nein, das dauert nicht Jahre – in ein paar Wochen spüren Sie deutlich die Veränderung.

Kalorien verbrennen statt reduzieren

Was ist eigentlich Stoffwechsel – Metabolic Power? Ganz einfach: Sie. Alles, was Sie denken, fühlen, tun, wollen, ist das Ergebnis Ihres Stoffwechsels. Kurz gesagt: Der Stoffwechsel ist die Verwandlung von dem, was auf Ihrem Teller liegt, in Kraft, Energie, Wärme, in Leben. Bleiben wir einfach beim Thema Energie. Ihnen geläufiger als Kalorie. Die Basis für eine schlanke Linie ist eine negative Energiebilanz. Der Körper verbraucht mehr Energie, als wir in ihn reinstecken. Das ist logisch. Und uns allen irgendwie einleuchtend. Der Kalorienverbrauch sollte also höher als die Kalorienzufuhr sein. Und nicht – das ist ganz wichtig – wie viele Diätbeflissene denken: »Kalorienzufuhr geringer als Kalorienverbrauch.« Nein! Andersherum! Kalorienreduzieren, sprich Hungern ohne Bewegung, funktioniert nämlich nicht. Hat es auch noch nie. Denn langfristig sinkt der Grundumsatz (Sie erinnern sich, der Löwenanteil am Kaloriennapf), und die Muskeln machen sich davon. Sie werden nicht mehr gebraucht. Im Hungerzustand macht sich der Körper an die Muskeln ran, stellt daraus Energie her, verzehrt sich sozusagen selbst. Das Fett bleibt liegen, denn die Kohlenhydratpipeline ist durchgehend geöffnet, der Muskel schwindet, und der Grundumsatz sinkt und sinkt und sinkt … Merken Sie was? Diäten ohne Bewegung funktionieren nicht.

Ausdauer lockt fettverbrennende Enzyme

Energie entsteht und vergeht im Muskel. Und sie wird gehortet auf der Hüfte in Form von Fett. Wenn Sie herumsitzen, an Ihrem Schreibtisch, dann verbrennt Ihr Körper pro Minute nur eine Kalorie. Der Schokoriegel, den Sie gleichzeitig naschen, hat aber 360. Das summiert sich über die Jahre. Erst unsichtbar, dann sichtbar am mittleren Ring. So mit 40 geht der Kopfarbeiter in die Breite – und der Gedanke krabbelt hoch: »Ich muss was für die schlanke Linie tun.« Eine Laufausrüstung muss her. Laufen macht schlank – das gehört heutzutage zum Grundwissen des braven Bürgers. Frisch ausgestattet legt man mit der Stoppuhr in der Hand los, erreicht mit hochnotrotem Kopf die Haustür und denkt: »Jetzt habe ich Fett verbrannt.« Ja, ein wenig. Herzlich wenig. Nennenswerte Mengen Fett verbrennen nur im trainierten Muskel. Untersuchungen zeigen eindeutig: Laufeinsteiger verbrennen weniger als zehn Gramm Fett pro 30-Minuten-Einheit. Kein Wunder: Die Enzyme, die für die Fettverbrennung arbeiten, sind unterbesetzt. Nur der Zuckerstoffwechsel läuft auf Hochtouren.

Kann man ändern. Schon nach zwölf Wochen Training hat man 30 Gramm Fettumsatz in der gleichen Zeit. Weil die Aktivität der fettspaltenden Enzyme in den Fettzellen und der Muskulatur stetig zunimmt. Man ist auf dem richtigen Weg. Aber nur, wenn diesen kein Powerdrink oder Riegel kreuzt. In dem Moment, in dem Sie Ihrem trainierenden Körper Zucker anbieten, verbrennt er den – und kein Fett.

Die Kalorie, das Laktat, der Grenzpuls

Je intensiver Sie sich bewegen, desto höher ist der Kalorienverbrauch. Logisch. Wer schnell walkt oder auch joggt, verbrennt Kalorien. Und wenn das auch noch Fettkalorien sind, haben Sie gewonnen. Das ist dann der Fall, wenn Sie im richtigen Pulsbereich laufen oder walken. Wo liegt dieser Pulsbereich? Unterhalb einer bestimmten Grenze. Unterhalb einer bestimmten Pulsgrenze. Diese Grenze bestimmt das Laktat, die Milchsäure, die sich im Muskel und im Blut ab einer bestimmten Pulsgrenze in großen Mengen ansammelt.

Milchsäure (Laktat) haben wir immer im Blut. Mal mehr, mal weniger. Selbst am Schreibtisch, beim Hausputz oder Kochen. Denn Sie spannen ständig irgendwelche Muskeln an, obwohl Sie nicht viel davon spüren. Sogar eine Anspannung von 40 % Ihrer Maximalkraft merken Sie kaum. Obwohl Sie dabei Ihre Blutgefäße im Muskel abdrücken. Ihre Muskeln bekommen so keinen Sauerstoff mehr und schalten auf Zuckerverbrennung um. Laktat steigt an, und die Muskeln werden sauer und hart, Sie müde.

Der Punkt, an dem sich Laktatanhäufung und -verwertung die Waage halten, heißt anaerobe Schwelle. Sie ist die Grenze zwischen dem roten und dem grünen Bereich. Dem roten Bereich, den Sie meiden sollten, und dem grünen Bereich, in dem Sie gute Laune ernten und Fett verlieren.

Der Laktatanstieg im Blut hängt eng mit Laufpuls und Tempo zusammen. Deswegen können Sie Ihre Grenze, bei der Sie gerade noch im grünen Bereich trainieren, über den Puls bestimmen. Den Grenzpuls.

Jeder hat einen ganz bestimmten Grenzpuls. Der eine bei 120, der andere bei 170. Ihren Grenzpuls finden Sie in keiner Tabelle. Doch Sie können ihn messen lassen (siehe Kasten) oder auch im Lauf der Zeit erfühlen. Der Grenzpuls ist der Puls vor dem Punkt, an dem Ihr Körper von Fett- auf Zuckerverbrennung umschaltet. Diesen Puls sollten Sie nicht überschreiten. Dieser Puls liegt unter dem Bereich, in dem der Körper mehr Laktat bildet, als er wegschaffen kann: bei ca. vier Millimol Laktat pro Liter Blut. Ungefähr. Denn diese Grenze kann sich ganz individuell ein wenig nach oben oder unten verschieben. Je nach Fitnessgrad. Der Grenzpuls ist täglich anders, täglich abhängig von Ihrer Laune, Ihrem Fitnessgrad, der Anzahl an bereits getrunkenen Tassen Kaffee, dem Wetter, der Tageszeit. Der Grenzpuls variiert also von Tag zu Tag. Und: Manche Menschen können mit fünf Millimol Laktat pro Liter Blut herumlaufen. Sich immer noch im grünen Bereich befinden, nicht übersäuern. Andere vertragen nur 3,8 Millimol pro Liter Blut ermüdendes Laktat.

small talk

Pulsgenau mit dem Leistungstest

Wollen Sie genau wissen, wo Ihre Enzyme relativ am besten für die schlanke Linie ackern? Dann machen Sie einen Laktatleistungstest bei einem Sportmediziner. Auf einem Laufband absolvieren Sie ein Jogging- oder Walkingpensum, wobei die Belastung stufenweise erhöht wird. Alle 3 bis 5 Minuten wird die Geschwindigkeit um 1 bis 1,5 km/h hochgeschraubt.
Nach jeder Stufe entnimmt Ihnen der Arzt für die Laktatbestimmung einen Tropfen Blut aus dem Ohrläppchen und zeichnet den dazugehörigen Puls auf. Ihre Daten werden dokumentiert, der Puls wird ständig kontrolliert. Sie laufen so lange, bis Sie außer Atem sind. Sinn der Übung: Sie bekommen Ihren genauen Pulswert, Ihren Grenzpuls, an der anaeroben Schwelle. Also an der Schwelle, an der Sie gerade noch im Fettstoffwechsel laufen und der Kalorienverbrauch sehr hoch ist.

Der grüne Bereich – Ihre Spielwiese

Laufen Sie im »grünen Bereich«. Dort, wo der Körper die Milchsäure in die Wüste schickt. Dort, wo Sie den Leistungskiller Laktat auf-, aber auch wieder abbauen können. Der grüne Bereich unter Ihrem Grenzpuls ist eine große Spielwiese, auf der Sie sich nach Herzenslust austoben oder einfach wohlfühlen können. Die Muskeln arbeiten mit genügend Sauerstoff, die Muskeln verbrennen Fett. Schon bei den ersten Schritten. Der Fettstoffwechsel schaltet sich nicht erst nach einer halben Stunde Laufen ein. Ich weiß gar nicht, warum dieses Märchen immer noch herumgeistert. Fett verbrennen Sie, wenn Sie die ersten Schritte tun. Wie viel, das kommt auf Ihre Enzymkaskaden an. Die Sie im grünen Bereich trainierend vermehren. Jeder Schritt hilft dabei, denn:

- Sie tunen Ihren Fettstoffwechsel auf Hochleistung. Ihre Fettverbrennungsfabriken, die Mitochondrien, vermehren und vergrößern sich.
- Sie vergrößern Ihre Energiespeicher im Muskel.
- Die Menge an Myoglobin verdoppelt sich.

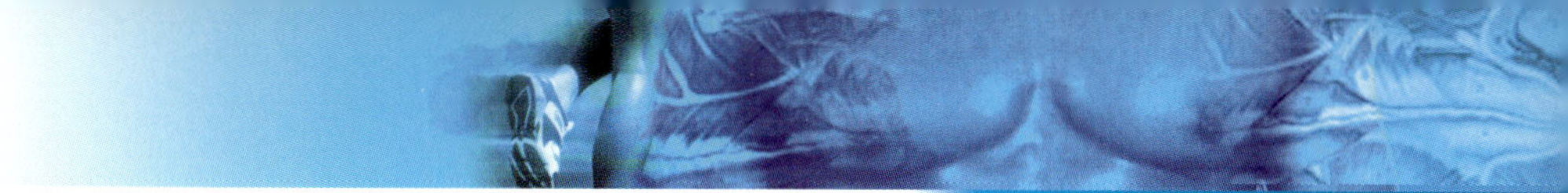

Myoglobin, der rote Blutfarbstoff im Muskel, speichert Sauerstoff. Sie können so den Punkt, an dem der Körper sauer wird, zu viel Laktat anhäuft und in den Zuckerstoffwechsel fällt, hinausschieben. Sie laufen also schneller, verbrennen mehr Fettkalorien, ohne sauer zu werden.

- Die Blutgefäße im Muskel vermehren sich. Der An- und Abtransport von Nähr- und Abfallstoffen klappt reibungslos. Genügend Sauerstoff kommt im Muskel selbst bei schnellerem Tempo an.

Laktat ganz praktisch

Sie wissen, wie wichtig es ist, so nah wie möglich an diesen Grenzpuls zu kommen, aber nicht darüber. Nur, Sie kennen den Puls nicht. Sie waren nicht beim Arzt. Sie haben keine Laktatkurve. Wie können Sie sich helfen?

Laufen Sie eine halbe Stunde. Laufen Sie leicht, locker, lächelnd. Freuen Sie sich Ihres Lebens. Freuen Sie sich über das Geschenk, zwei Beine zu besitzen, die Lunge, das Herz, um laufen zu können. Das kann nicht jeder. Laufen Sie am nächsten Tag wieder eine halbe Stunde, aber steigern Sie Ihren Puls um fünf Schläge. Nach der Pulsuhr. Sie werden es wieder schaffen. Immer noch leicht und locker. Wiederholen Sie das Spiel. Laufen Sie täglich eine halbe Stunde, steigern Sie jeweils um fünf Pulsschläge. Tun Sie das so lange, bis die jetzt deutlich höhere Geschwindigkeit Sie stört, Ihnen wehtut, Sie die halbe Stunde nicht mit Genuss erleben. Und dann am Ende ziemlich fertig sind.

Der Tag davor. Also fünf Pulsschläge weniger, das dürfte Ihr Grenzpuls, der Puls des Adlers gewesen sein, an den Sie sich in Zukunft von unten heranpirschen. So gut das in der Praxis dann eben geht.

Bitte halten Sie den Puls des Adlers ein. Überschreiten Sie ihn nie. Werden Sie nie sauer. Nie! Das ist das Geheimnis des Erfolgs im Sport wie auch am Schreibtisch. Auch am Schreibtisch sollten Sie nie sauer werden. Sollten nie

small talk

Schneller heißt mehr Fett

Sind Sie weit unter Ihrem Grenzpuls auf der Piste, also ganz langsam, in der viel gelobten Fettverbrennungszone, so läuft Ihre Fettverbrennung auf Hochtouren. Oberflächlich betrachtet. Eine Studie zeigt: Läufer, die mit nur 50 % ihrer maximalen Herzfrequenz (HF_{max}) trainierten, verbrauchten zu 90 % der Kalorien Fettkalorien. Erhöhten sie das Tempo auf 75 % der HF_{max}, schrumpfte der Fettanteil an den verbrannten Kalorien auf nur 60 %. Nun kommen Sie zu dem Schluss: Dann laufe ich langsam. Grober Fehler! Haben viele gemacht. Bei einem intensiveren Lauf (75 %) verbrennt man nämlich insgesamt weitaus mehr Kalorien: statt 7 pro Minute 14. Das Doppelte. So kommen Sie beim schnellen Laufen auf 8,4 verbrannte Fettkalorien pro Minute gegenüber 6,3 Fettkalorien beim lockeren Dauerlauf. Was also tun? Es gibt zwei Möglichkeiten:

Kurz und heftig. Schnelles Tempo, kurz unter dem Grenzpuls und nur eine halbe Stunde. So haben Sie einen hohen Kalorien- und anteilig daran auch einen sehr hohen Fettverbrauch. Obwohl die Fettverbrennung nur nebenher läuft.

Langsam und lange. Lockeres Tempo und länger durchhalten. So erhöhen Sie den Fettkalorienverbrauch über die Laufdauer. Nichts anderes machen Profiradfahrer, die täglich sechs Stunden trainieren.

glauben, man könnte eine berufliche Karriere auf biologischem Pump aufbauen. Könnte auch nur eine Sekunde über die Stränge schlagen – in der Hoffnung, sich am Abend oder am Wochenende zu erholen. Nein: Der Körper vergisst nichts. Sie schädigen ihn. Und sind mit 50 ausgebrannt. Bleiben Sie immer ausgeglichen, bleiben Sie immer im Lot, werden Sie Läufer, meditativer Läufer!

Der rote Bereich ist tabu

Über dem Grenzpuls im roten Bereich bremsen Sie Ihren Fettstoffwechsel aus. Ihr Körper geht nur noch an die schnellen Zuckertanks. Und zu Hause angekommen, haben Sie Hunger auf Süß. Heißhunger.

Die Laktatüberflutung macht den Körper müde und die Muskeln zäh. Sie zerstört kostbare Muskelzellen so, dass Enzyme aus der beschädigten Muskelzelle frei im Blut herumschwimmen. Sie zerstört Ihr Immunsystem, unterdrückt die Killerzellen, die Sie gesund halten.

Wie viel Bewegung hätten Sie gerne?

Bewegung ist das Türchen zur Gesundheit, zur schlanken Linie, zur Körperrevolution, zur Enzymrevolution. Dieses Türchen sollten Sie täglich öffnen. Täglich. Viele Sportwissenschaftler kommen mit ausgeklügelten Trainingsplänen. Ruhetagen. Sie brauchen keine Trainingspläne. Sie bewegen sich einfach täglich. Sie essen ja auch täglich und Sie wissen um die ausgeglichene Energiebilanz. Sie können mal ein bisschen mehr, mal ein bisschen weniger. Aber eine halbe Stunde täglich ist Ihr Plan, den Sie in die Tat umsetzen. Denn das hält Ihre Motivation auf Trab und weckt Ihren Bewegungsdrang. So machen Sie aus Ihrer Bewegungseinheit einen Reflex. Ziehen Ihre Sportschuhe an, ohne nachzudenken. Und variieren Sie, denn so bleiben Ihr Körper und Ihr Kopf flexibel. Heute eine Trampolineinheit, morgen geht's mit Stöcken in den Wald, und übermorgen fahren Sie mit dem Fahrrad zum Schwimmbad.

Intervalle laufen – mehr Fett verbrennen

Für leicht übergewichtige Läufer gilt: Wenn man schneller läuft, wird noch mehr Fett verbrannt. Dies beweist eine Studie der Laval-Universität in Quebec, die sich schon mit anderen Studien weltweite Anerkennung auf dem Spezialgebiet »Fettstoffwechsel« erwarb. Diesmal absolvierten 14 Frauen und 13 Männer 20 Wochen lang zwei unterschiedliche Übungsvarianten auf dem Fahrradergometer.

Eine Gruppe musste fünfmal pro Woche 30 bis 45 Minuten lang mit einem Puls von 60 bis 85 % der HF_{max} (lockeres Tempo) in die Pedale treten. Der anderen Gruppe wurde ein Intervalltraining verabreicht, wobei die Probanden gegen Ende des Untersuchungszeitraums vier bis fünf 90-Sekunden-Durchläufe mit 95 % der HF_{max} (scharfes Tempo) hinlegen mussten. Die Wissenschaftler waren selbst überrascht, dass bei dem intensiven Programm zwischen drei- und viermal so viel Körperfett verbrannt wurde wie bei der weniger intensiven Belastung.

Können Sie auch, aber bitte vorsichtig. Auf dem Fahrradergometer, wie oben beschrieben. Oder beim Laufen. Bauen Sie in Ihr lockeres Tempo vier bis acht Zehn-Sekunden-Intervalle ein. So wird der Körper nicht sauer, obwohl Sie

Wie viel Sie mit welcher Bewegung verheizen

Bewegungsart/ allgemeine Berechnung	Verbrauch in kcal für 30 Minuten Sport bei einem Körpergewicht von				
	60 kg	70 kg	80 kg	90 kg	100 kg
Bergwandern mit Gepäck	180	210	240	270	450
Fitnesstraining	332	386	442	496	552
Leichtes Dauerlaufen	244	286	326	368	408
Schnelles Dauerlaufen	520	606	700	780	868
Langsames Radfahren	180	210	240	270	300
Schnelles Radfahren	306	358	408	460	510
Langsames Schwimmen	230	268	308	346	384
Zügiges Schwimmen	280	328	374	422	468
Langsamer Skilanglauf	244	286	326	368	408
Schneller Skilanglauf	280	328	374	422	468
Zügiges Spazierengehen	198	232	264	298	330

kurzzeitig über Ihrem Grenzpuls laufen. Nach dem Intervall erstmal locker weitertraben.

Der Nüchternlauf

Soll man nun nüchtern laufen – oder nicht? Da scheiden sich die Expertengeister. Wenn Sie völlig untrainiert sind und zwei Stunden auf die Piste wollen, dann eher nicht. Sind Sie aber Träumer? Genießer? Und wollen fröhlichen Herzens Fett verbrennen, dann lassen Sie all die nervtötenden Experten und Besserwisser zurück und kommen Sie mit. Mit mir. Auf meinen Morgenlauf. Den Nüchternlauf. Nüchtern! Freilich. Und nix gegessen. Sie fühlen sich leicht – und Ihre Fettöfchen müssen sich jetzt nicht gleich von Anfang an mit Magenpampe beschäftigen, sondern mit den freien Fettsäuren, die das Wachstumshormon nachts aus Ihren Fettzellen ins Blut geschaufelt hat. Unter nüchtern verstehe ich übrigens auch: mit einer kleinen Portion Eiweiß im Bauch. Wenn Sie's vertragen. Einfach ausprobieren. Pures Eiweiß – ohne Kohlenhydrate, ohne Fett. Magerer Quark, Hüttenkäse, magerer Fisch oder natürlich einen Eiweißdrink. Dann haben die Muskeln gleich den Stoff, den sie brauchen, um zu wachsen – und noch mehr Fett zu verbrennen.

- Machen Sie aus Ihrem Nüchternlauf keine Marathoneinheit. Sonst holt sich der Körper Muskeln oder Immunsystem für seine Zuckerproduktion. Doch das passiert erst nach mehr als einer Stunde.
- Sie sind Nüchternlaufneuling? Traben Sie vorsichtig an und laufen Sie locker dahin. Und für den Notfall haben Sie Trockenfrüchte oder ein Kohlenhydratgel dabei, an dem Sie nippen, um einen toten Punkt zu überwinden und den Blutzucker wieder auf Normalniveau anzuheben. Sie wissen: Ihr Fettstoffwechsel ist noch nicht so trainiert. Sie brauchen noch ein biss-

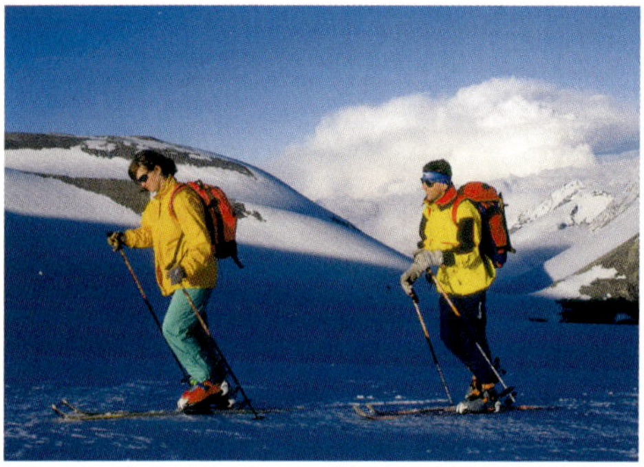

chen, ein kleines bisschen Kohlenhydrate, um Ihre Beine laufwillig zu machen.

- Sie haben schon etwas Erfahrung mit Ihrem Morgenlauf? Dann bauen Sie ein paar Steigerungen ein, um den aktivierten Fettstoffwechsel »über dieses Kitzeln« auf ein höheres Tempo vorzubereiten.
- Trainingsfortschritte machen Sie, wenn Sie bemerken, dass der Nüchternlaufpuls absinkt, Ihr Körper schneller in Gang kommt und Sie von innen heraus strahlen.

Das große Plus: Ihre Zuckerspeicher (Reserve für den Endspurt!) werden in Zukunft langsamer entleert – auch wenn kein Nüchternlauf ansteht. Das ist Enzymrevolution.

Übrigens ist das im Leistungssport schon längst Usus. Da wird in der Früh locker gelaufen, um den Fettstoffwechsel anzuregen. Nachmittags folgt dann meist die Trainingseinheit. Also wenn Sie wollen, gönnen Sie sich nachmittags auch noch mal ein Läufchen.

Welches Training darf es denn sein?

Je mehr Muskeln Sie bei diesem Spiel einsetzen, desto schneller gewinnen Sie. Indem Sie Pfunde verlieren. Das bedeutet: Vor allem Beinarbeit ist gefragt. Die Beinmuskulatur stellt den Löwenanteil an der Gesamtkörpermuskulatur. Natürlich sollte die Bewegung Ihnen Spaß machen – und nicht an den Gelenken nagen. Sie haben viele Pfunde zu viel? Ihr Bodymass-Index (BMI; siehe Seite 11) liegt über 30? Dann ist Laufen für Ihre Gelenke zu hart. Sie haben keine Freude am Nordic Walken? Wie wär's dann mit Aquajogging oder Trampolin? Sie haben viele Möglichkeiten. Die Sie idealerweise auch noch kombinieren.

Laufen

Die effektivste und einfachste Sportart. Sie haben Ihre Sportausrüstung schon am Leib. Ihre Beine. Sie können überall und immer laufen. Dass sich Laufen deutlich besser als Walken zur Verbrennung von Kalorien eignet, wies u. a. der Sportphysiologe Dr. Coyle nach: Bei einem lockeren Dauerlauf bleiben mehr Fettkalorien auf der Strecke als selbst bei intensivstem Walking. Doch wenn Ihre Gelenke unter den Kilos

small talk

Nüchtern unter der Lupe der Wissenschaft

Die beiden Professoren Hottenrott und Sommer der Phillips-Universität Marburg untersuchten an elf Triathleten und acht untrainierten Sportstudenten, wann man mehr Fett verbrennt: nüchtern oder mit Frühstück im Bauch. Die Probanden strampelten im aeoroben Bereich 90 Minuten auf dem Fahrrad. Das Ergebnis: Sowohl die Trainierten als auch die Untrainierten hatten nüchtern mehr freie Fettsäuren im Blut, sprich, sie verbrannten mehr Fett als mit Frühstück im Bauch.

schmerzen, sollten Sie erst mit Nordic Walken oder Aquajogging ein paar Pfunde verlieren. Sie wollen so richtig ins Laufen einsteigen? Dann lesen Sie mehr dazu in »Das Leichtlaufprogramm«. Das meistgelesene Laufbuch Deutschlands.

Nordic Walking

Die beste Alternative für alle, die fürs Laufen erstmal ein paar Kilos verlieren wollen. So schonen Sie auf Ihrem Weg ins schlanke Leben Ihre Gelenke und setzen 90 % Ihrer Muskeln ein. Damit ist Nordic Walking der beste Fettverbrenner. Nicht nur die Arme, sondern auch Brust- und Rückenmuskeln trainieren mit. Schnappen Sie sich Ihre Nordic-Walking-Stöcke und lernen Sie den Hauswald querfeldein mit Vierradantrieb kennen. Pfunde schmelzen nur so dahin. Aber nur, wenn man intensiv walked und nicht die Stöcke spazieren trägt. Mehr zu dieser Sportart lesen Sie im »Großen Nordic Fitnessbuch«.

Walking und Wandern

Beim Walking und Wandern benutzen Sie dieselben Muskelgruppen wie beim Laufen, doch die Stauchbelastung auf Knochen, Gelenke und Muskeln ist wesentlich geringer. Leider fehlt auch der Stockantrieb. Dadurch ist Walken nicht sehr effektiv. Doch wenn Sie eine lange Bergwanderung oder einen ausgedehnten zackigen Spaziergang mit kräftigem Armschwung machen, sind Sie auf der Gewinnerseite. Und als Einstieg in die Enzymrevolution kann Walken genau das Richtige für Sie sein.

Skilanglauf

Sobald das kalte Weiß dicht genug ist, schnallen Sie sich doch Bretter unter die Füße. Und lassen Sie das Fett auf der Loipe. Skilanglauf ist im Winter die ideale Nordic-Walking-Alternative. Nicht nur die Beine, auch Arme und Rumpf werden durch den Stockeinsatz ständig und intensiv gefordert – allerdings auf sanfte Art und Weise, gleitend. Sie können Ihren Stoffwechsel puschen oder locker auf der Loipe cruisen.

Aquajogging

Wassertreten, am besten mit einer speziellen Weste, die den Körper senkrecht im Wasser hält, ist vielleicht genau das Richtige für Sie. Sie verpassen sich eine wohltuende Massage und regen Ihr Lymphsystem an. Sie schweben im Wasser, geben Ihr Gewicht einfach ans Wasser ab, kräftigen ohne Gelenkbelastung Ihre Muskeln. Selbst die Laufelite hält sich mit Aquajogging fit und absolviert einen Teil ihres Trainings im Wasser. Machen Sie es doch nach.

Radfahren

Mit dem Rad unterwegs zu sein ist eine feine Sache. Die Beinmuskeln müssen ackern, ohne Gewicht tragen und abfangen zu müssen. Eine riesige Erleichterung für Ihre Knochen, Gelenke, Sehnen und Bänder. Strampeln Sie in hohen Frequenzen (80 bis 100 Pedalumdrehungen pro Minute). Machen Sie doch am Wochenende einen Familienausflug mit Partner und Kindern. Mittlerweile gibt es auch ausgereifte Kinderanhänger fürs Fahrrad. Doch rechnen Sie die doppelte Zeit fürs Radfahren wie fürs Laufen. Denn nur 40 % Ihres Arbeitskapitals namens Muskel wird beim Radeln eingesetzt.

Heimtrainer

Ob Stepper, Ergometer, Laufband oder Crosstrainer – das sind die geeignetsten Geräte für schlechtes Wetter, lange Fernsehabende und mal für zwischendurch.

Minitrampolin

Sie können sich auch ein Minitrampolin ins Wohnzimmer stellen. Es ist gelenkschonend und bringt den Stoffwechsel auf Trab. Anfangs bitte nur schwingen und walken, da der Puls beim Hüpfen und Laufen zu hoch schnellt.

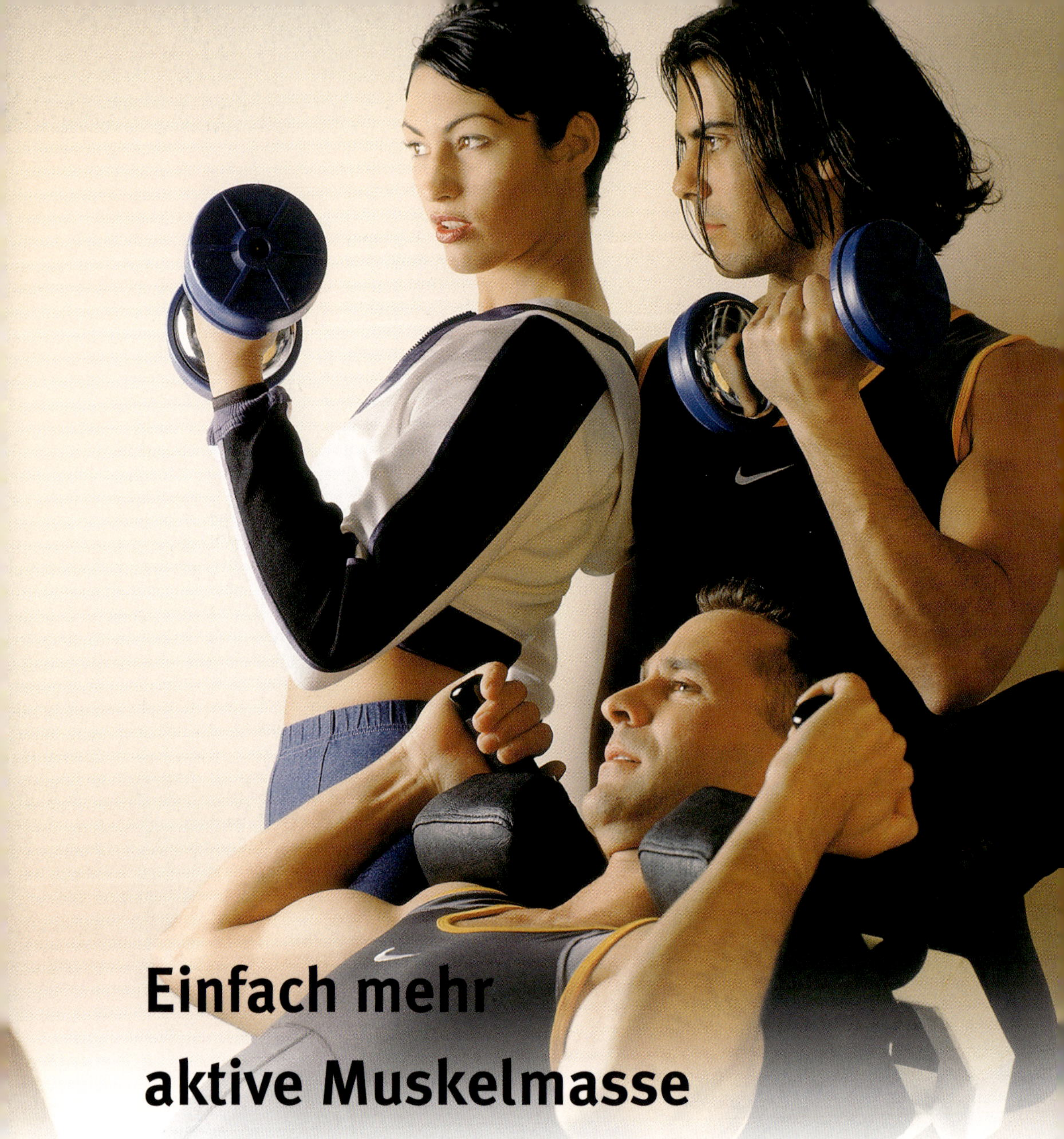

Einfach mehr aktive Muskelmasse

Sie wollen Kraft. Sie wollen Fett verbrennen. Dann brauchen Sie Muskelmasse. Mehr Muskeln können Sie sich nicht machen. Die Anzahl der Muskelfasern ist fix. Aber Sie können schlafende Muskelfasern wecken – und Sie können die Fasern verdicken. Wenn Sie nun mit unserem Muskeltraining, mit dem Wecktraining, beginnen, wacht Ihr Gehirn auf. Spricht mit den Muskelfasern: Hey, arbeite mit, du wirst gebraucht. Und immer mehr Muskelfasern gesellen sich dazu. In den ersten zwei Wochen wächst erst einmal nur Ihre Kraft, weil immer mehr faul herumliegende Muskelfasern zum Mitarbeiten aktiviert werden.

Und nach zwei Wochen tut sich dann Wunderbares: Der Muskel gewinnt an Profil. Das geht folgendermaßen: Durch das Krafttraining verletzen Sie die Muskelfaser. Das ist normal. Das gehört zu jedem Muskelaufbautraining. Winzige Risse müssen repariert werden. Sogenannte Satellitenzellen wachen auf, dringen in die Muskelfaser, docken an der Verletzung an, produzieren Eiweiß, sprich neue Muskelmasse. Die Muskelfaser wächst. Der Muskel wächst aber nur am Widerstand. Nur, wenn Sie ihn reizen. Mit jeder Satellitenzelle, die ihre Portion Eiweiß bringt, wächst der Muskel. Und dann braucht er einen stärkeren Reiz. Anfangs können Ihre Bizeps einen leeren Bierkrug heben. Dann brauchen sie, um zu wachsen, bei jedem Training ein Schnapsglas voll Flüssigkeit mehr, dann wächst der Muskel. Im Fachjargon heißt das progressives Muskeltraining. Das macht man sinnigerweise statt mit der Maß mit der Kraftmaschine, dem Gummiband oder der Hantel.

Der saure Muskel und das Krafttraining

Der Muskel arbeitet beim Krafttraining im sauren Bereich. Er baut Laktat auf. Das bedeutet, er arbeitet im Zuckerstoffwechsel. Keine Fettverbrennung. Warum? Der Muskel schnürt sich, während er bei einer Übung hart und dick wird, die Blut- und damit die Sauerstoffzufuhr ab. Er drückt die feinen elastischen Äderchen, die ihn versorgen, zusammen. Durch den Mangel an Sauerstoff muss er auf Zuckerverbrennung umschalten. Aber warum dann Krafttraining, wenn Sie hier wieder Ihren Zuckerstoffwechsel anschüren?

- Weil der Muskel nur mit gewissen Kraftbelastungen wächst. Nur so werden die Muskelfasern dicker. Und nur so erhöht sich Ihr Stoffwechsel langfristig.
- Weil der Muskel nach der anstrengenden Belastung wieder an die Fettsäuren geht. Das nennt sich Nachbrenneffekt.
- Weil eine gute Basiskraft, die (bei den anderen) leider mit dem Alter rapide abnimmt, einfach die halbe Miete ist auf dem Weg in ein schlankes Leben.

small talk

Kraft gut eingeteilt

Denken Sie bloß nicht, Kraft ist immer gleich Kraft. Da gibt es nämlich starke Unterschiede:

Maximalkraft Das ist die höchstmögliche Kraft, die Sie willentlich aufbringen können. Und die können Sie ganz schön erhöhen durch Muskelaufbautraining. Maximalkraft ist die Basiskraft für Schnellkraft und Kraftausdauer.

Kraftausdauer Davon haben Sprinter und Bürohengste eher wenig, der Marathonläufer und Fitnessfreak ganz schön viel. Sie sind demzufolge widerstandsfähig gegen die Ermüdung durch lang anhaltende oder sich wiederholende Belastungen. Ihre Kraftausdauer können Sie durch Muskeltraining ganz enorm erhöhen.

Schnellkraft Wer langsam dahinzockelt, hat ziemlich wenig davon. Im Sprinter steckt jede Menge davon. Bei ihm spielen alle Muskeln optimal zusammen. Seine Muskeln können sich schnell kontrahieren – und das auch noch mit großer Maximalkraft (siehe oben).

Relative Kraft Hier geht es nicht einfach um aufgelegte Gewichte oder schwere Hanteln. Hier geht es um die Kraft bezogen auf Ihr Körpergewicht. Können Sie zum Beispiel viele Klimmzüge machen, haben Sie eine hohe relative Kraft. Hängen Sie dagegen wie ein nasser Sack an der Stange, steht es mit Ihrer relativen Kraft insgesamt eher suboptimal.

Das Fatburner-geheimnis – der Nachbrenneffekt

Warum Krafttraining beim Abspecken hilft? Man verbrennt doch beim Krafttraining vor allem Zucker und kommt an der Hantel hängend überhaupt nicht an die Fettreserven dran? Egal. Es geht trotzdem ganz schön ran an den Speck: Der Kalorienverbrauch im anaeroben Stoffwechsel ist nämlich sehr hoch. Sie leeren den Zuckertank aus. Die Zuckervorräte im Muskel werden während des Trainings vollkommen aufgebraucht. Sie basteln sich Wiederholung für Wiederholung eine negative Energiebilanz – die Basis fürs Schlankwerden.

Intensives Krafttraining erhöht den Grundumsatz (den Löwenanteil am Fettpölsterchen-Kaloriennapf). Das nennt man Nachbrenneffekt. Krafttraining zerstört normalerweise Muskelgewebe. Das muss repariert werden, das kostet Energie. Das Training erhöhte den Adrenalinspiegel. Adrenalin treibt Fettverbrennungsenzyme an. Die leeren Zuckerspeicher in Leber und Muskel müssen wieder aufgefüllt werden. All diese und andere aufbauende Prozesse machen den Nachbrenneffekt aus. Die regenerativen Prozesse laufen auf Hochtouren. Und: Regeneration findet im Fettstoffwechsel statt. Krafttraining selbst verbrennt zwar wenig bis kein Fett. Aber die durch Krafttraining ausgelösten intensiven regenerativen Prozesse verbrauchen viel Fett. Das passiert hauptsächlich im tiefen Schlaf. Dann werden die muskelauf- und fettabbauenden Hormone, wie das Wachstumshormon, ausgeschüttet. Von »Schlank im Schlaf« darf man ruhig träumen – all das macht Metabolic Power.

Kraft vor Ausdauer – oder andersherum?

Die meisten Fitnesssportler hängen an ihr Krafttraining gleich noch eine Ausdauereinheit dran. Das ist okay, wenn Sie nicht abnehmen und nur einfach Muskelmasse aufbauen wollen. Doch ich denke, Sie wollen beides – und das so

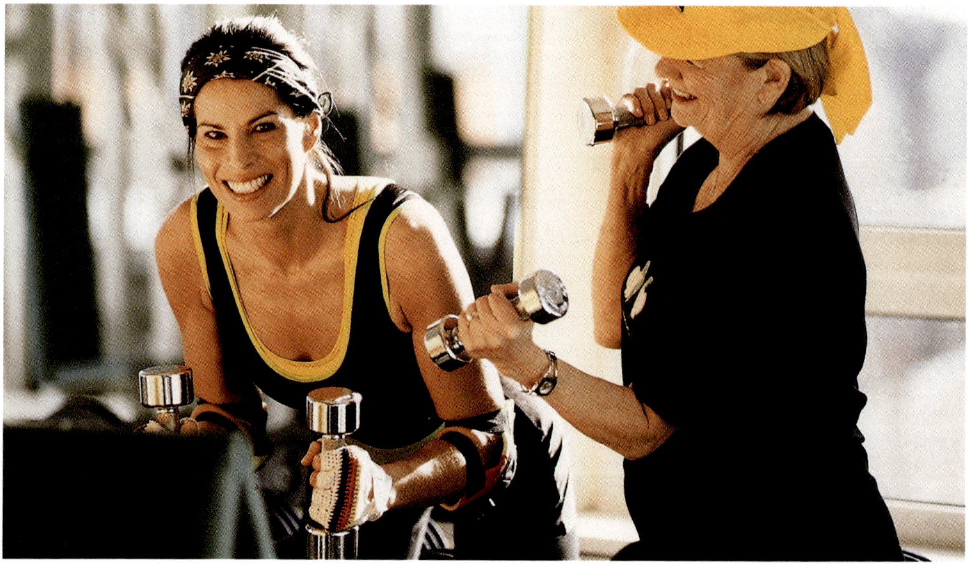

effektiv wie möglich. Dann kombinieren Sie klug. Durch ein intensives Krafttraining machen Sie Ihre Muskeln sauer. Das produzierte Laktat muss der Körper erst verstoffwechseln. Dazu braucht er Zeit. Wenn Sie nun direkt nach dem Gewichtestemmen in Ihre Laufschuhe schlüpfen, hat der Körper diese Zeit nicht. Sie laufen bereits übersäuert los. Damit bremsen Sie die Fettverbrennung von Anfang an aus. Also lieber umgekehrt. Zuerst Ihre Ausdauereinheit und dann Krafttraining. So haben Ihre fettverbrennenden Enzyme die meiste Arbeit. Sie können auch einfach morgens eine Ausdauereinheit und dann abends eine Krafteinheit absolvieren. Fein säuberlich getrennt. Das ist auch eine gute Kombination.

Eiweiß für die Muskeln

Training führt zu mikroskopisch kleinen Verletzungen im Muskel. Das muss es, das ist nicht schlimm. Diese repariert der Körper. In den folgenden 48 Stunden nach dem Training. Er repariert mit Eiweiß aus der Nahrung das durch Training verletzte Gewebe. Und um für den

small talk

Kluges Muskelwissen

- Angenommen, Sie nehmen so viele Kalorien auf, wie der Körper verbrennt. Dann können Sie an Fettmasse ab- und an Muskelmasse zunehmen – aber nur, wenn Sie Ihre Muskeln auch zum Wachsen bringen; das bedeutet: trainieren.
- Die Wissenschaftler sagen immer: Man nimmt nur ab, wenn man mehr Kalorien verbraucht als aufnimmt. Kommt darauf an. Wenn Sie Fett abnehmen wollen, können Sie sogar mehr Kalorien aufnehmen, als Sie verbrennen. Dann, wenn Sie genug Eiweiß essen und Muskeltraining machen. Die überschüssige Energie wandert in den Muskelaufbau. Das dauert allerdings.
- Selbst nach 40 Tagen Nulldiät holt sich das Gehirn immer noch Zucker aus dem Blut, auch wenn es seinen Energiebedarf zu 75 % mit Ketonkörpern decken kann. Der Muskel steuert also Tag für Tag 20 Gramm Eiweiß für die Zuckerbildung fürs Gehirn bei.
- Warum Muskeltraining das Leben leichter und leichter macht: Wenn Sie genug Eiweiß essen und mit gezieltem Training Muskeln aufbauen, nimmt die Muskelmasse zu. Und mit ihr die kleinen fettfressenden Öfchen, die Mitochondrien. Das bedeutet: Sie verbrennen in Ruhe mehr von den freien Frettsäuren (mehr Beta-Oxidation). Der Grundumsatz steigt.
- Sport macht Hunger? Nein. Eine neue britische Studie zeigt: Sport direkt nach dem Essen hilft beim Abnehmen. Die sportliche Betätigung erhöht kurzzeitig die Menge an den Botenstoffen im Körper, die für die Hemmung des Appetits zuständig sind. Idealerweise machen Sie sich nicht mit einem Braten im Bauch auf die Piste oder an die Hanteln, sondern mit einer kleinen Eiweißmahlzeit. Quark, Tofu, Joghurt, Hüttenkäse, Putensteak – oder einem Eiweißshake. Dann haben die Muskeln danach gleich den Stoff, den sie für ihre Wiederherstellung brauchen.

small talk

Meine neun sportiven Regeln – für mehr Metabolic Power, für mehr Fettverbrennung

1 Lassen Sie beim Sportmediziner einen Leistungs-Check machen. Vor allem, wenn Sie bislang unsportlich waren.

2 Bestimmen Sie mit der Spiroergometrie die Zahl Ihrer fettverbrennenden Enzyme.

3 Lassen Sie per Spiroergometrie oder Laktattest Ihren Grenzpuls bestimmen.

4 Basteln Sie an Ihrer Energiebilanz, indem Sie Kalorien verbrennen, nicht meiden.

5 Laufen oder Nordic walken oder radeln Sie täglich. 30, 60 oder 90 Minuten.

6 Bewegen Sie sich nicht in einer »Fettverbrennungszone«, sondern kurz unter Ihrem Grenzpuls, weil dann mehr Kalorien und auch Fett verbrannt werden.

7 Starten Sie in den Tag mit einer Nüchternaktion. Langsam und nicht allzu lange.

8 Beschleunigen Sie die Enzymrevolution, indem Sie Kraft- und Ausdauertraining miteinander kombinieren.

9 Nutzen Sie die fettschmelzende Kraft des Nachbrenneffekts.

nächsten Kampf gegen die Hantel gerüstet zu sein, wird er vorsorglich gleich noch dicker. Das tut er aber nur, wenn Sie Ihrem Muskel Eiweiß geben. Ohne Eiweiß keine Reparatur, kein Muskel. Essen Sie täglich Eiweiß. Alle vier bis fünf Stunden. Und gönnen Sie dem Muskel seine Pause. Er wächst nämlich nach dem Training in der Trainingspause.

Training – wollen Sie Klasse oder Masse?

Die Zahl der Wiederholungen und die Höhe des Widerstands bestimmen, was Ihnen das Muskeltraining bringt: reine Muskelmasse oder Kraftaufbau oder eine ausgeglichene alltagstaugliche fettverbrennende Muskulatur.

Maximalkrafttraining

Sie wollen vor allem Masse? Dann trainieren Sie mit hohen Gewichten. Das Gewicht, die Intensität sind so hoch, dass Ihre Muskeln innerhalb von ein paar (fünf bis acht) Wiederholungen erschöpft und übersäuert sind. Das geht nur mit harten Widerständen. Bei diesem Training arbeiten Sie mit 65 bis 80 % Ihrer Maximalkraft. Das ist Schwerstarbeit. Belastet die Gelenke und treibt den Blutdruck in schwindelerregende Höhen. Der Muskel wird bei so einer hohen Spannung nicht mehr durchblutet, denn er drückt die elastischen Blutgefäße, die den Muskel durchziehen, ab. Und drosselt damit die Nährstoff- und Sauerstoffzufuhr. Das bedeutet, der Muskel greift sich den in der Zelle vorhandenen Zucker. Und wird sauer aufgrund des herrschenden Sauerstoffmangels. Sobald Sie eine Pause machen, strömen dann frisches Blut und Sauerstoff in den Muskel. Und Sie sind nach einer längeren Pause (zwei bis drei Minuten) bereit für den nächsten Satz.

IK (intramuskuläre Koordination)-Training

Beim IK-Training wecken Sie Ihre Muskeln auf. Der Muskel lernt, sich schnell und mit allen Fasern zu kontrahieren. Sind Sie untrainiert, können Sie willentlich nur 60 bis 70 % Ihrer Muskulatur anspannen. Mit diesem Training können Sie die restlichen brachliegenden Muskelfasern auch noch aktivieren. Ihre Maximalkraft wächst zusehends. Doch hier wird explosiv und sehr schnell gearbeitet. Nichts für Sie. Leistungssportler mit einem ausgeprägten Körpergefühl und einem guten Muskelkorsett können sich an diese Trainingsmethode heranwagen. Ein untrainierter Muskel hält diese Belastung nicht aus. Wird gezerrt oder reißt. Von der Gelenkbelastung ganz zu schweigen. Sie arbeiten hier mit 80 bis 100 % Ihrer Maximalkraft bei drei bis fünf Wiederholungen. Das ist Anstrengung pur!

Kraftausdauertraining

Hier sind Sie erstmal richtig. Sie wollen Fett abbauen und Kraft zulegen, ohne ein Muskelberg zu werden. Beim Kraftausdauertraining trainieren Sie mit 40 bis 65 % Ihrer Maximalkraft. Der Muskel wird noch durchblutet. Und Herz/Kreislauf und Gelenke werden nicht zu stark belastet. Doch mit zunehmender Dauer kommt auch hier der Muskel in Sauerstoffnot. Trotzdem, hier haben Sie die meisten Effekte:

- Die Muskelfasern wachsen, und die Maximalkraft nimmt zu.
- Der Muskel wird ausdauernder und lernt, mit Laktat umzugehen. Denn die Enzyme für den Energiestoffwechsel werden aktiver und immer aktiver.
- Schlafende Muskelfasern wachen auf und helfen mit.
- Die Belastung auf Gelenke, Sehnen und Bänder ist selbst beim Untrainierten nicht zu hoch.
- Der Blutdruck steigt nur leicht.

Zirkeltraining

Um Zeit zu sparen und so effektiv wie möglich Ihre Muskeln zu fordern, trainieren Sie in den ersten sieben Wochen im Kraftausdauerbereich. Hier ernten Sie den höchsten Benefit und bleiben auf der sicheren Seite. Ohne am Muskel zu reißen oder schwere Gewichte zu stemmen. Bei diesem Zirkeltraining machen Sie die Übungen hintereinander. Dabei halten Sie sich an eine bestimmte Reihenfolge, sodass die gerade trainierte Muskelgruppe sich während der darauf folgenden Übung erholen kann (zum Beispiel: Beinstrecker – oberer Rücken – Bauchmuskel – Beinbeuger – Brust – unterer Rücken – Schultern – Arme). Den Zirkel machen Sie mehrmals durch. Zirkeltraining spart viel Zeit. Acht Übungen machen den ganzen Körper stark – Sie brauchen dazu nur ein Fitnessband und Hanteln – und keine schweren Gewichte.

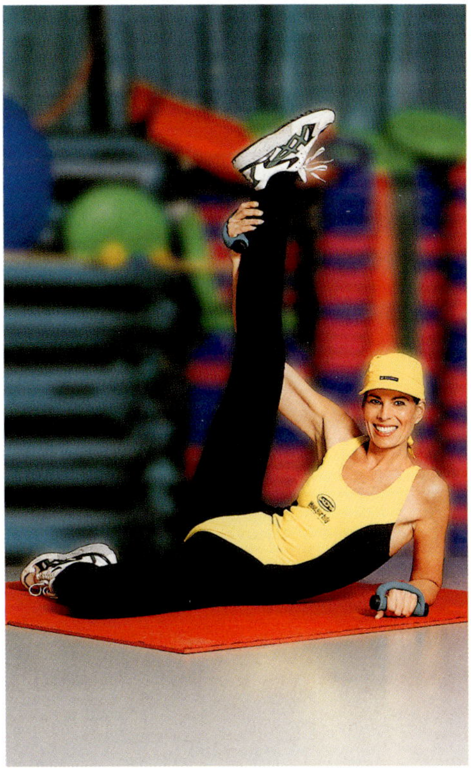

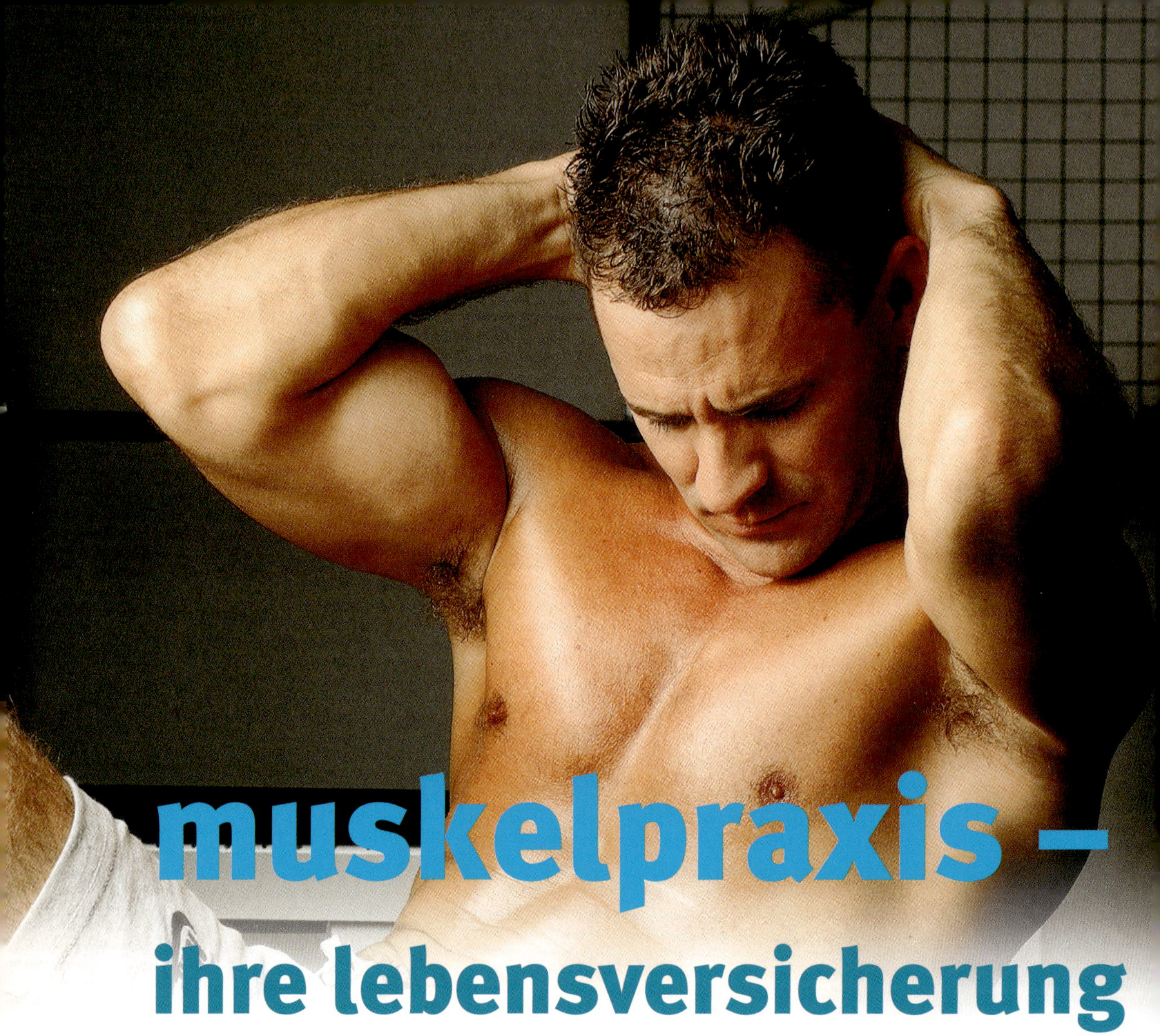

muskelpraxis – ihre lebensversicherung

Muskeln sind Ihr Forever-Young-Kapital. Ihre Lebensversicherung. Halten Sie jung. Und nicht nur, weil sie Ihr lästiges Fett verbrennen. Beispiel Aktie: Bevor Sie darauf setzen, was tun Sie da? Sie informieren sich ein bisschen – ob sie auch steigen könnte. Das Gleiche sollten Sie tun, wenn es um Ihre Lebensversicherung geht. Denn wenn Sie beim Muskeltraining auf das falsche Pferd, äh Mäuslein (muskulus = Mäuslein) setzen, erleben Sie einen schwarzen Freitag. Sie verstärken Probleme, die Ihnen das Leben bereits verleiden – und all Ihre guten Vorsätze fallen Schmerzen zum Opfer. Warum das so ist und wie Sie Ihr muskuläres Aktienpaket – pures Gold! – künftig gewinnbringend anlegen, zeigt Ihnen mein Lebensengel Nummer zwei. Heißt Holle Bartosch. Und ist Dipl.-Sportwissenschaftlerin. Bedeutet: Sie weiß, wie's geht. Zunächst ein wenig bunte Theorie – ab Seite 158 wird's dann praktisch.

Vorsicht, falsche Bewegungsmuster!

Muskeln schmelzen die Pfunde, halten die Gelenke proper, sorgen für starke, feste Knochen. Nur leiden bei den meisten Menschen gerade die Gelenke unter lange eingefahrenen Bewegungsmustern, die Muskeln unter fehlprogrammierten Ausweichbewegungen. Dreht man zum Beispiel beim Gehen die Füße nach außen und rollt nicht über die Zehen ab, gibt das über kurz oder lang – aber mit Sicherheit – Probleme in den Hüften, im Kreuz und in den Knöcheln. So laufen Sie nicht? Doch. Tun die meisten Vielsitzer. Weil die Waden zu schwach sind für ein elegantes Fußabrollen. Sinkt das Becken bei jedem Schritt zur Seite ab, strapaziert das Knie und die Lendenwirbelsäule. Tja, genau da tut es doch bei Ihnen weh, kennen Sie doch, oder? Was die verkümmerten Rumpfmuskeln nicht tragen können, versucht die Hüfte zu übernehmen. Kann sie aber nicht. Das Knie, der Knöchel ... Und irgendwann sind sie da, die schmerzenden Problemchen: die Gelenke abgenutzt. Arthrose. Das Muskelkorsett zu schwach. Krummes Kreuz.

Fazit: Untrainierte Muskeln verkürzen und versteifen sich und weigern sich, im Teamwork zu arbeiten. Jeder noch so kleine Muskel will seine Arbeit und Mühe nur noch abgeben, hergeben, loswerden – an die geschundenen Gelenke, vom Knöchel bis zur Wirbelsäule.

Meist ist Korrektur nötig

Sobald Sie falsche Bewegungsmuster korrigieren, kommt der Körper wieder ins Lot. In sein früheres Gleichgewicht. Sie versetzen ihn sozusagen in eine Zeit, in der Sie noch nicht ruhig sitzen konnten und fröhlich kreuz und quer durch den Garten rannten. Ist dieses Gleichgewicht erst mal wieder hergestellt, speichern Ihre Muskeln genügend Energie und geben sie bei jedem Schritt wieder ab. Das macht Ihre Bewegungen harmonisch und anmutig. Denn die Muskeln sind jetzt stark und geschmeidig genug, um einander zu helfen und sich zu ergänzen. Die Energie fließt ungestört zwischen ihnen hin und her. Ein gutes Kraftprogramm schenkt ihnen sozusagen vollkommene Harmonie. Und plötzlich leidet das Knie nicht mehr, aus der Wirbelsäule verschwindet der »unspezifische Rückenschmerz«. Der in acht von zehn deutschen Rücken sitzt.

small talk

Muskelfunktionstest

Ein Muskelfunktionstest deckt auf, wie und wo das Zusammenspiel Ihrer Muskeln gestört ist. Gehen Sie zu einem guten Sportmediziner oder Physiotherapeuten – bitte nicht ins Fitnessstudio, denn »Fitnesstrainer mit Wochenendausbildung« und Muskelfunktionsdiagnostik passen nicht wirklich zusammen.

Sie wissen ja, ein Muskel arbeitet nie allein, sondern immer in Zusammenarbeit mit anderen. Eine Funktionsdiagnostik spürt also auf, welche Muskeln zu kurz oder zu schwach sind. Ist ein Muskel schwächer als die anderen, pflanzt sich das fort im Körper, stört eine ganze Muskelkette. Andere Muskeln müssen für den schwächeren einspringen. Was sie überlastet. Zur Verspannung führt. Jede Muskeldysbalance erhöht auch die Belastung im Gelenk und damit auf den Knorpel. Das tut weh, heißt irgendwann Arthrose oder Bandscheibenvorfall. Dabei ist es so einfach, mit Dehnen und Krafttraining die Problemstellen zu beheben – bevor sie bleibenden Schaden anrichten.

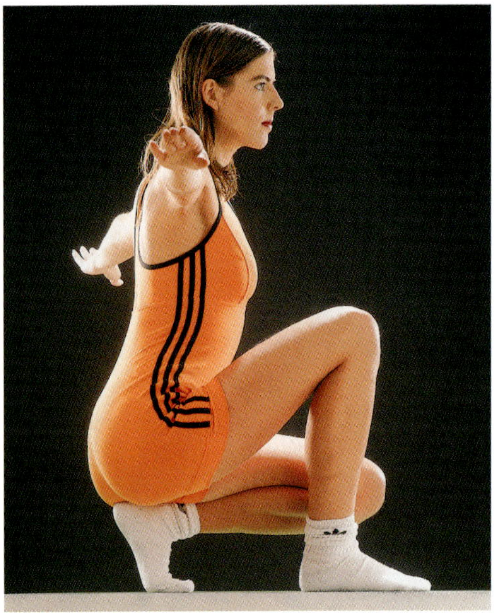

Sorgen Sie für eine starke Mitte

Krafttraining ist … ein dicker Muskelmann mit hochrotem Kopf. Der schwere Gewichte stemmt und dabei die Zähne fletscht vor Anstrengung. Wischen Sie diese Bilder weg. Sie wollen nicht keuchend Krafttraining machen, um viel Bizeps zu zeigen, wenn Sie den Bierkrug stemmen. Ihnen geht es nicht um den einzelnen Muskel, den Bizeps, den Waschbrettmuskel. Es geht um das Zusammenspiel aller Muskeln.

Das gewöhnliche Krafttraining zerlegt den Körper in Einzelteile. Man trainiert meist einen Muskel isoliert an einem Gerät, in dem die Bewegung genau vorgegeben ist. Und im Alltag? Da sieht es doch ganz anders aus. Da drücken Sie doch nicht mit den Beinen 20-mal einen Bierkasten nach oben. Da muss der Muskel doch mal links, mal rechts, mal nach oben oder unten drücken, ziehen und schieben. Es gibt auch mehr als die Arme und die Beine, die sich bewegen … Jede Bewegung beginnt immer in der Körpermitte, im Rumpf. Der Rumpf ist der Pfeiler, die Mitte der Bewegung und des Lebens. Alles beginnt in der Körpermitte. Die müssen Sie stark machen.

Wo ist Ihre Körpermitte?

Wenn Sie den großen Zeh heben, arbeiten die Muskeln in Ketten über das Knie und die Hüfte bis in die Schulter hinauf. Die Muskulatur ist komplex und einfach zugleich. Muskeln, Sehnen und Bänder arbeiten fein abgestimmt zusammen. Dieses Muskelsystem haben Sie sich antrainiert. Sie lagen als Baby strampelnd auf dem Rücken. Dann lernten Sie das Sitzen und Krabbeln. Plötzlich konnten Sie die ersten

Trick 17

Einfach Haltung annehmen

Stellen Sie sich vor einen Spiegel. Und werfen Sie einen Blick auf Ihre Daumen. Zeigen sie nach innen? Dann sind Ihre Oberarme nach innen gedreht. Ihnen folgen die Schultern automatisch nach vorne. Der Brustkorb sinkt zusammen. Kurzer Atem. Das können Sie jetzt spüren.

Versuchen Sie jetzt mal, Ihre Schultern nach hinten unten zu ziehen und den Kopf aufzurichten. Nehmen Sie Haltung an. Und jetzt atmen. Sie werden merken, dass Sie plötzlich viel freier und tiefer atmen können. Die Laune steigt, und Sie fühlen sich frischer. Genau das strahlen Sie nach außen aus. Wo Sie gehen und stehen, nehmen Sie ab heute Haltung an. Nicht wie ein Soldat. Heben Sie einfach nur das Brustbein ein wenig an, und Sie fühlen sich gleich besser. Automatisch ziehen Sie die Schultern leicht nach hinten unten. Da, wo sie hingehören.

Schritte machen. Und mit jedem Schritt lernten Sie, den Pfeiler zu stabilisieren.

Ihr Pfeiler besteht aus: dem Schultergürtel, dem Rumpf und der Hüfte. Diese drei Bereiche bilden Ihre Achse, um die sich alles dreht. Wenn der Körper ein Rad ist, sind die Glieder die Speichen und der Pfeiler die Nabe. Die Nabe muss korrekt ausgerichtet sein, damit sie die Energie übertragen kann und im ganzen Körper verteilt. Wir können Arme und Beine nicht kraftvoll einsetzen, wenn der Pfeiler krankt. Das sollte das Gehirn wissen, bevor man die erste Hantel in die Hand nimmt.

Und heute? Können Sie noch in die Hocke gehen? Einen Rückwärtspurzelbaum machen? Können Sie auf einem Bein das Gleichgewicht halten? Sehen Sie. Die Stabilität, die Flexibilität sind weg. Gewinnen Sie sie wieder.

Ein starker Schultergürtel

Beim Laufen holen Sie Schwung aus den Armen. Denken Sie. Beim Nordic Walking ist Armeinsatz gefragt. Denken Sie. Sie denken falsch. Die Schultern sind gefragt. Nicht die Arme. Sie dienen nur als Schwungpendel, das an den Schultern hängt. Sie bilden nur die Verlängerung zum Stock. Doch viele Menschen haben verlernt, ihre Arme aus den Schultern heraus zu bewegen. Kraft in den Schultern aufzubauen. Sie machen alles über die Arme und wundern sich, dass man sich so schwertut beim Laufen, im Alltag …

Der Schultergürtel besteht aus dem Schlüsselbein, dem Schulterblatt und dem Oberarm und den Muskeln, die alles miteinander verbinden. Ist der Schultergürtel schwach, drehen sich die Arme nach innen, wandern die Schultern nach vorne und krümmt sich der obere Rücken. Gerade wenn Sie lange sitzen, nehmen Sie diese unwürdige Haltung gerne ein. Dabei sinkt der Brustkorb in sich zusammen. Die Lunge kann sich nicht mehr ausdehnen. Die kann sich nur in einem freien großen Brustkorb entfalten. Und nur in einem solchen können Sie tief bis in den Bauch hinein atmen. Nur so tanken Sie genug vom Lebenselixier Sauerstoff – und mit Ihnen jede Zelle Ihres Körpers. Ja, auch die grauen.

Um den Schultergürtel wieder stark zu machen, sollten Sie die Muskeln im oberen Rücken stärken. Also die Muskeln, die den Oberarm und damit die Schulter nach hinten ziehen und die Muskeln, die die Schulterblätter an der Wirbelsäule halten. Gleichzeitig müssen Sie auch die verkürzten Muskeln am Brustkorb dehnen. Diese Übungen sind im Kraftprogramm ab Seite 163 enthalten und werden Sie bald wieder aufrecht durchs Leben gehen lassen.

Der kraftvolle Kern

Die Mitte des Pfeilers ist der Rumpf. Er verbindet Schultergürtel und Becken zu einer Einheit. Wirbelsäule und Brustkorb bilden den Kern,

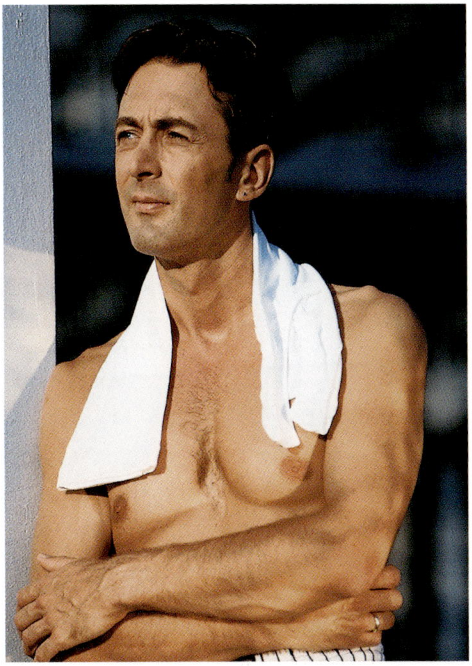

Trick 17

Schnell schlank

Von jetzt auf gleich ein bisschen schlanker? Das geht. Spannen Sie mal den Bauch an. Ziehen Sie den Bauchnabel vom Hosenbund weg nach oben. Und atmen Sie dabei. Na, das ist die richtige Spannung für den Alltag und die schmale Silhouette. Spannen Sie öfter tagsüber an. Irgendwann werden Sie diese Bauchspannung beibehalten, ohne dass Sie daran denken müssen.

und um diesen drapieren sich viele Muskeln. Die geraden, queren, inneren schrägen und äußeren schrägen Bauchmuskeln, der breite Rückenmuskel, der Rückenstrecker und die vielen kleinen stabilisierenden Muskeln zwischen den Wirbeln. Sie alle halten den Rumpf schön aufrecht.

Wollen Sie eine schlanke Taille? Dann trainieren Sie wahrscheinlich Ihre Bauchmuskeln. Doch es wird Ihnen wenig bringen, denn zu einer schlanken Körpermitte gehört eben nicht nur der straffe Bauch. Eine Allround-Muskelkorsage schützt und stützt die Wirbelsäule von allen Seiten.

Die Muskeln des Bauchs und des unteren Rückens bilden ein Team. Am wichtigsten ist der quere Bauchmuskel. Denn er drückt die Organe in den Bauchraum zurück. Bringt Spannung auf den Bauchraum und entlastet die Bandscheiben zwischen den einzelnen Wirbeln. Wenn der Bauch immer leicht angespannt ist, haben Sie eine gewisse Grundspannung, die Sie für harmonische Alltagsbewegungen brauchen.

Das stabile Becken

Rumpf und Schultergürtel stehen auf einem Fundament, dem Becken. Das stützt den Körper nach oben – und hält eine stabile Verbindung nach unten. An den Seiten des Beckens befinden sich die Hüftgelenkskapseln. Dort ist der Oberschenkelknochen mit der Hüftpfanne verbunden. Dort setzen über 40 Muskeln an. Alle zusammen bilden die Hüftmanschette. Die

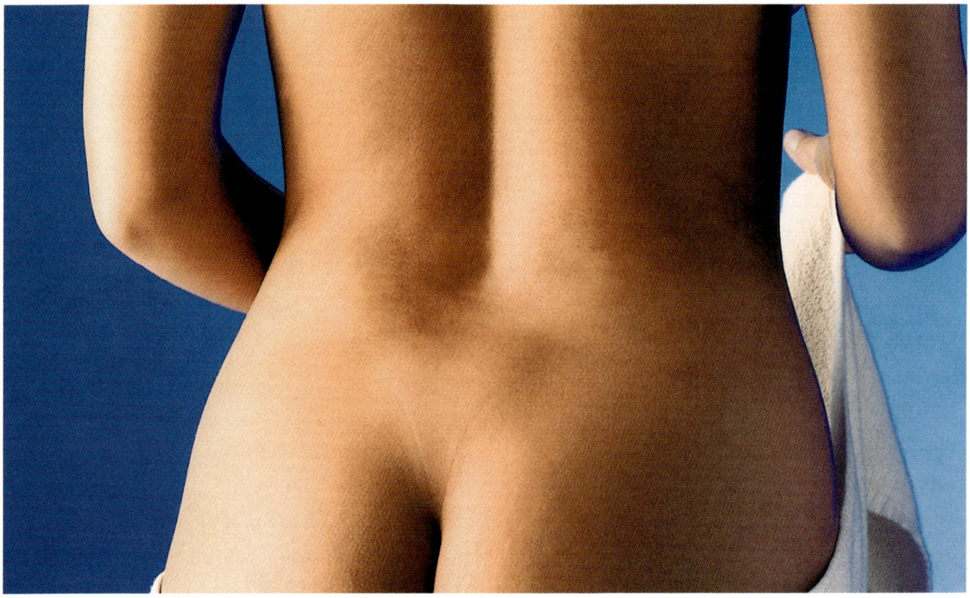

Hüftmanschette steuert viele Bewegungen. Sie dreht das Knie und damit auch das ganze Bein nach außen und innen. Sie spreizt das Bein ab, zieht es heran oder bewegt es nach hinten und vorne.

Es zwickt im Knie, im Köchel oder in der Wirbelsäule? Das treibt einen zum Orthopäden mit der Hoffnung, dass er an Ort und Stelle das Symptom bekämpft. Kann er aber meist nicht. Weil das Problem woanders liegt. Nicht im Knie, nicht an der Bandscheibe, nicht im Knöchel, sondern am Becken. Der Körper nutzt seine Beckenmuskeln nicht mehr. Darum müssen andere Muskeln aushelfen und zu viel arbeiten. Sie leiden, werden sauer, verkürzen und verkrampfen – und das tut weh. Viele Läufer bekommen Probleme mit den Achillessehen, den Knien oder der Hüfte, weil die Beckenmuskulatur zu schwach ist. Ein Osteopath oder gut ausgebildeter Physiotherapeut denkt nicht in Knöcheln und Wirbeln. Er sieht und spürt Muskelketten. Er findet das schwächste Glied in der Kette, und sobald es gestärkt wird, schwindet der Schmerz. Machen Sie Ihr Fundament wieder stark, geschmeidig und leistungsfähig mit dem Muskeltraining ab Seite 158.

Wenn Becken, Kern und Schultergürtel stabil sind, kann die Energie durch den ganzen Körper fließen, und alle Muskeln helfen zusammen, ziehen an einem Strang. Ihre Bewegungen werden wieder harmonisch und anmutig. Ihre Lebensenergie kommt wieder in Fluss.

Trick 17

Wie kräftig ist Ihr Becken?

Stellen Sie sich mit hüftbreit geöffneten und leicht gebeugten Beinen vor einen großen Spiegel und winkeln Sie den rechten Unterschenkel nach hinten an. Wenn nun die rechte Seite des Beckens abfällt und das Knie des Standbeins nach innen fällt, sind Ihre Hüftmuskeln zu schwach.
Machen Sie Ihre Hüfte stark und setzen Sie Ihre Pomuskeln ein. Ständig. Haben Sie einen flachen Hintern? Dann benutzen Sie ihn und damit auch Ihre Hüfte nicht. Nutzen Sie jede Gelegenheit, Ihren Po anzuspannen und zu dehnen. Beim Treppensteigen, Gehen, Bücken oder Hinsetzen. Sehen Sie Ihr ganzes Leben als Gesäßmuskeltraining.
Heben Sie Ihren Brustkorb, ziehen Sie Ihren Bauch etwas ein und drücken Sie die Pobacken zusammen, wenn Sie sich bewegen. So kommen Sie Ihrer schlanken Linie schon ein großes Stück näher. Denn nicht nur die Muskeln werden stärker – auch der Stoffwechsel erhöht sich. Jetzt sind Ihre Muskeln aktiv, und Energie kann fließen.

Basiswissen Zirkeltraining

Sie starten mit dem Krafttraining. Die Muskeln beginnen zu wachsen und tanken Kraft. Nur: Wenn Sie in eine schlechte Haltung hineintrainieren, verstärken Sie diese – und damit auch den Verschleiß im ganzen Bewegungssystem. Das bedeutet Schmerzen. Und die lassen Sie jedes Training abbrechen. Aus der Traum von der guten Figur. Dieser häufige Anfängerfehler darf Ihnen einfach nicht passieren. Davor schützt Sie a) ein Muskelfunktionstest von einem Sportmediziner. Und b) eine akkurate Haltung beim Ausführen der Übungen. Checken Sie vor jeder Übung Ihre Haltung von oben bis unten durch. Vor allem bei komplexen Übungen ist die Haltung das A und O. Denn Sie müssen Ihre Ge-

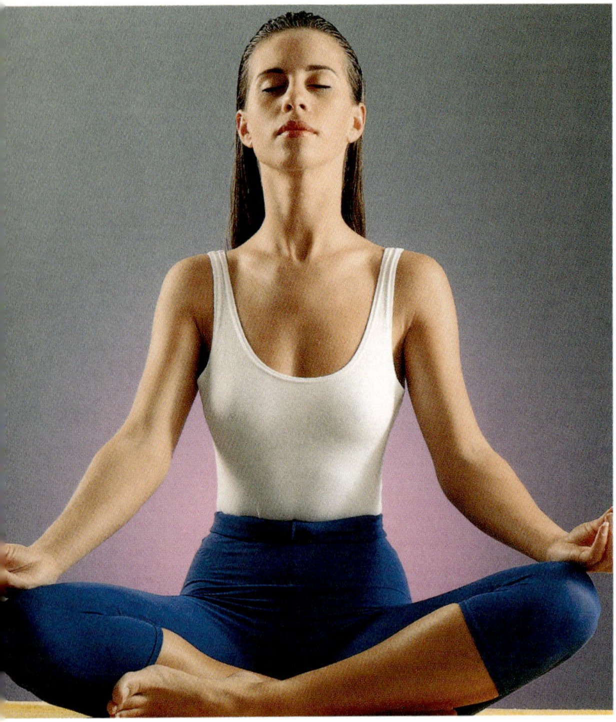

lenke selbst schützen und sitzen nicht in einem Gerät, das die Gelenke entlastet.

Der gute Stand

- Strecken Sie die Knie im Stehen nicht durch. Sobald die Beine gestreckt sind, geht Ihnen die Muskelspannung, die Ihre Knie schützt und stark macht, verloren.
- Die Füße stehen hüftbreit auseinander. Die Zehen zeigen nach vorne. Verteilen Sie Ihr Körpergewicht gleichmäßig auf Ferse und Vorfuß.
- Meist tendiert man im Stehen dazu, das Becken nach vorne zu schieben, um die Pomuskulatur zu entlasten. Strecken Sie den Po mit Spannung etwas nach hinten, als ob Sie sich auf einen Stuhl setzen wollen.
- Spannen Sie den Bauch an, vermeiden Sie ein Hohlkreuz, obwohl Sie den Po nach hinten führen. Die Lendenwirbelsäule richtet sich mit der Bauchspannung auf und ist so geschützt.
- Ziehen Sie die Schultern leicht nach hinten unten und schieben Sie gleichzeitig das Brustbein nach vorne oben. So richtet sich die Brustwirbelsäule auf, und der Brustkorb wird richtig weit.
- Achten Sie auf eine gerade Halswirbelsäule, indem Sie Ihr Kinn leicht zurückschieben.

Der rechte Sitz

- Wenn Sie Übungen im Sitzen durchführen, dann öffnen Sie die Beine leicht.
- Wählen Sie die Sitzhöhe so, dass Ihre Hüfte sich etwas über den Knien befindet.
- Die Fußsohlen stehen am Boden. Die Hüfte kippt weder nach vorne zum Hohlkreuz noch nach hinten zum Rundrücken. Dafür sorgt die angespannte Bauchmuskulatur.
- Das nach vorne geschobene Brustbein schiebt die Schultern in die richtige Position, nach hinten unten.

Im Rhythmus des Atems

Kopf krebsrot, Halsadern zum Platzen angeschwollen und Zähne zusammengebissen mit riesigen Hanteln in den Händen. Ein Kraftsportler in Aktion – ein typischer Fall von Pressatmung. Das vermeiden Sie. Denn unter Pressatmung halten Sie unter hoher Belastung die Luft an. Das schließt die Stimmritze im Kehlkopfbereich, staut die Luft im Bauchraum. Sie spannen automatisch Bauch- und Rückenmuskeln an, um die Wirbelsäule zu schützen. Doch durch diese Anspannung steigt der Blutdruck – und damit die Belastung aufs Herz.

Während des Krafttrainings ist eine rhythmische, fließende Atmung wichtig.

Als Faustregel gilt: Atmen Sie aus, wenn es anstrengend wird. Atmen Sie ein, wenn Sie in die Ausgangsstellung der Übung zurückgehen. Und wenn es Übungen gibt, die anstrengend sind, dann versuchen Sie, den Atem fließen zu lassen und ihn nicht anzuhalten. Gerade wenn

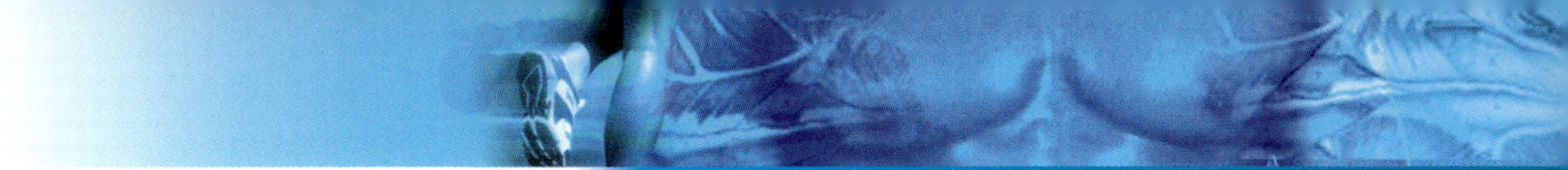

es anstrengend wird, konzentrieren Sie sich ganz besonders auf die Atmung.

Auf Betriebstemperatur kommen

Kein Krafttraining ohne ein leichtes Aufwärmprogramm. Durch einen Kaltstart erschrecken Ihre schlafenden Muskeln, werden schlecht durchblutet und bringen keine Leistung. Ideal ist es, wenn Sie sich zehn Minuten locker aufwärmen. Ob auf dem Trampolin hüpfend, auf der Stelle laufend oder strampelnd auf dem Hometrainer. Ein gut durchbluteter Muskel bekommt mehr Sauerstoff, das macht ihn leistungsfähiger und elastischer. Die Gelenke bilden Schmiere, gleiten reibungslos durch die Übungen. Blutdruck und Herzfrequenz steigen. Die Körpertemperatur steigt, sodass die Enzyme ideale Bedingungen für die bevorstehende Arbeit vorfinden. Ihr Körper hat von Schlaf- auf Wachmodus umgeschaltet.

Trick 17

Aufwärmen kurbelt die Enzyme an

Aufwärmen drosselt das Verletzungsrisiko und steigert die Leistung. Hier die Vorteile im Überblick:

- Temperaturerhöhung von 37 °C auf Arbeitstemperatur (38,5 °C).
- Die Arbeitsleistung der Enzyme steigt pro Grad um 13 %.
- Blutumverteilung aus dem Magen-Darm-Trakt in die Muskulatur.
- Die Durchblutung steigt in den Muskeln um das Sechsfache.
- Die Äderchen in den Muskeln öffnen und weiten sich.
- Das Blut fließt jetzt schneller.
- Die Wahrnehmung und Reizweiterleitung erhöhen sich.
- Die Muskulatur gewinnt an Spannung.
- Der Gelenkstoffwechsel wird angeheizt, und die Knorpel werden dicker.

Sie finden im Praxisteil Aufwärmübungen, die den Stoffwechsel aufwecken und den Muskel koordinativ auf die Kraftübungen vorbereiten (siehe Seite 159f.). Machen Sie diese Übungen direkt vor dem Krafttraining.

Gegen den Widerstand

Ob der Muskel gegen das eigene Körpergewicht, das Gummiband, eine Hantel oder eine Maschine antreten muss, ist egal. Für ihn ist alles Kraftaufwand. Doch wenn Sie immer denselben Kraftaufwand haben, entwickelt sich der Muskel nicht mehr weiter. Sie sollten also in regelmäßigen Abständen Ihr Training umstellen und mit anderen Übungen Abwechslung in den Muskelalltag bringen. Denn nur, wenn Sie Reize setzen, mit neuen oder schwereren Übungen, wächst und gedeiht der Muskel.

Wenn Ihr Muskel bei einer Übung nur noch gähnt, braucht er eine neue Herausforderung. Machen Sie kein stures Programm, nach dem Motto: Hauptsache, ich habe es schnell hinter mir. Ihr Motto muss lauten: Ich will die Anspannung, die Anstrengung spüren. So verändern Sie Ihr Enzymkostüm. So machen Sie Ihre Muskeln stark. Nur so.

Der richtige Zeitpunkt für mehr

Nach etwa drei bis vier Wochen haben Sie schon Kraft getankt, und der Körper beginnt, sich zu formen. Bleiben Sie dran. Nicht auf den Lorbeeren ausruhen. Erhöhen Sie die Wiederholungszahl. Sodass die letzten zwei Wiederholungen einer Übung schwerfallen. Aber trotzdem müssen Sie sie korrekt und komplett ausführen. Sie könnten 30 Wiederholungen ma-

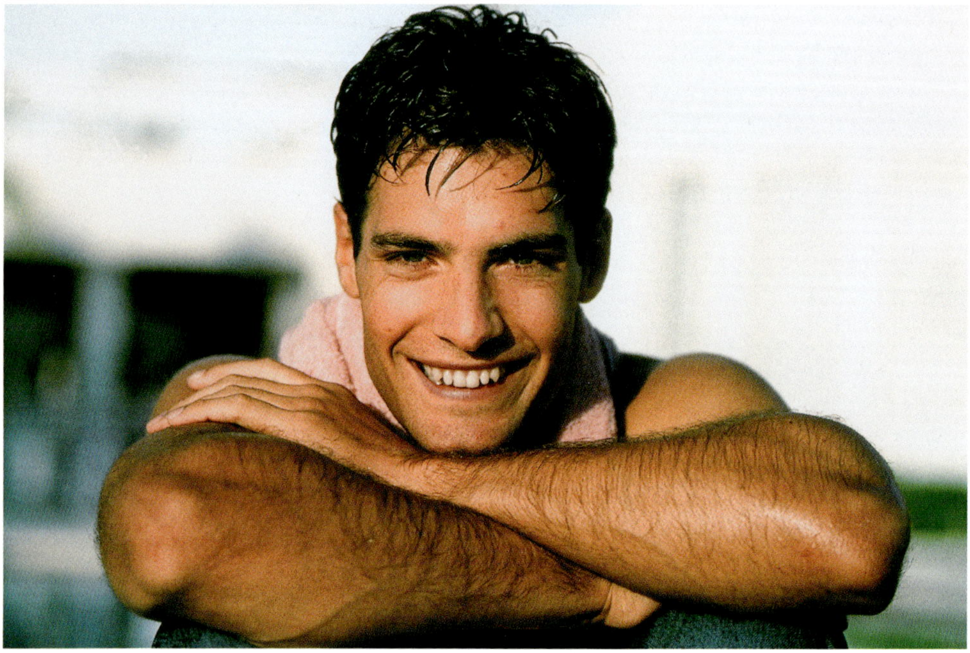

chen, ohne mit der Wimper zu zucken? Dann verordnen Sie Ihrem Muskel eine schwerere Übung – oder nehmen Sie ein höheres Gewicht oder ein stärkeres Band.

Wiederholungsanzahl gegen Körpergefühl

Die Zahl der Wiederholungen einer Übung ergibt einen Satz. Als Anfänger reichen Ihnen zwei Sätze einer Übung dicke aus. Egal, ob Bauch, Beine oder Po. Denn nicht die Zahl der Sätze fordert den Muskel in erster Linie, sondern die Intensität der Übung. Also die Wiederholungszahlen und das Gewicht. Auch Fortgeschrittene machen höchstens drei bis vier Sätze. Mehr muss nicht sein. Mehr müssen nur die Leistungssportler.

In der Regel macht man 1 bis 25 Wiederholungen pro Satz. Eine Wiederholung steht für die Maximalkraft, das macht der Gewichtheber beim Wettkampf. 25 Wiederholungen stehen für Kraftausdauer. Der Muskel schult seinen Stoffwechsel und lernt, der langsamen Ermüdung zu widerstehen.

Trotzdem: Es kommt nicht auf die Wiederholungszahl an, sondern auf die Zeit, die Anspannungsdauer. Sie könnten zehn Wiederholungen mit viel Schwung in 20 Sekunden hinter sich bringen. Nur: Man spürt wenig im Muskel. Wenn Sie die zehn Wiederholungen ohne Schwung in einer Minute machen und den Muskeln keine kleinen Pausen gönnen, dann tut sich was, der Muskel zittert, ist leicht sauer. Die ersten Schweißperlen bilden sich auf der Stirn. Das ist Training!

Bitte keine Pause!

Durch kleine Erholungspausen zwischen den Wiederholungen, durch das kurze Loslassen in den Umkehrpunkten der Bewegung gehen Sie einer hohen Anspannung im Muskel aus dem Weg. Der Reiz zum Wachsen, zum Stärkerwerden kommt im Muskel nicht an. Lassen Sie die Hantel nie kurz hängen, halten Sie das Gummiband immer auf Hochspannung. Sie spüren, sobald Sie der Anspannung aus dem Weg gehen und den Muskel Luft holen lassen. Dann beißen Sie kurz die Zähne zusammen. Denn nur diese konstante Anspannung über einen bestimmten Zeitraum zwingt den Muskel, alte Strukturen zu verbessern. Also Muskelfasern wachsen zu lassen und den Stoffwechsel zu optimieren.

In der Langsamkeit liegt die Kraft

Stellen Sie sich die Bewegung erst in Ihren Gedanken vor. Machen Sie sich mit dem komplexen Ablauf vertraut. Achten Sie auf eine saubere Bewegung.

- Wählen Sie die Widerstände so, dass Sie die Wiederholungen anfangs gut schaffen. Zu viel zeigt sich in schludriger und schwungvoller Bewegung. Bitten Sie doch einen Partner, bei den ersten Übungen den Bewegungsablauf zu kontrollieren. Oder machen Sie Ihre Übungen vor dem Spiegel. Sie wollen nicht Zeit schinden. Sie wollen Muskeln. Also trainieren Sie langsam und flüssig.
- Sie können den Weck- und Könnerzirkel ab Seite 163 entweder nach der Wiederholungszahl steuern oder nach der Uhr: Für eine Wiederholung veranschlagen Sie ca. sechs bis acht Sekunden. Das bedeutet, Sie trainieren in Zeitlupe. Und am besten zählen Sie einfach drei bis vier Sekunden bis zum Umkehrpunkt der Bewegung und dann drei bis vier Sekunden bis zur Ausgangsstellung zurück. So fordern Sie den Muskel, weil Sie ihn durch die Langsamkeit auf Spannung halten.

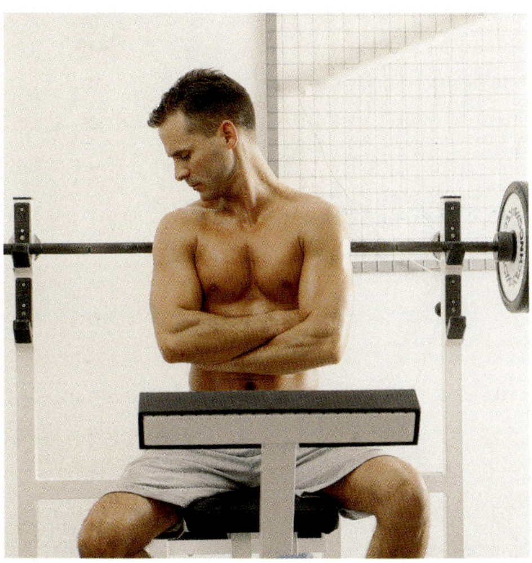

- Sie sollten die Übungen ohne Schwung und nicht ruckartig ausführen. Für die Wiederholungen sollten Sie insgesamt 60 bis 90 Sekunden brauchen. Das wären also ungefähr 10 bis 15 Wiederholungen. Wenn Sie die Übung in den 90 Sekunden problemlos bewältigen, dann gehen Sie zur schwereren Übung oder erhöhen die Intensität durch ein stärkeres Fitnessband oder ein wenig mehr Gewicht.

Training mit Hanteln & Band – die Intensität bestimmen Sie

Ein Band zieht sich lang, und mit zunehmender Länge wird der Widerstand schwerer. Das ist der große Vorteil des Gummibands. Denn Sie reißen nicht an einem großen Gewicht, sondern erhöhen mit der Muskelkontraktion den Widerstand. Das ist sanftes Krafttraining. Beim Hanteltraining ist es etwas anders. Sie müssen das Gewicht von Anfang an stemmen. Deswegen Vorsicht mit freien Gewichten. Das A und O ist eine langsame und bewusste Bewegung.

Mit beiden Trainingsgeräten können Sie den Übungsablauf selbst bestimmen. Dadurch fordern und belasten Sie Ihre Muskulatur bei jeder Wiederholung unterschiedlich. Da Sie bei vielen Übungen den gesamten Bewegungsradius nutzen und aus unterschiedlichen Winkeln trainieren, bringen Sie jede einzelne Faser Ihres Muskels ins Spiel. Das Ergebnis: eine enorme Übungsvielfalt auf kleinstem Raum und ein variantenreiches Programm.

Die Intensität der Übung können Sie steuern, indem Sie das Band durch ein paar Handwicklungen verkürzen und damit strammer machen. Die Spannung erhöht sich. Oder Sie wählen eine höhere Bandstärke. Von jedem Bandhersteller gibt es verschiedene Stärken. Und bei den Gewichten wechseln Sie zum Beispiel von der Zwei- zur Drei-Kilo-Hantel.

Trick 17

Per Gefühl zum Anfangsgewicht

Mit welchem Gewicht, welcher Bandstärke soll man sein Training starten? Der Trainer erzählt Ihnen was von Maximalgewicht, das durch einen Maximalkrafttest ermittelt wird, von dem man dann ein paar Prozent abzieht. Das ist dann Ihr Trainingsgewicht, mit dem Sie soundso viele Wiederholungen schaffen sollten.

Die Praxis hat wieder mal gezeigt: Das funktioniert nicht so recht. Gehen Sie nach Ihrem Körpergefühl. Dazu haben Sie eine Gefühlsskala, in die Sie Ihr Belastungsempfinden einordnen. Sie geht von sehr leicht = 1 bis sehr schwer = 7. Sie sollten bei Ihrem Zirkeltraining die letzten zwei Wiederholungen als »mittel = 4« bis »mittel bis schwer = 5« empfinden.

Die siebenstufige Skala zur subjektiven Einschätzung der Belastung

1 = sehr leicht

2 = leicht

3 = leicht bis mittel

4 = mittel

5 = mittel bis schwer

6 = schwer

7 = sehr schwer

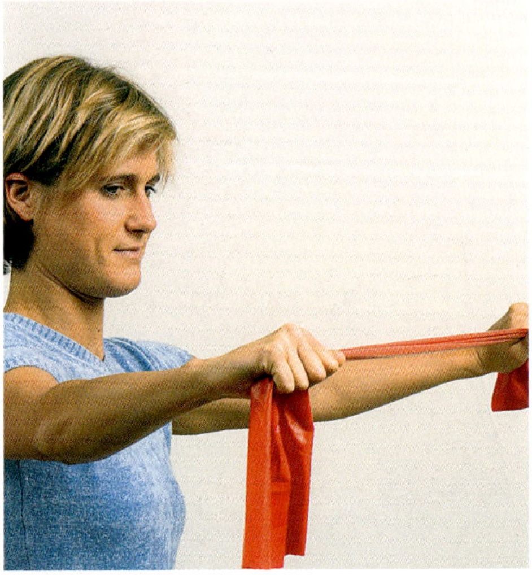

Das richtige Band

Welche Farbe darf es denn sein? Rot, Grün oder Blau? Jede Farbe entspricht beim Fitnessband einer anderen Intensität. Legen Sie sich am besten verschiedene Intensitäten zu. Um herauszufinden, welche Farbe die richtige für Sie ist, machen Sie eine Übung und versuchen, sie 60 Sekunden durchzuhalten. Wenn das nicht geht, wählen Sie ein schwächeres Band. Wenn Sie munter weitertrainieren können, wählen Sie das stärkere Band. Wenn Sie nach 50 Sekunden merken, dass es jetzt anstrengend werden könnte, liegen Sie mit Ihrer gewählten Bandstärke vollkommen richtig.

Die richtige Hantel

Ein- bis Zwei-Kilo-Hanteln reichen für den Anfang vollkommen aus. Und am besten kaufen Sie sich ein ganzes Hantelset. Das Set bietet Ihnen die Möglichkeit, den Muskelaufbau in kleinen Schritten zu steigern. Eine Kurzhantel sollte Platz für mehrere unterschiedlich schwere Hantelscheiben haben.

Wählen Sie ein Hantelset mit austauschbaren Gewichtscheiben, damit Sie die Belastung der jeweiligen Übung optimal anpassen können. Einen schnellen Scheibenwechsel ermöglichen Hanteln mit Sterngriff-Stellringen. Im Gegensatz zu glatten oder mit Plastik überzogenen Griffen liegen angeraute Chromgriffe besser in der Hand. Vor allem, wenn Sie schwitzen.

Ein Satzpäuschen in Ehren ...

In der Pause erholt sich der Muskel. Bekommt wieder Sauerstoff und Nährstoffe über die geöffneten Blutgefäße. Denn wenn der Muskel unter Spannung steht, ist er hart, und die Blutgefäße werden zusammengedrückt. Während der Übung, wenn Sie ohne Schwung arbeiten, schnürt der Muskel also seine Pipelines zu. Er muss ohne Sauerstoff auskommen. Deswegen wird er schnell sauer. Denn Laktat häuft sich im Muskel an. Das kann er in der Pause über die Blutgefäße wieder loswerden und selbst abbauen. Also machen Sie Pause zwischen den Sätzen, weil Ihr Muskel nicht zu sauer werden sollte. Eine Minute Pause reicht. Doch wenn Sie beim zweiten Satz schon nach der Hälfte schlappmachen, dann geben Sie sich eine verlängerte Auszeit. Ihr Gefühl zählt. Arbeiten Sie mit höheren Gewichten und machen den Muskel richtig sauer? Dann brauchen Sie mehr Pause. Und zwar ein bis drei Minuten zwischen den Sätzen.

Mit Band und Hantel zum wendigen Muskel

Viele starten ihr bewegtes Leben im Fitnessstudio. Schön und gut. Doch der Muskel ist kein Gerät, das genau eingestellt wird und in einer vorgegebenen Bewegungsrichtung arbeiten möchte. Er lechzt nach Freiheit, nach offenen Bewegungen in alle Richtungen. So kann er sich austoben und wird rundum stark und wendig. Im Fitnessstudio sind Sie in einem Gerät gefangen und trainieren einen Muskel isoliert in einer Bewegungsrichtung, während die anderen Muskeln brachliegen. Dieser eine Muskel wird stark.

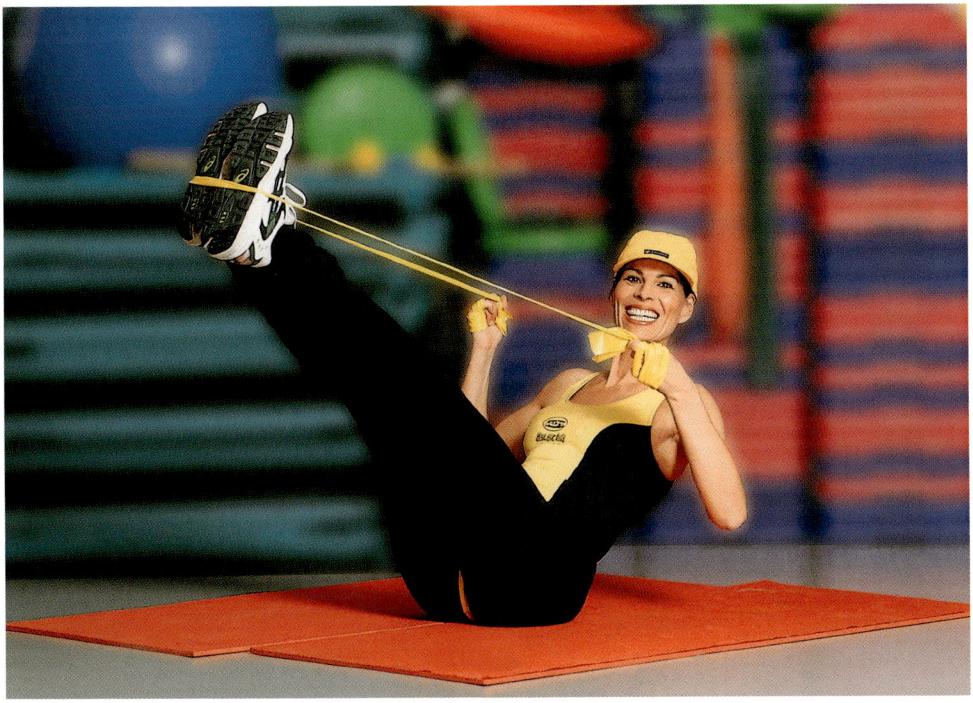

Trick 17

Kontrolle ist besser

Sie hatten noch nie eine Hantel in der Hand? Und so ein Band ist Ihnen auch noch nie begegnet? Dann achten Sie beim freien Krafttraining genau auf Ihre Haltung. Ihre Muskeln müssen gut zusammenarbeiten von Anfang bis Ende. Am besten trainieren Sie vor dem Spiegel oder lassen sich von einem Partner kontrollieren. So gewinnen Sie schnell das richtige Körpergefühl für eine gute Haltung.

Glauben Sie. Doch es sind nur ein paar Fasern des Muskels, die genau in dieser vorgegebenen Stellung trainiert werden. Trainieren Sie mit all Ihren Muskeln in alle Bewegungsrichtungen. Das schaffen Sie am effektivsten mit Band und Hantel. Denn das sind freie Gewichte. So müssen die Muskeln das Gerät ersetzen, in das Sie sich hineinlümmeln. Ihr Körper lernt, sich selbst zu stabilisieren und das Gewicht mit anderen Muskeln im Teamwork zu halten, zu ziehen, zu schieben und zu drücken. So züchten Sie sich gesunde, wendige und aufgeweckte Muskeln, die Sie durchs Leben tragen. Sie stärken Ihren ganzen Körper von der Nasenspitze bis zu den Zehen. Sie arbeiten mit Körperspannung und bewegen immer mehrere Muskeln gleichzeitig. Das hält auch Ihr Herz auf Trab. Tragen Sie beim Zirkel mal einen Pulsmesser. Sie werden staunen: Das Herz hüpft und pumpt. Sie halten Ihren Puls auf hohem Niveau und verbrennen dadurch mehr Kalorien.

Schmerzen beachten

Hören Sie auf Ihren Körper: Tut eine Übung Ihnen nicht gut, zwickt sie stark im Kreuz oder in der Schulter, dann lassen Sie diese erst einmal weg. Ausnahme: leichter Muskelkater. Da müssen Sie einfach durch. Mit der nötigen Vorsicht. Aber belasten Sie Ihren Muskel trotzdem leicht. Anfangs zwickt der Muskel eben, weil er das Benutztwerden nicht kennt. Er verweigert sich, ist beleidigt, weil es ein bisschen zu viel war. Doch er teilt Ihnen gleichzeitig mit: nicht aufhören. Nur einen Gang zurückschalten, bis ich wieder fit bin.

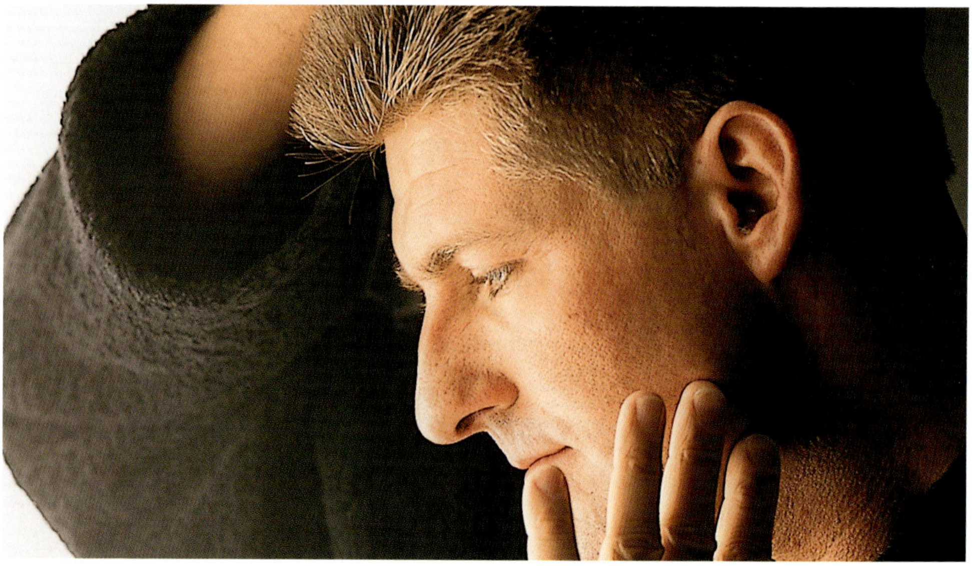

Erholung & Eiweiß für leistungsfähige Muskeln

Nach dem Training braucht der Muskel Zeit. Mindestens 48 Stunden. In diesen Stunden baut er neue Kraft auf, lässt seine Fasern wachsen und optimiert den Stoffwechsel, indem er neue Enzyme aufbaut. Bauen Sie Ihr Krafttraining nur jeden zweiten Tag in Ihren Alltag ein. So wächst und gedeiht der Muskel.

Sie wollen noch ein Quäntchen mehr tun? Sichergehen, dass der Muskel leistungsfähiger wird? Dann vergessen Sie direkt nach dem Training nicht, Eiweiß zu essen. Das Risiko für Muskelkater sinkt. Der Muskel kann gleich mit Reparaturarbeiten anfangen, und der Hormonhaushalt freut sich über ein paar Aminosäuren. Das weiß der Leistungssportler, denn der will am nächsten Tag wieder fit sein. Und das wollen Sie auch.

Dehnen Sie den Stress weg

Der Muskel verkürzt, wenn er arbeiten muss. Jedes Mal ein bisschen. Deswegen vergessen Sie die Dehnübungen nach dem Training nicht. Sie sollten die Muskeln dehnen, die Sie im Training ärgern – und auch die, die durch Ihre Haltung, Ihren stressigen Alltag verkürzt sind. In den Trainingsprogrammen finden Sie die passenden Übungen für alle Körperregionen. Übrigens können Sie Ihre Dehnübungen auch in den Alltag einbauen.

Dehneinmaleins

- Dehnen Sie keine kalten Muskeln. Auch »bettgewärmte« Muskeln sind kalt.
- Dehnen Sie Ihre Muskeln direkt nach dem Krafttraining. Denn durch das Training, übrigens auch beim Laufen, verkürzen die Muskeln zusehends. Zu jeder Trainingseinheit gehört das Dehnen ausnahmslos dazu.
- Stehen Sie stabil. Gleichgewichtsversuche haben beim Dehnen absolut nichts zu suchen. Sie sollen sich schließlich auf den langen Muskel konzentrieren.
- Leiten Sie Ihre Atmung in die gedehnte Körperpartie. So lassen Ihre Muskeln noch ein Stück weit lockerer, und Sie verstärken die Dehnung. Gleichzeitig spüren Sie durch die vertiefte Atmung eine Entspannung.
- Wandern Sie langsam in die Dehnposition hinein und wieder hinaus. Keinesfalls wippen oder ruckartig dehnen. Das schadet dem Muskel.
- Halten Sie die Dehnposition für 15 bis 30 Sekunden, ohne zu wippen.
- Der Muskel darf ziehen, aber nicht schmerzen. Ist die Dehnung zu stark, spannt der Muskel automatisch dagegen. Dieser Schutzmechanismus bewahrt den Muskel davor zu zerreißen.
- Um die Beweglichkeit zu verbessern, führen Sie jede Übung zwei- bis dreimal durch. Sie sind zufrieden mit Ihrer Beweglichkeit? Keinerlei Probleme mit Rücken und Hüfte? Dann reicht ein Durchgang.

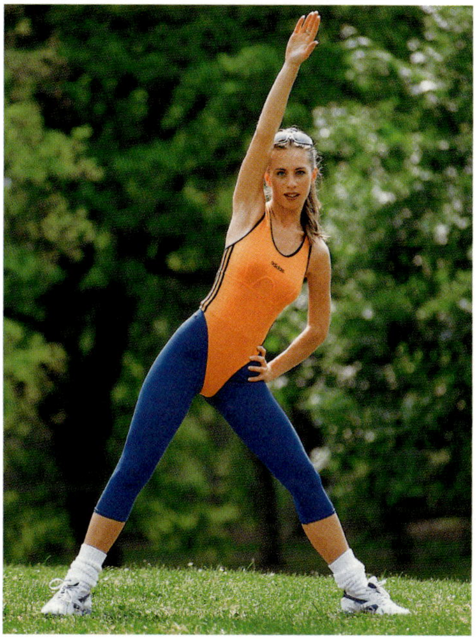

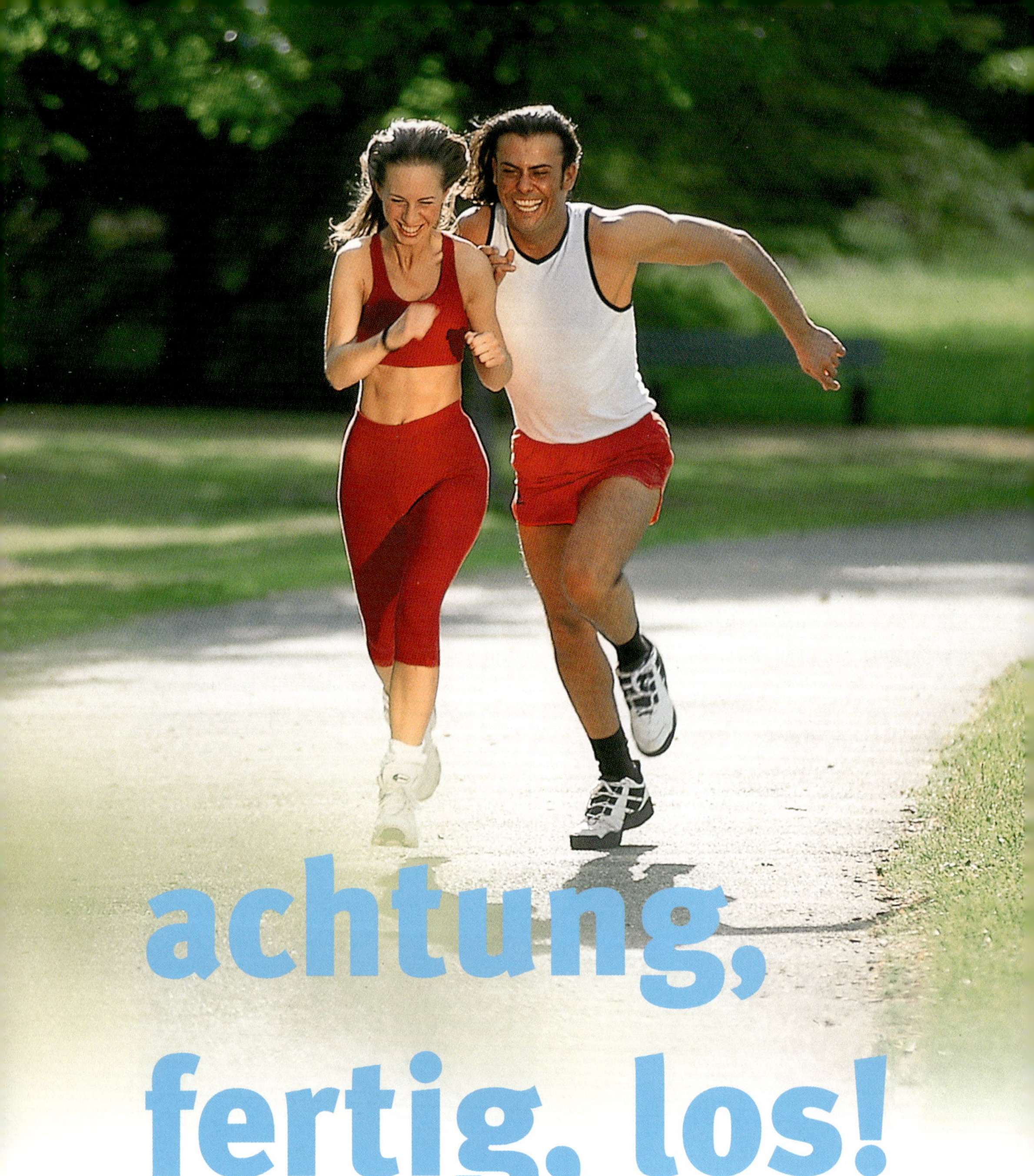

achtung, fertig, los!

Nun geht's los. Sie haben die Regeln im Kopf? Dann können Sie sich an die Muskeln machen. Sie brauchen nur Hanteln (siehe Seite 154f.) und ein Fitnessband in der richtigen Stärke (Seite 154). Und: Freude am Tun. Glauben Sie mir: Nichts ist schöner, als mit den Muskeln zu spielen.

Start mit dem Aufwärmprogramm

Sie haben sich schon leicht mit dem Hometrainer, dem Trampolin oder auf der Stelle gehend aufgewärmt? Idealerweise zehn Minuten? Dann machen Sie folgende Übungen, um sich auch koordinativ auf Ihren Zirkel vorzubereiten. Ihre Muskeln sind so von Anfang an wesentlich motivierter, Leistung zu bringen.

Schulterrollen mit der Hantel

Auf der Stelle gehend kreisen Sie mit den Hanteln in der Hand und hängenden Armen aus den Schultern heraus. Machen Sie die Kreise immer größer. Kreisen Sie so für eine Minute.

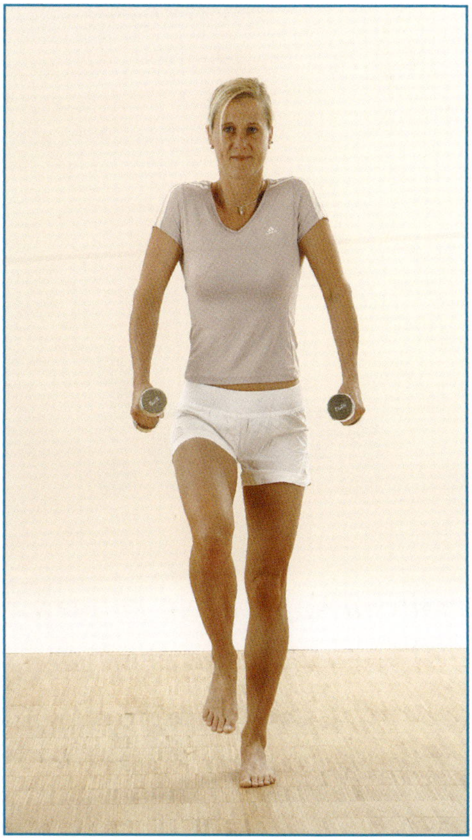

Kreuzen mit der Hantel

Halten Sie die Hanteln in den Händen und marschieren Sie eine halbe Minute auf der Stelle. Dann führen Sie für eine weitere halbe Minute das linke Knie zum rechten Ellbogen und umgekehrt. Halten Sie den Oberkörper gerade.

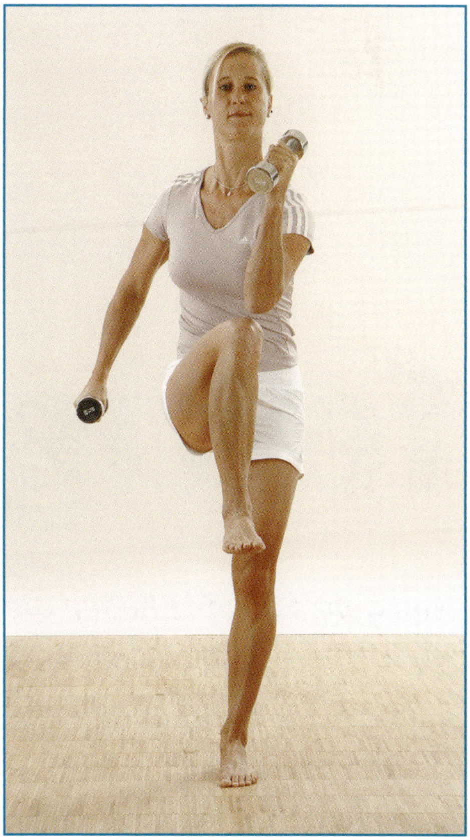

Armstrecken im Gehen

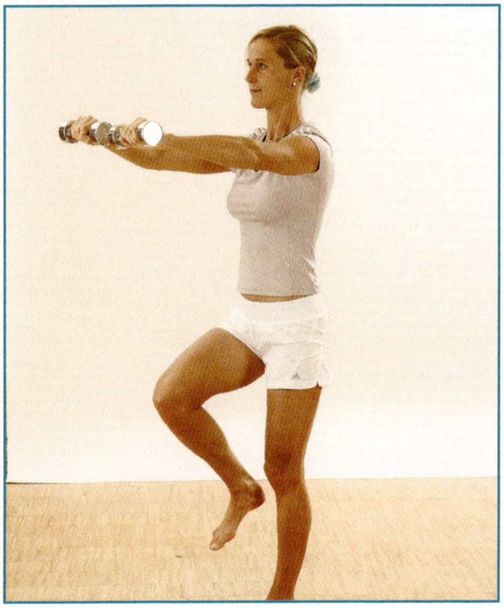

Gehen Sie aufrecht auf der Stelle. Strecken Sie Ihre Arme neben dem Kopf nach oben und führen Sie sie dann in die Beuge nach unten. Ziehen dabei die Ellbogen nach hinten unten und die Schulterblätter zur Wirbelsäule. Dann die Arme wieder nach oben strecken. Gehen Sie so für eine Minute.

Führen Sie im Gehen die Arme auf Schulterhöhe nach vorne und strecken sie vor dem Körper aus. Dann beugen Sie die Arme auf Schulterhöhe. Dabei ziehen Sie die Ellbogen hinter den Rücken. Bewegen Sie die Arme eine Minute so auf Schulterhöhe.

Armschwingen mit Band

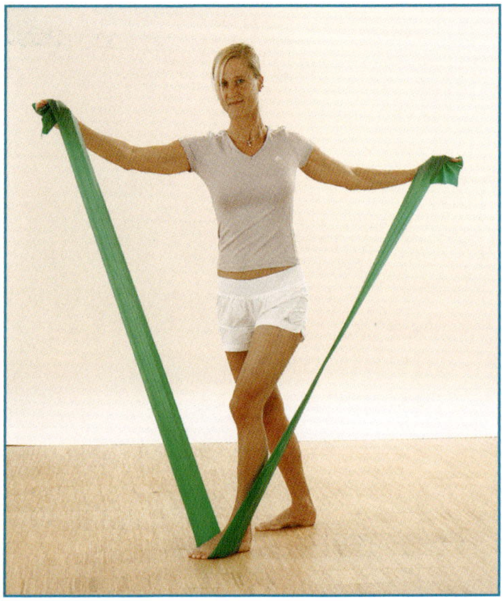

Stellen Sie sich in einer weiten Schrittstellung mit dem vorderen Fuß auf das Band. Ziehen Sie die Arme unter Spannung wechselseitig nach vorne und zurück. Versuchen Sie nach den ersten 30 Sekunden, den Bewegungsumfang immer ein Stückchen zu erweitern. Achten Sie immer darauf, dass Sie die Bewegung des Bandes führen – und nicht umgekehrt. Schwingen Sie eine Minute lang.

Ihre Muskeln sind jetzt aufgewärmt. Die Nachrichtenleitung zwischen Nerv und Muskel funktioniert. Ihr Körper ist startbereit und will mehr. Ihr Zirkeltraining kann beginnen.

Nun geht's ans Zirkeltraining

Beim Zirkeltraining trainieren Sie Ihre Kraftausdauer und puschen Herz und Kreislauf. Das macht den Muskel, das Herz und den Stoffwechsel wieder fit. Bringt die Fettverbrennungsenzyme auf Trab. Sie schlagen drei Fliegen mit einer Klappe. Sie verwöhnen Ihren ganzen Körper mit neun Grundübungen. Von der kleinen Zehe bis in die Haarspitzen.

Sieben goldene Zirkelregeln

1 Der Zirkel ist so aufgebaut, dass Sie mit jeder Übung eine andere Körperpartie kräftigen. Beginnen Sie mit der ersten Übung. Nach einem Satz wechseln Sie nach einer kurzen Pause zur nächsten Übung. 10 bis 20 Sekunden reichen, um sich gedanklich auf die nächste Übung vorzubereiten. So kann sich die eben ausgepumpte Muskelgruppe erholen, während Sie die nächste in Arbeit haben. So halten Sie die Herzfrequenz auf einem hohen Level. Verheizen eine Menge Kalorien.

2 Bei jeder Übung absolvieren Sie so viele (langsame!) Wiederholungen, wie Sie in 60 bis 90 Sekunden schaffen. Aber nicht schludern oder zu schnell werden! Fallen Ihnen die Übungen des Weckzirkels schwer, dann machen Sie die Übungen nur über 60 Sekunden und legen Sie längere Pausen ein, bis Sie sich wieder fit fühlen. Dann geht's weiter. Die Fitteren können die 90 Sekunden auskosten.

3 Haben Sie alle Übungen einmal durchlaufen, beginnt nach einer Pause von vier Minuten der zweite Durchlauf. Sie können auch einen dritten Zirkel machen, wenn Ihre Muskeln noch nicht satt sind.

4 Trainieren Sie mit hoher Intensität. Das Herz darf pochen, und die Muskeln dürfen ein wenig zittern. So reizen Sie den Muskel. Er wächst, und die Enzyme und Äderchen im Muskel sprießen.

5 Sind Ihnen die Übungen zu einfach und Ihre Muskeln lechzen nach mehr, dann sind Sie reif für den Könnerzirkel. Oft schreien bestimmte Muskeln nach mehr, während andere noch nicht so weit sind. Dann stellen Sie einen Mix aus den einfachen Übungen des Weckzirkels und den schwereren des Könnerzirkels zusammen. Die Übungen sind in beiden Zirkeln von eins bis neun durchnummeriert. Wechseln Sie einfach zum Beispiel die dritte Übung aus dem Weckzirkel mit der Nummer drei aus dem Könnerzirkel aus. Das ist dann die schwere Übung für dieselbe Körperregion.

6 Machen Sie den Zirkel dreimal pro Woche. Sie können, wenn Ihnen neun Übungen am Stück zu viel sind, auch mit Übung eins bis vier anfangen und dann am nächsten Tag fünf bis neun machen. So haben Sie zwei unterschiedliche kleine Zirkel, die Sie jeden Tag abwechselnd absolvieren.

7 In der siebten Woche sollten Sie alle einfachen Übungen aus dem Weckzirkel gegen die schwereren aus dem Könnerzirkel ausgetauscht haben. Ist das nicht der Fall, sind Sie für das Muskelaufbautraining noch nicht bereit. Üben Sie sich in Geduld und »kreisen« Sie fleißig weiter.

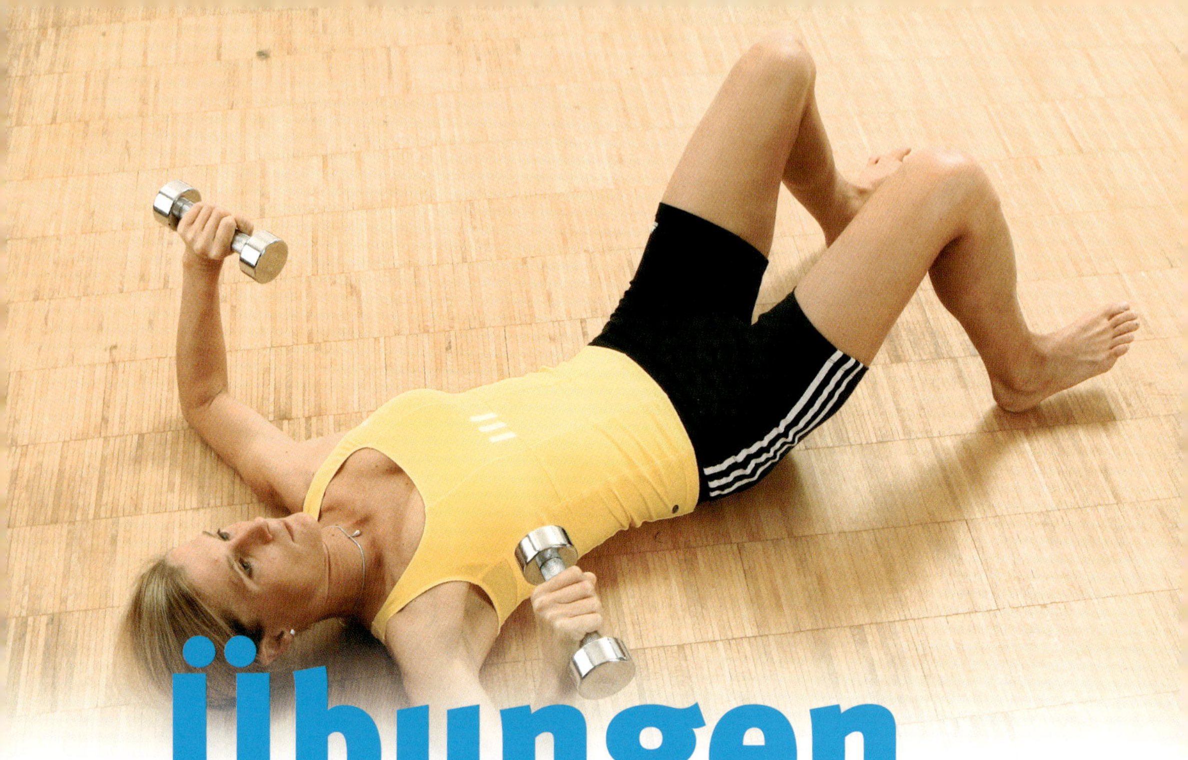

Übungen

für den Weckzirkel

Ihr Weckzirkel besteht aus neun Kräftigungsübungen mit dem Gummiband und dem eigenen Körpergewicht. Halten Sie die Übungsreihenfolge ein. So kann sich jede Muskelgruppe erholen, während Sie eine andere Muskelgruppe bearbeiten. Das bedeutet, Sie brauchen keine Pause zwischen den Übungen zu machen.
Wenn Sie eine Übung als »schwer« empfinden, dann können Sie eine Pause von 30 Sekunden einlegen. Denn die Ausführung der Übungen soll nicht unter einer zu hohen Belastung leiden – die saubere Technik geht auf jeden Fall vor. Machen Sie den Zirkel zweimal durch. Und dann den Dehnteil nicht vergessen. Ihre trainierten Muskeln wollen geschmeidig und flexibel bleiben.

1. Beinheben für den Rückenstrecker

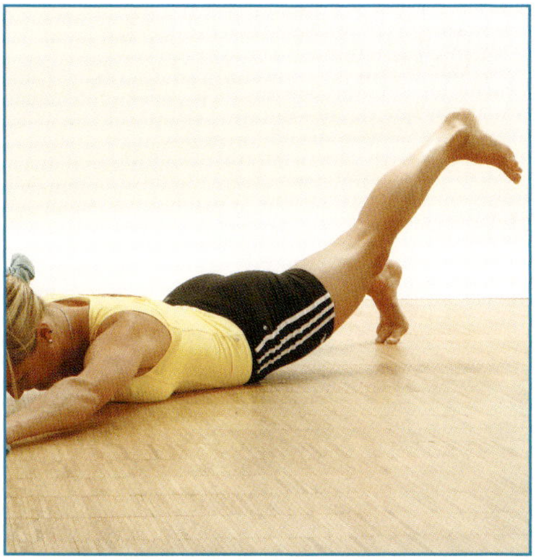

Der Rückenstrecker besteht aus vielen kleinen und größeren Muskeln. Er schützt die Wirbelsäule von hinten und sorgt für eine aufrechte starke Körpermitte.

Ausgangsstellung

Nehmen Sie das Band schulterbreit in die Hände. In der Bauchlage strecken Sie die Arme in Verlängerung zum Körper und bringen das Band auf Spannung. Die Zehenspitzen sind am Boden. Spannen Sie Po und Oberschenkel an. Die Knie sind vom Boden abgehoben. Heben Sie den Kopf, sodass die Nasenspitze nur ein paar Zentimeter vom Boden entfernt ist. Der Blick ist zum Boden gerichtet. Versuchen Sie auch, das Brustbein ein wenig anzuheben. So verstärken Sie die Grundspannung.

Ausführung

Heben Sie das linke Bein vom Boden ab, führen Sie es schräg nach oben und drehen Sie die Zehenspitzen nach außen. Dann zurückführen und das rechte Bein nach schräg oben führen. Achten Sie auf gestreckte Beine. Das Band halten Sie die ganze Zeit auf Spannung. Die Hände dürfen dabei aber am Boden bleiben.

2. Crunches für den Bauch

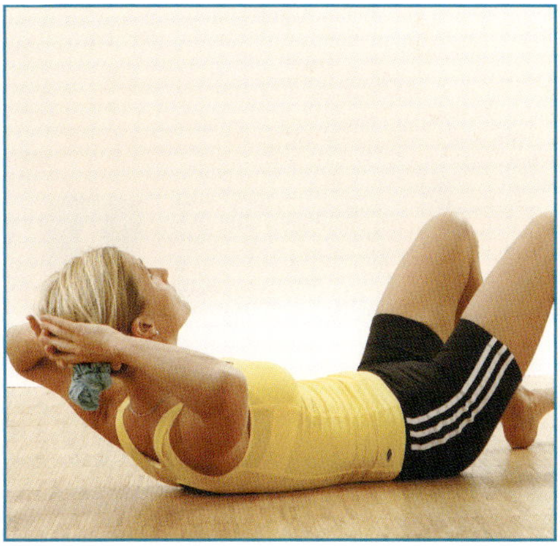

Mit dieser Übung trainieren Sie den geraden und schrägen Bauchmuskel. Er unterstützt mit dem Rückenmuskel zusammen Ihre Wirbelsäule und entlastet sie. Doch vor allem verhilft ein starker Bauchmuskel zu einer schlanken Linie.

Ausgangsstellung

Winkeln Sie in Rückenlage die Beine an. Stellen Sie Ihre Fersen mit zwei Handbreit Abstand voneinander auf und ziehen Sie die Zehenspitzen zu sich heran. Nehmen Sie die Hände an den Hinterkopf und führen Sie die Ellbogen nach außen zur Seite. Jetzt drücken Sie die Lendenwirbelsäule in den Boden und bauen Grundspannung im Bauchmuskel auf.

Ausführung

Heben Sie nun Kopf, Schultern und Schulterblätter vom Boden ab. Der Blick geht zur Decke, sodass die Halswirbelsäule gerade ist. Die Ellbogen bleiben auf der Seite. Nun senken Sie den Schultergürtel bis kurz über dem Boden ab. Und wieder hoch. Halten Sie mit der Lendenwirbelsäule den Kontakt zum Boden.

Variation

Drehen Sie, wenn Sie oben sind, die rechte Schulter zum linken Knie. Sie rotieren in der Wirbelsäule. Drehen Sie sich zurück zur Mitte und auf die andere Seite hinüber. Dann langsam absenken.

3. Hanteldrücken für straffe Arme und Brust

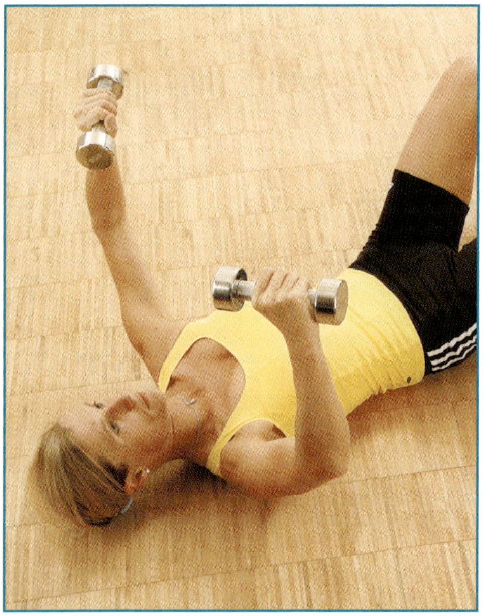

Arm- und Brustmuskulatur müssen hier die Hauptarbeit verrichten.

Ausgangsstellung

Legen Sie sich auf den Rücken, in jeder Hand eine Hantel, und winkeln Sie die Beine an. Die Zehenspitzen zeigen vom Boden weg. Ihre Arme sind im 90-Grad-Winkel gebeugt und befinden sich außen etwa auf Brusthöhe. Die Handflächen zeigen nach vorne.

Ausführung

Drücken Sie die Hanteln in einem Bogen nach oben und führen Sie sie auf Brustmitte zusammen. Drehen Sie dabei die Hände so, dass die Handflächen zueinander zeigen. Die Ellbogen bleiben leicht gebeugt. Dann die Arme wieder auf Brusthöhe absenken.

Variation

Führen Sie in der Endposition noch zusätzlich die Ellbogen über der Brustmitte zusammen, bis sich die Unterarme berühren. Dann wieder Unterarme öffnen und die Arme bis auf Brusthöhe absenken.

4. Rückenzug für den oberen Rücken

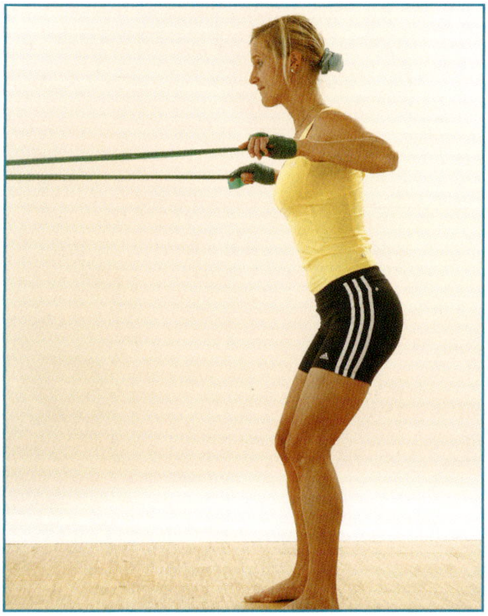

Ein starker oberer Rücken macht den Brustkorb groß und die Haltung aufrecht. Der Atem wird automatisch viel tiefer und der Nacken entspannt.

Ausgangsstellung

Bringen Sie das Gummiband mittig an einer Türklinke o. Ä. an. Fassen Sie die Enden und bringen Sie das Band auf Spannung. Heben Sie die Arme auf Schulterhöhe und winkeln Sie die Arme so an, dass die Unterarme nach vorne in Zugrichtung zeigen. Beugen Sie die Knie und legen Sie sich nicht gegen die Spannung des Bandes.

Ausführung

Führen Sie die Ellbogen nach hinten, sodass sich die Schulterblätter der Wirbelsäule annähern. Die Ellbogen bleiben dabei immer auf Schulterhöhe und sinken nicht ab. Dann führen Sie die Arme wieder nach vorne. Arme beim Nach-vorne-Führen nicht durchstrecken.

Variation

Erhöhen Sie die Bandspannung und ziehen Sie die Ellbogen nahe am Körper hinter den Rücken. Die Übung ist ein bisschen leichter, weil der große Rückenmuskel jetzt mitarbeitet.

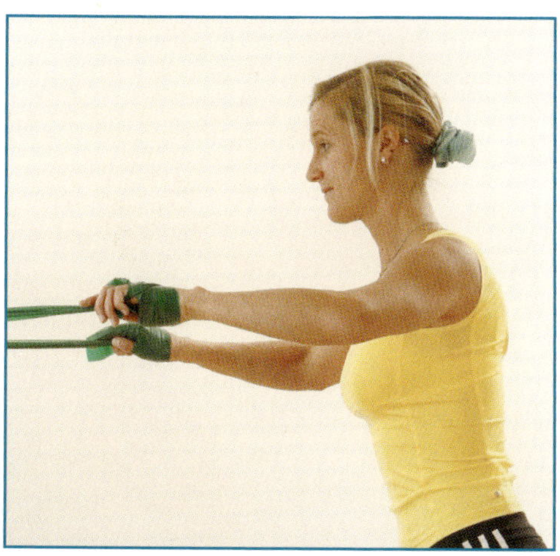

5. Seitheben für den Schultergürtel

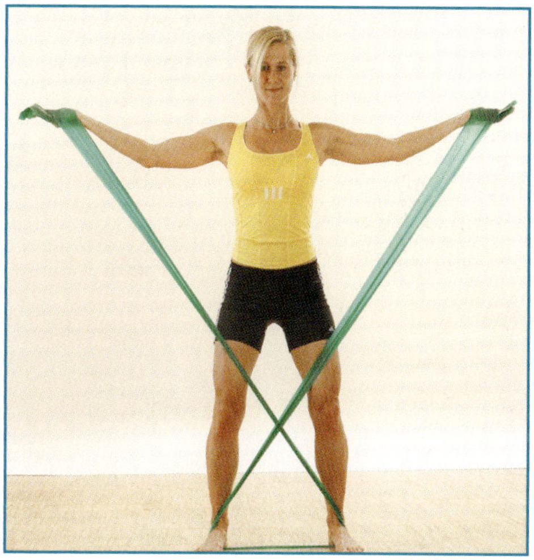

Mit dieser Übung stärken Sie Arme und Schultergürtel.

Ausgangsstellung

Steigen Sie mit leicht gegrätschten und gebeugten Beinen auf die Mitte des Gummibandes. Fassen Sie die Enden des gekreuzten Bandes. Das Band sollte jetzt mit hängenden Armen schon auf Spannung sein. Halten Sie die Arme seitlich leicht gebeugt auf Hüfthöhe. Die Schultern sind leicht nach hinten unten gezogen, und der Bauch ist angespannt. Die Handflächen zeigen nach oben.

Ausführung

Führen Sie die leicht gebeugten Arme auf der Seite von Hüft- auf Schulterhöhe und wieder zurück. Heben Sie dabei die Schultern nicht an. Und halten Sie die Knie gebeugt.

Variation

Die Daumen zeigen nach oben. Führen Sie die Arme jetzt über Schulterhöhe.

6. Kniebeugen für Beine und Po

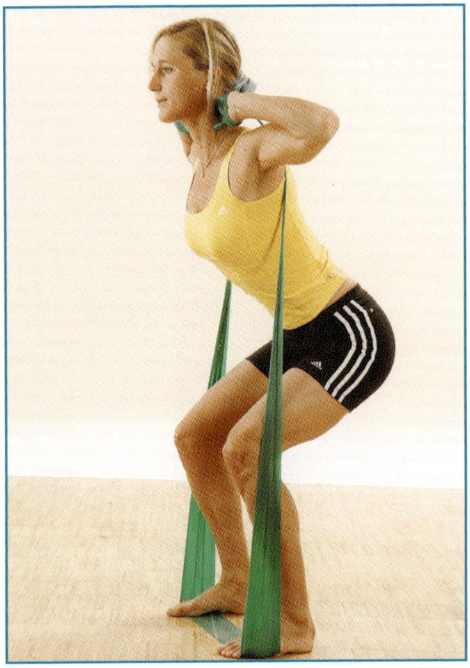

Mehrere Muskeln wie Po, Oberschenkelrückseite und -vorderseite helfen bei der Kniebeuge mit. Sie bekommen wieder kräftige Beine fürs Laufen und Nordic Walken. Außerdem einen knackigen Po und feste Oberschenkel.

Ausgangsstellung

Fassen Sie das Gummiband an beiden Enden und steigen Sie mit leicht gegrätschten Beinen darauf. Nun führen Sie die Hände in den Nacken und spreizen die Ellbogen zur Seite. Spannen Sie den Bauch an und ziehen Sie die Schultern nach hinten unten für eine aufrechte Haltung.

Ausführung

Nun beugen Sie die Knie und führen den Po nach hinten unten – so, als ob Sie sich auf einen Stuhl, der einen halben Meter hinter Ihnen steht, setzen wollten. Die Knie sollten nicht über die Zehenspitzen kommen. Heben Sie die Fersen nicht vom Boden ab. Wenn Sie wieder nach oben kommen, strecken Sie die Beine nicht durch. Kurz vor der Beinstreckung, da, wo der Muskel noch auf Spannung ist, beugen Sie die Knie wieder.

Variation

Wenn Sie die Grätsche größer machen, belasten Sie die inneren Oberschenkel stärker. Oder verlagern Sie in der Kniebeuge Ihr Körpergewicht abwechselnd vom linken auf das rechte Bein. So können Sie die Übung variieren und mehrere Muskelgruppen mitarbeiten lassen.

7. Hüftstrecken für Oberschenkelrückseite und Po

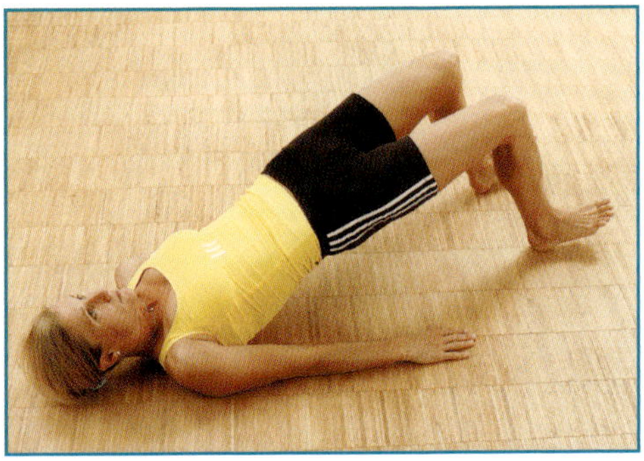

Diese Übung bringt Spannung in den Rumpf und sorgt für Kraft in Oberschenkelrückseite und Po.

Ausgangsstellung

Legen Sie sich auf den Rücken und winkeln Sie die Beine an (90-Grad-Winkel im Kniegelenk). Heben Sie die Fußspitzen vom Boden ab. Legen Sie die Arme neben dem Körper auf den Boden.

Ausführung

Lösen Sie den Po vom Boden, indem Sie die Hüfte nach oben heben. Schultern, Po und Knie sollten eine Linie bilden. Den Po wieder absenken, bis er kurz über dem Boden ist, dann wieder heben.

Variation

Nehmen Sie die angewinkelten Beine zusammen, sodass Fußknöchel und Knie sich berühren. Bauen Sie Spannung auf, sodass Sie die Oberschenkelinnenseite spüren. Halten Sie diese Spannung, während Sie den Po heben und senken.

8. Beinheben für die Oberschenkelinnenseite

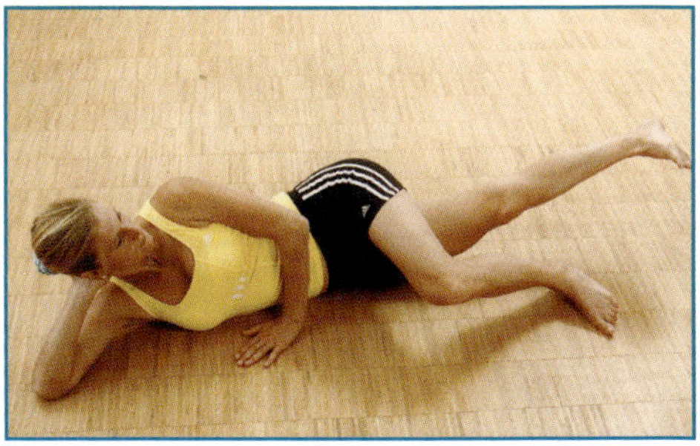

Diese Übung stärkt die Oberschenkelinnenseite.

Ausgangsstellung

Legen Sie sich auf die Seite und bilden Sie mit dem Körper eine gerade Linie. Legen Sie das obere Bein angewinkelt vor sich auf dem Boden ab und stützen Sie sich mit dem oberen Arm ab. Ihre Hüfte steht senkrecht am Boden.

Ausführung

Heben Sie das untere gestreckte Bein mit angezogener Fußspitze an. Senken und heben Sie das Bein mit kleinen Bewegungen. Danach Seitenwechsel.

9. Fußheben für die Waden

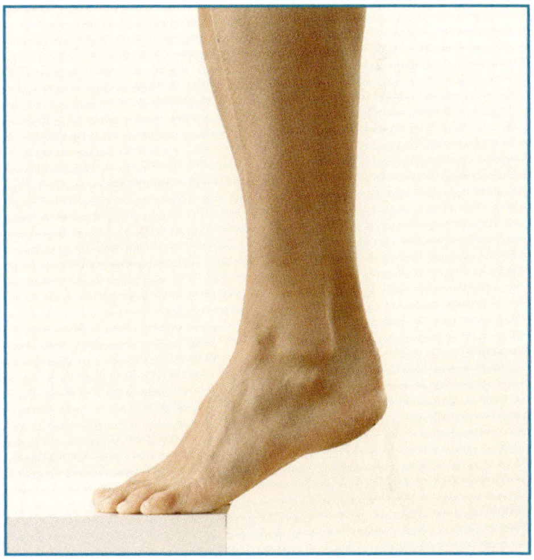

Das Fußheben macht Ihre Waden stark und schützt so vor Überlastungen an der Achillessehne beim Laufen und Nordic Walken.

Ausgangsstellung

Suchen Sie sich eine Stufe oder einen Treppenabsatz. Stellen Sie sich mit beiden Vorfüßen auf die Stufe – die Fersen sind in der Luft. Halten Sie sich an Geländer oder Türrahmen fest.

Ausführung

Heben Sie die Fersen an, bis Sie auf den Zehen stehen, dann wieder absenken.

Variation

Machen Sie die Übung mit gebeugten Beinen. Die Bewegung kommt nur aus den Beinen. Die Hüfte bleibt ganz ruhig und bewegt sich nicht nach oben.

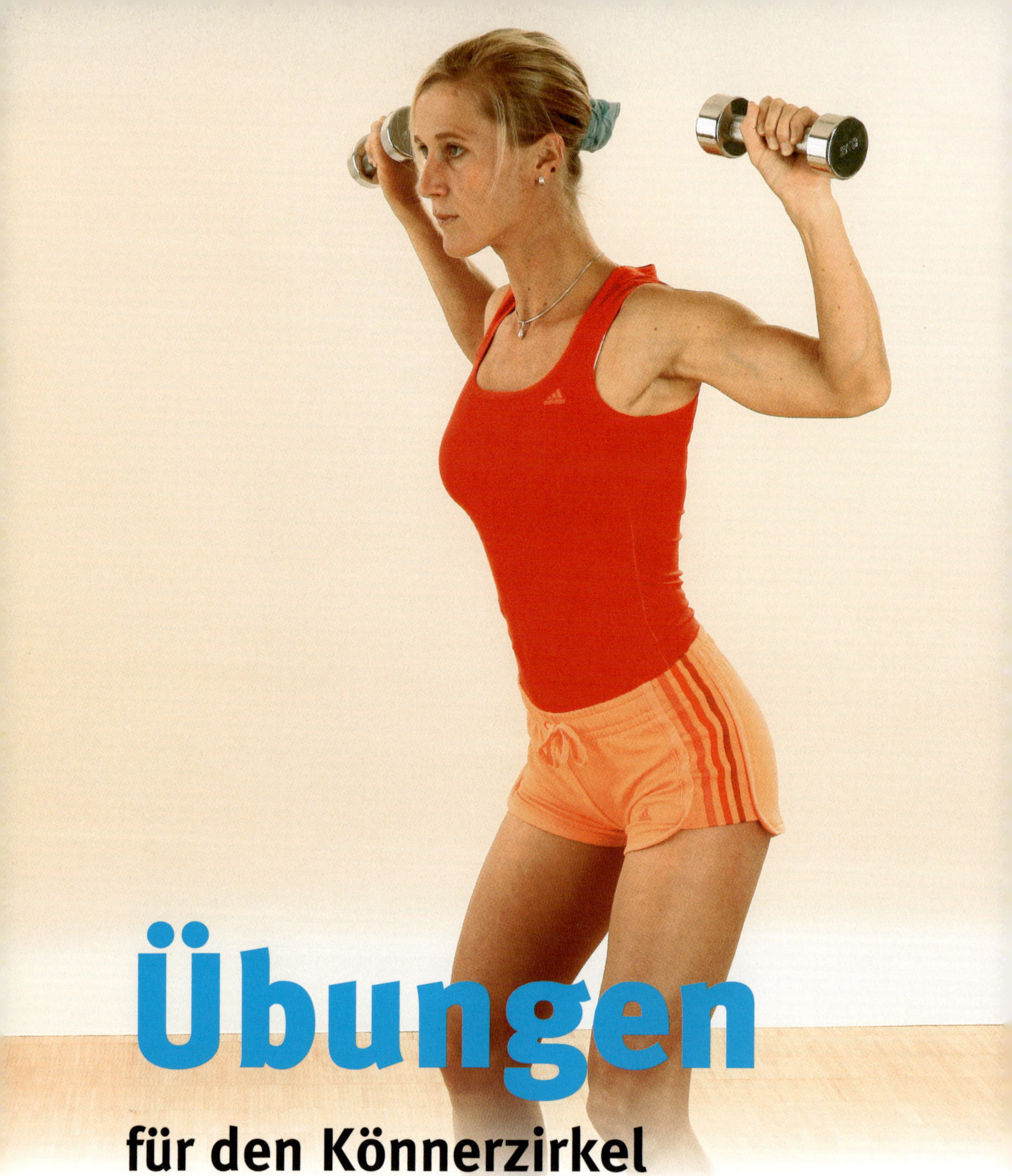

Übungen

für den Könnerzirkel

Sie haben sich an die Übungen gewöhnt und merken beim Krafttraining kein Ziehen mehr im Muskel? Dann ist es an der Zeit, sich an die schwereren Übungen heranzutrauen. Sie sind fit genug für neue Taten nach dem Einstieg mit dem Weckzirkel.

1. Diagonales Strecken für den Rückenstrecker

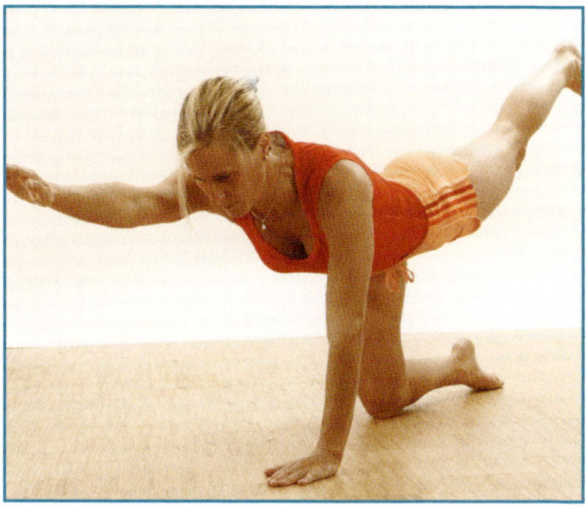

Ausgangsstellung

Gehen Sie in den Kniestand. Die Knie befinden sich direkt unter der Hüfte, die Hände unter der Schulter am Boden.

Ausführung

Strecken Sie nun die rechte Hand und das linke Bein auf Körperhöhe aus. Die Zehenspitzen sind bei der Beinstreckung angezogen. Führen Sie unter dem Körper rechten Ellbogen und linkes Knie zusammen. Dann wieder strecken. Versuchen Sie, dabei die Balance zu halten. Danach Seitenwechsel.

Variation

Nehmen Sie eine Hantel in die freie Hand.

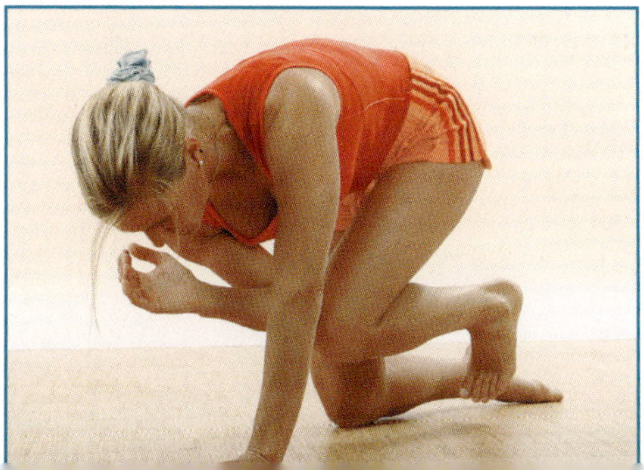

2. Crunches für den Bauch

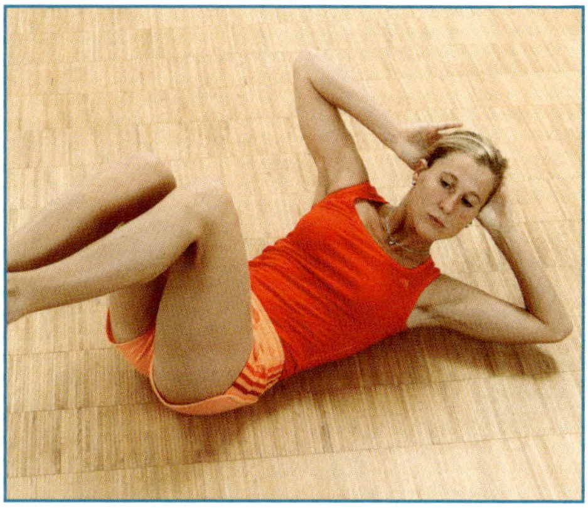

Ausgangsstellung

Winkeln Sie in Rückenlage die Beine an. Heben Sie sie vom Boden ab. Die Knie stehen über der Hüfte (90-Grad-Winkel). Ziehen Sie die Zehenspitzen zu sich heran. Nehmen Sie die Hände an den Hinterkopf und führen Sie die Ellbogen nach außen zur Seite. Jetzt drücken Sie die Lendenwirbelsäule in den Boden und bauen Grundspannung in den Bauchmuskeln auf.

Ausführung

Heben Sie Kopf, Schultern und Schulterblätter vom Boden ab. Der Blick geht zur Decke, sodass die Halswirbelsäule gerade ist. Die Ellbogen bleiben auf der Seite. Drehen Sie, wenn Sie ganz oben sind, die rechte Schulter zum linken Knie. Sie rotieren in der Wirbelsäule. Drehen Sie sich zurück zur Mitte und auf die andere Seite hinüber. Dann absenken, bis kurz über dem Boden. Und wieder hoch. Halten Sie mit der Lendenwirbelsäule den Kontakt zum Boden.

Variation

Spannen Sie ein Band auf Bodenhöhe hinter Ihrem Kopf. Nehmen Sie die Enden in die Hände.

Nun die Hände wieder an den Hinterkopf. Das Band muss auf Spannung sein, wenn Sie in der Ausgangsstellung liegen.

3. Halbe Liegestütze für straffe Arme und Brust

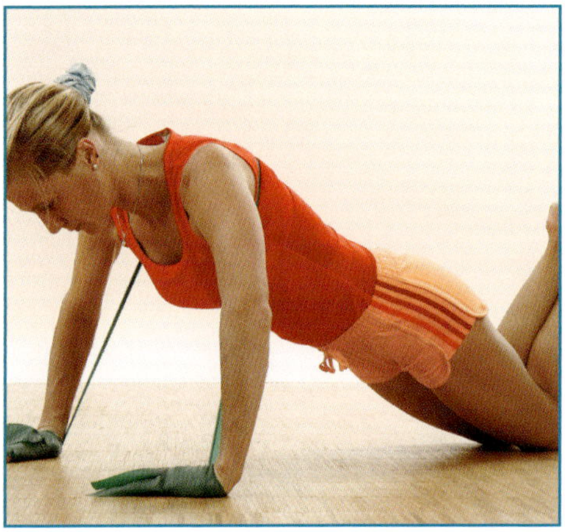

Für diese Übung brauchen Sie viel Spannung im Rumpf. Doch Arm- und Brustmuskulatur müssen hier die Hauptarbeit verrichten.

Ausgangsstellung

Führen Sie das Band über den Rücken und wickeln Sie es ein paarmal um die Hände, damit es kürzer wird und auf Spannung bleibt. Gehen Sie in die Bauchlage. Winkeln Sie die Knie an, indem Sie die Füße vom Boden lösen. Wenn Sie wollen, können Sie ein Kissen unter Ihre Knie legen. Überkreuzen Sie die Füße und ziehen Sie sie zum Gesäß heran. Legen Sie die Hände unter die Schultern.

Ausführung

Drücken Sie sich aus dieser Position nach oben. Die Ellbogen zeigen dabei nach außen. Kurz vor der Armstreckung wieder beugen, bis Ihr Oberkörper fast den Boden berührt. Spannen Sie Bauch und Po an, um die Wirbelsäule zu stabilisieren. Strecken Sie den Po nicht nach oben weg. Der Körper soll mit Schultern, Hüfte und Knien immer eine Linie bilden.

Variation

Variieren Sie mit den Händen, um so die an der Bewegung beteiligten Muskeln unterschiedlich zu belasten. Je weiter die Hände auseinander sind, desto mehr kommt der Brustmuskel zum Einsatz. Je weiter die Hände zusammen kommen, desto deutlicher spüren Sie den hinteren Oberarm.

4. Rückenzug für den oberen Rücken

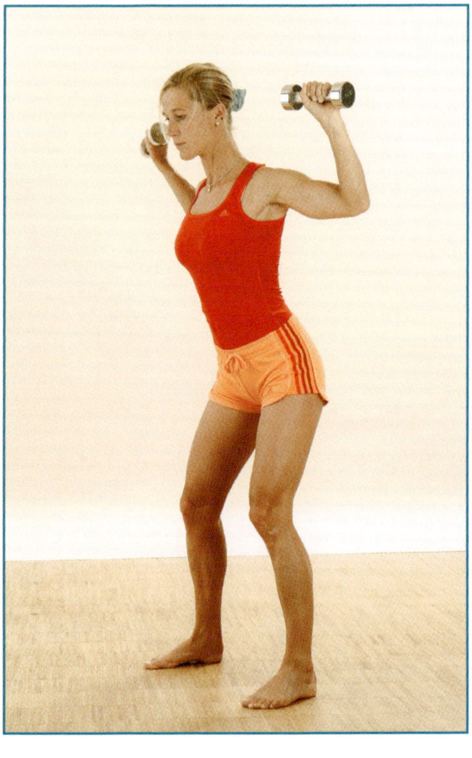

Ausgangsstellung
Mit gegrätschen und gebeugten Beinen führen Sie den Po nach hinten. Der Oberkörper ist gerade und schräg nach vorne gerichtet. Nehmen Sie die Hanteln und führen Sie die Ellbogen auf Schulterhöhe. Die Unterarme sind um 90 Grad abgewinkelt und nach vorne gerichtet. Halten Sie die Spannung im Bauch und bleiben Sie immer in der Kniebeuge.

Ausführung
Führen Sie die Ellbogen nach hinten, sodass sich die Schulterblätter der Wirbelsäule annähern. Die Ellbogen bleiben dabei immer auf Schulterhöhe und sinken nicht ab. Dann richten Sie die Unterarme auf. Die Arme stehen dann in U-Haltung. Dann wieder Ellbogen langsam nach vorne nehmen und die Unterarme leicht absenken.

Variation
Gehen Sie tiefer in die Kniebeuge. So bringen Sie die Beinmuskeln auch auf Spannung.

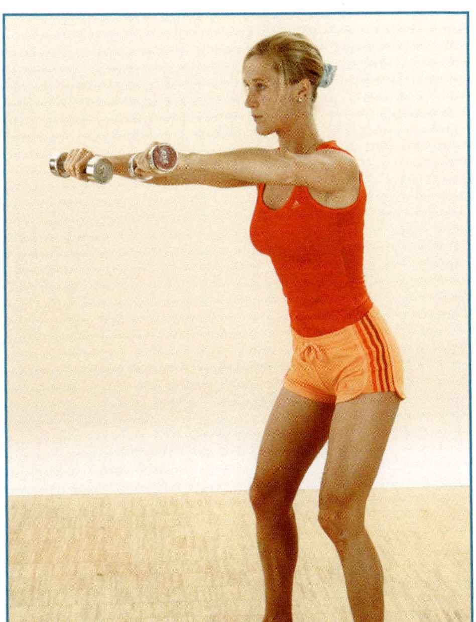

5. Seitheben für den Schultergürtel

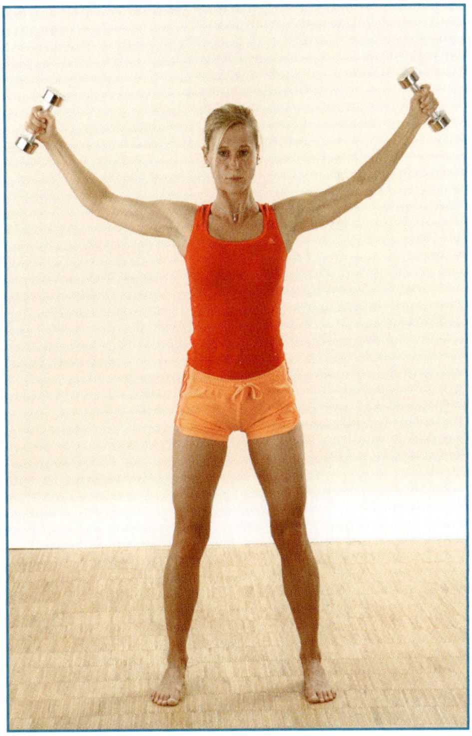

Ausgangsstellung
Nehmen Sie Ihre Hanteln. Sie stehen aufrecht mit gegrätschten Beinen, die Knie leicht gebeugt, die Schultern unten, der Oberkörper ist gerade. Führen Sie jetzt Ihre Hanteln auf Hüfthöhe zusammen. Die Schultern sind leicht nach hinten unten gezogen, und der Bauch ist angespannt.

Ausführung
Führen Sie die leicht gebeugten Arme mit den Hanteln auf der Seite von Hüfthöhe über den Kopf und wieder zurück. Die Hanteln berühren sich über dem Kopf. Heben Sie dabei die Schultern nicht an, halten Sie die Knie gebeugt und arbeiten Sie mit Spannung.

6. Kniebeugen für Beine und Po

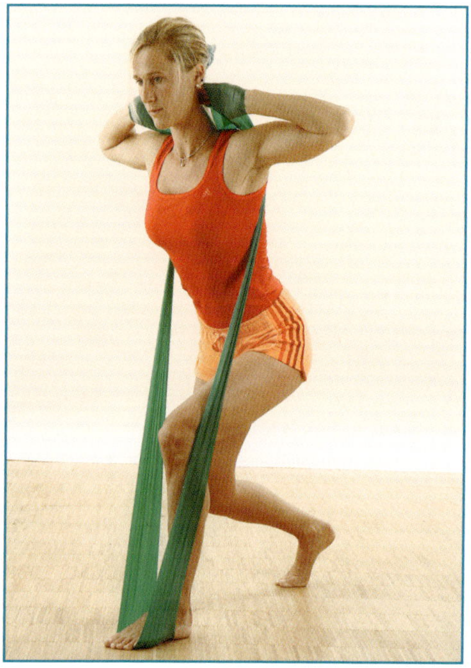

Ausgangsstellung

Fassen Sie das Gummiband in leicht gegrätschter Schrittstellung an beiden Enden und steigen Sie mit dem vorderen Bein auf das Gummiband. Nun führen Sie die Hände in den Nacken und spreizen die Ellbogen zur Seite. Spannen Sie den Bauch an und ziehen Sie die Schultern nach hinten unten für eine aufrechte Haltung.

Ausführung

Nun senken Sie die Hüfte ab und beugen die Beine. Dabei wandert das vordere Knie zum Fußgelenk. Das hintere Knie wandert Richtung Boden, und die Ferse hebt vom Boden ab. Das vordere Knie sollte nicht über die Zehenspitzen kommen. Wenn Sie wieder nach oben kommen, strecken Sie die Beine nicht durch. Beinwechsel.

Variation

Wippen Sie am untersten Punkt der Kniebeuge. Das ärgert den Muskel besonders …

7. Hüftstrecken (einseitig) für Oberschenkelrückseite und Po

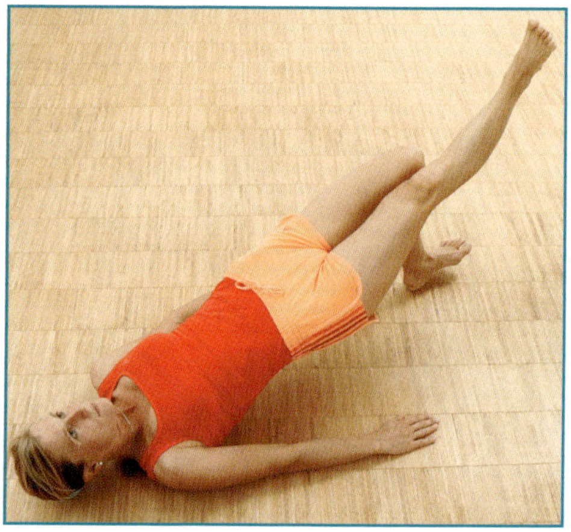

Ausgangsstellung

Legen Sie sich auf den Rücken und winkeln Sie die Beine an (90-Grad-Winkel im Kniegelenk). Die Beine sind eine Handbreit auseinander. Heben Sie jetzt die Fußspitzen vom Boden ab. Legen Sie die Arme neben dem Körper auf den Boden. Nehmen Sie ein Bein vom Boden und strecken Sie es aus. Die Oberschenkel sind dabei zusammen.

Ausführung

Lösen Sie den Po vom Boden, indem Sie die Hüfte nach oben heben. Schultern, Po und Knie sollten eine Linie bilden. Den Po wieder absenken, bis er kurz über dem Boden ist, dann wieder heben. Bitte achten Sie darauf, dass die Hüfte immer parallel zum Boden steht und nicht zur Spielbeinseite hin absinkt. Beinwechsel.

8. Beinziehen für die Oberschenkelinnenseite

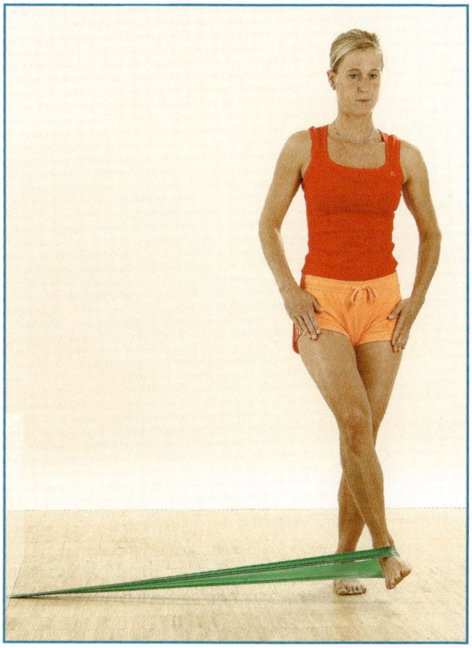

Ausgangsstellung

Wickeln Sie das Gummiband als Schlaufe um ein Tischbein o. Ä. Legen Sie die Schlaufe um die Innenseite Ihres rechten Fußknöchels. Bringen Sie das Band auf Spannung und grätschen Sie die Beine leicht. Stabilisieren Sie sich im Stehen.

Ausführung

Heben Sie das Bein an und führen Sie es mitsamt Band über das linke Bein. Danach Seitenwechsel.

Variation

Sie können die Übung auch im gegrätschen Sitz machen. Achten Sie auf ein vorgeschobenes Brustbein und die Bauchspannung.

9. Fußheben (einseitig) für die Waden

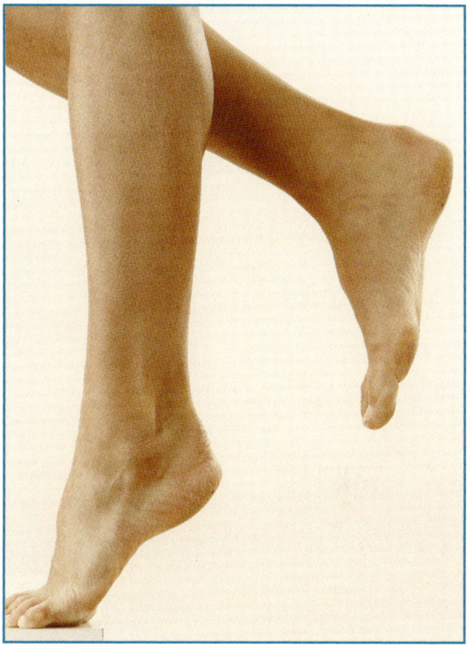

Ausgangsstellung

Suchen Sie sich eine Stufe oder einen Treppenabsatz. Stellen Sie sich mit einem Vorfuß auf die Stufe – die Ferse ist in der Luft. Stabilisieren Sie sich an Geländer oder Türrahmen.

Ausführung

Heben Sie die Ferse an, bis Sie auf den Zehen stehen, dann wieder absenken. Danach Seitenwechsel.

Variation

Versuchen Sie, die Ferse kreisen zu lassen. Machen Sie große Kreise.

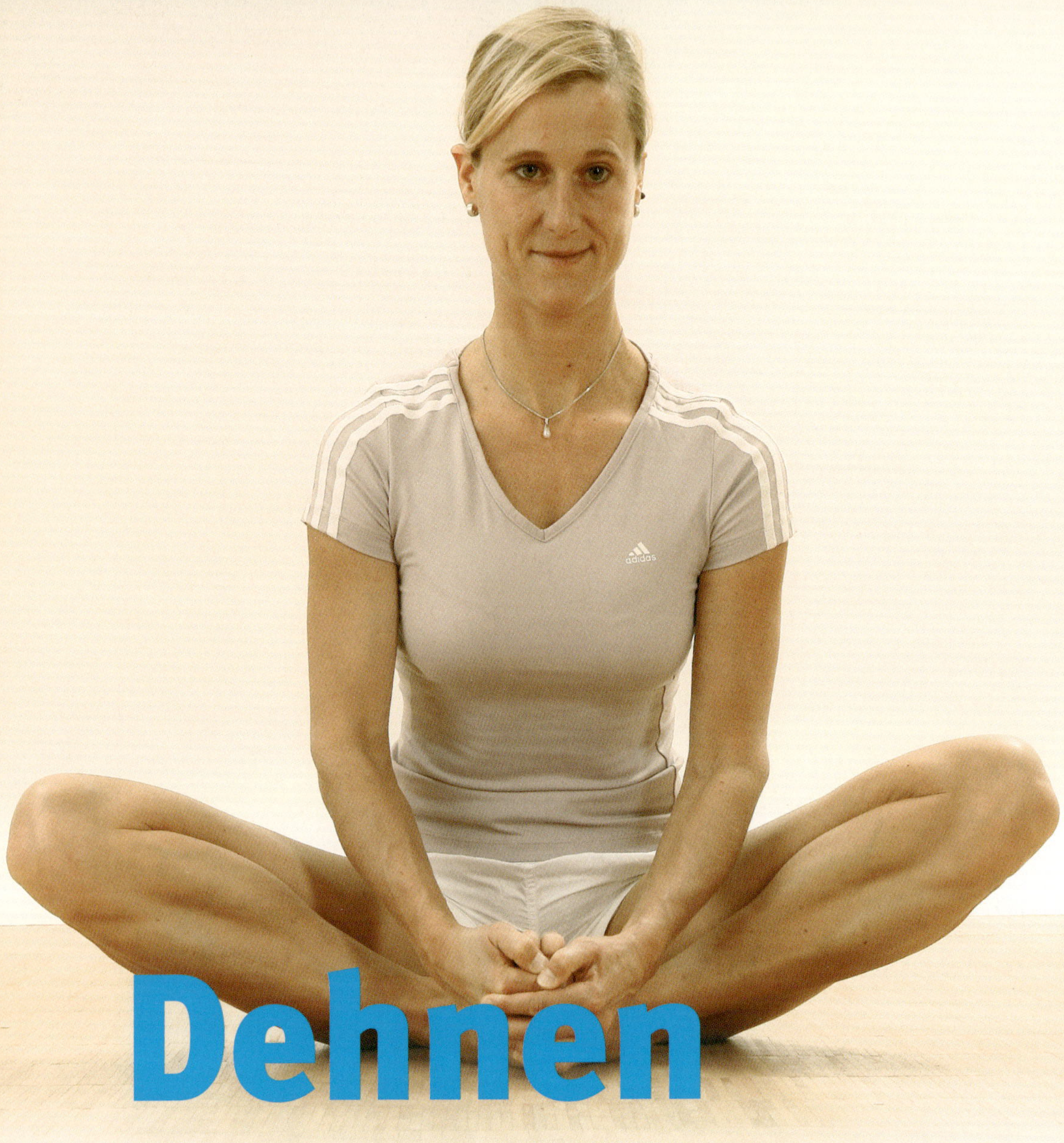

Dehnen

nicht vergessen!

Ihre Dehnübungen machen aus Ihrem Kraftzirkel eine runde Sache. Sie tanken wieder Kraft und kommen zur Ruhe. Ihre Muskeln werden wieder lang und geschmeidig. Jetzt nach dem Training können Sie intensiv in die Muskeln hineindehnen, denn sie sind gut durchblutet und sehnen sich nach einem ausgedehnten entspannten Ende.

Nacken seitlich

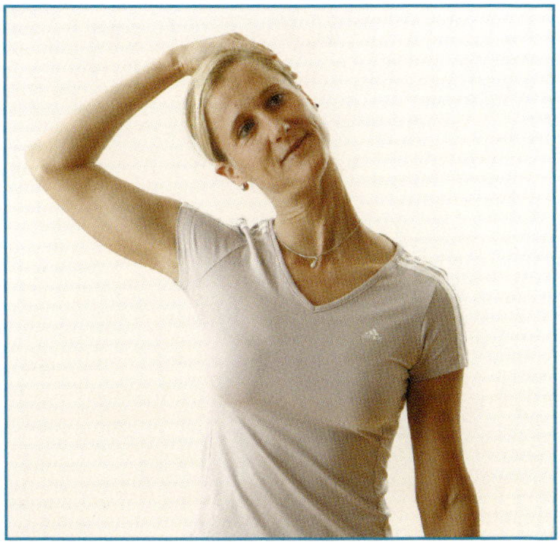

Nehmen Sie Ihr Kinn zurück und ziehen Sie den Hinterkopf nach oben. Neigen Sie den Kopf aus dieser Stellung zu einer Seite. Jetzt legen Sie eine Hand über den Kopf und verstärken so den Zug. Ziehen Sie dabei noch die Gegenschulter nach unten. Sie spüren eine Dehnung im seitlichen Nacken. Seitenwechsel.

Nacken hinten

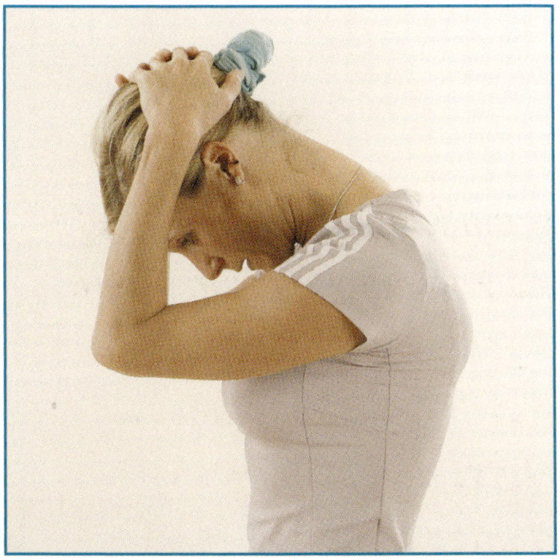

Neigen Sie im Sitzen den Kopf nach vorne. Legen Sie die Hände auf den Hinterkopf und ziehen Sie ihn mit den Händen Richtung Boden. Machen Sie die Hals- und Brustwirbelsäule klein. Die Lendenwirbelsäule bleibt aufrecht. Sie spüren einen Zug im hinteren Nacken und eventuell im unteren Rücken.

Schulter

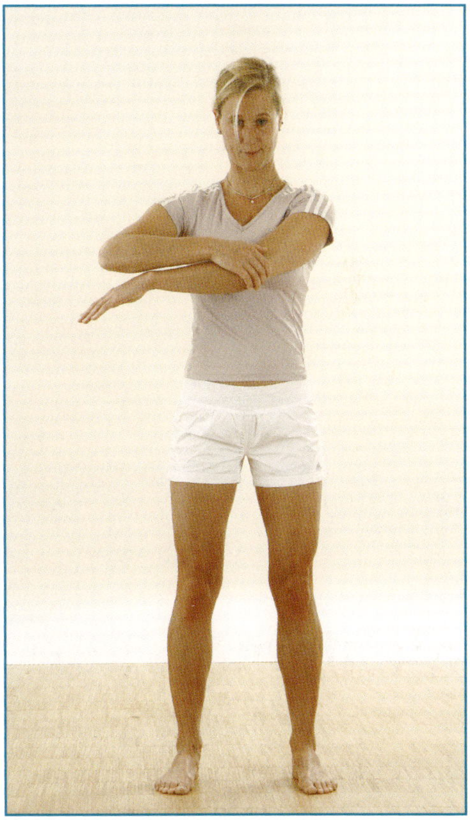

Im Stand fassen Sie mit der rechten Hand von oben den linken Ellbogen und ziehen ihn am Brustkorb zur Seite rüber. Den Schultergürtel dabei absenken und den Hinterkopf nach hinten oben ziehen. Sie spüren ein Ziehen im Schulterbereich. Seitenwechsel.

Oberam

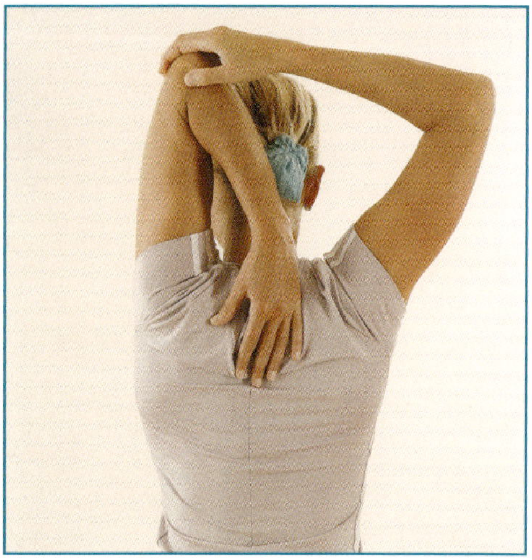

Im Stand legen Sie eine Hand hinter den Kopf zwischen die Schulterblätter. Mit der anderen Hand fassen Sie den Ellbogen und ziehen ihn hinter den Kopf nach hinten unten. Die Dehnung spüren Sie im hinteren Oberarm. Seitenwechsel.

Brust

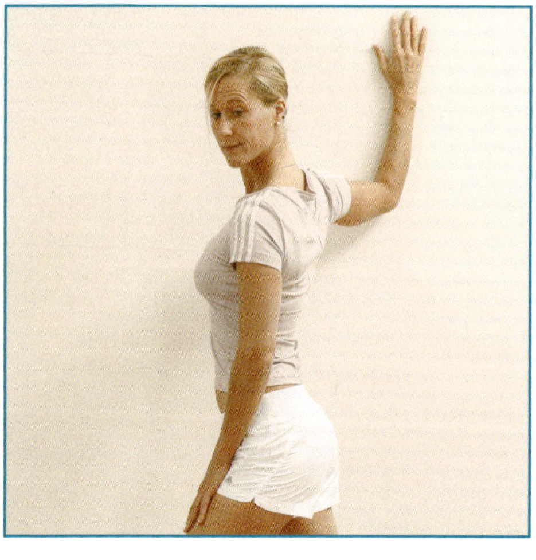

Stellen Sie sich in Schrittstellung seitlich zur Wand. Legen Sie den Unterarm senkrecht und etwas hinter Ihrer Schulter an die Wand. Der Oberarm ist fast senkrecht. Drehen Sie Ihren Rumpf vom Arm weg, bis Sie eine Dehnung in der Brust spüren. Seitenwechsel.

Oberer Rücken

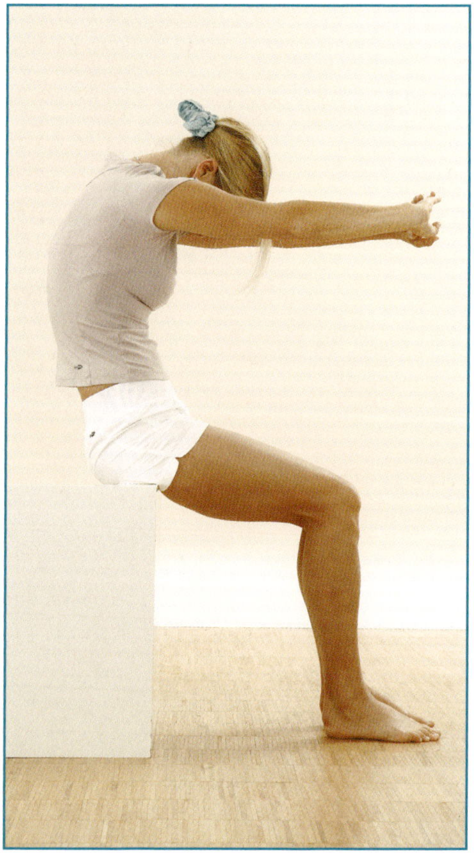

Verschränken Sie die Hände im Sitzen vor sich und strecken Sie die Arme aus den Schultern heraus in der Waagrechten aus. Senken Sie den Kopf zwischen die Arme ab und lassen Sie Ihre Brustwirbelsäule rund werden. Sie spüren die Dehnung zwischen den Schulterblättern.

Unterer Rücken

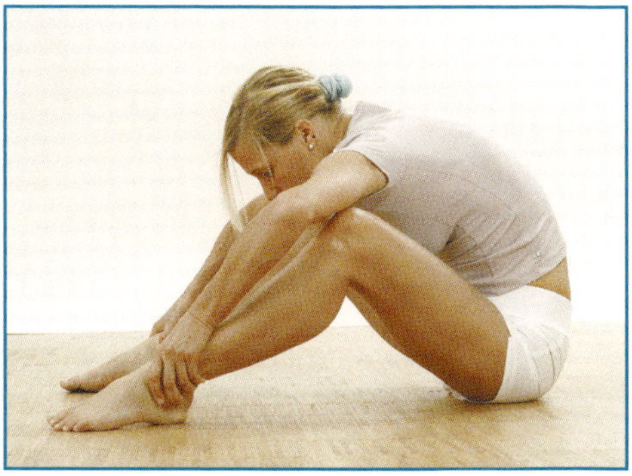

Im Sitz sind die Beine angewinkelt, leicht gegrätscht, der Oberkörper ist vornüber gebeugt. Mit den Händen fassen Sie an die Fußgelenke und ziehen den Oberkörper an den Fußgelenken nach vorne, während Sie im unteren Rücken nach hinten ziehen, also bewusst eine Gegenspannung aufbauen. Sie spüren eine Dehnung im unteren Rücken.

Körperseite

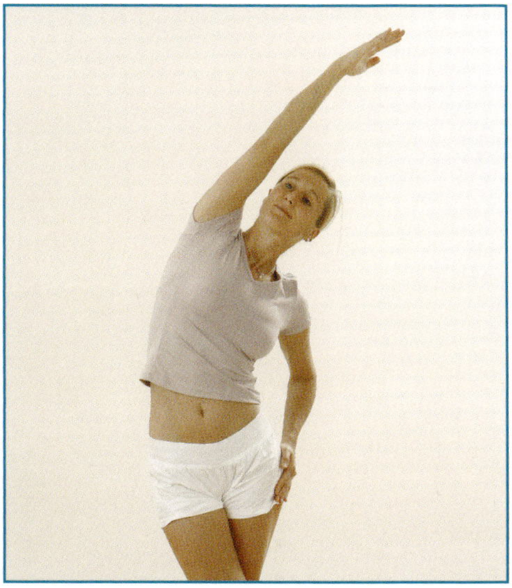

Setzen Sie im Stand den rechten Fuß mit der Außenkante vor den linken Fuß auf den Boden. Ziehen Sie den rechten Arm über den Kopf auf die andere Seite, sodass Sie mit Ihrem Körper einen Bogen beschreiben. Nicht nach vorne beugen. Sie spüren in der rechten Körperseite eine Dehnung. Seitenwechsel.

Oberschenkel-innenseite

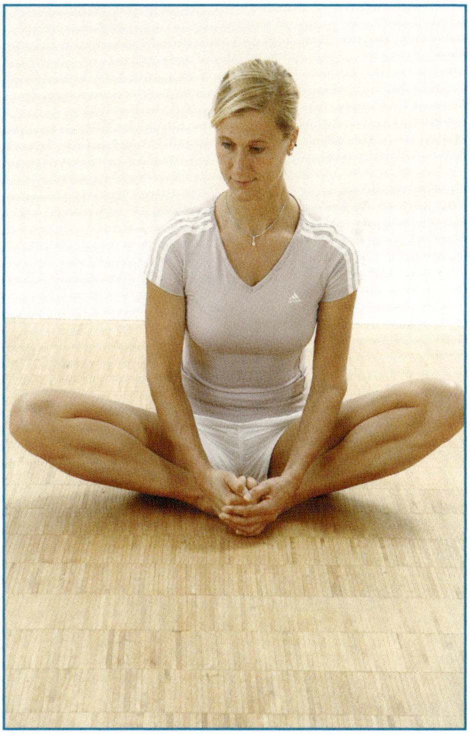

Sitzen Sie aufrecht und ziehen Sie die Fersen nahe zu sich heran. Die Fußsohlen liegen aneinander. Drücken Sie jetzt die Knie zum Boden und lassen Sie dabei die Hüfte nicht nach hinten fallen. Schieben Sie Ihr Brustbein nach vorne. Sie spüren ein Ziehen in der Oberschenkelinnenseite.

Oberschenkelrückseite

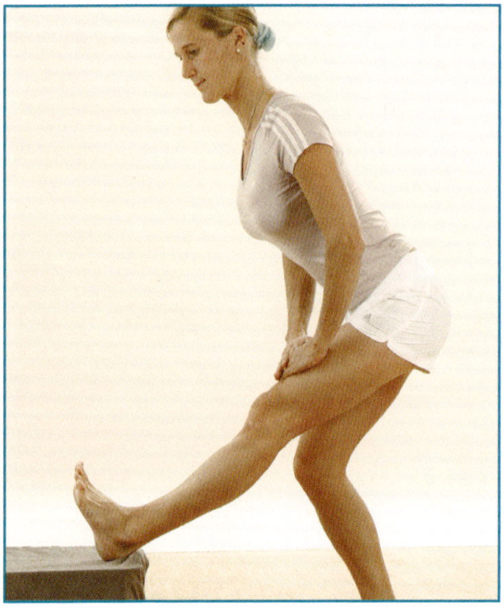

Stellen Sie einen Fuß mit der Ferse auf einen Treppenabsatz und ziehen Sie die Zehen zum Schienbein. Strecken Sie das Bein durch. Kippen Sie Ihr Becken nach vorne und senken sie es ab, bis Sie eine Dehnung in der Oberschenkelrückseite des gestreckten Beins spüren. Seitenwechsel.

Oberschenkel-vorderseite

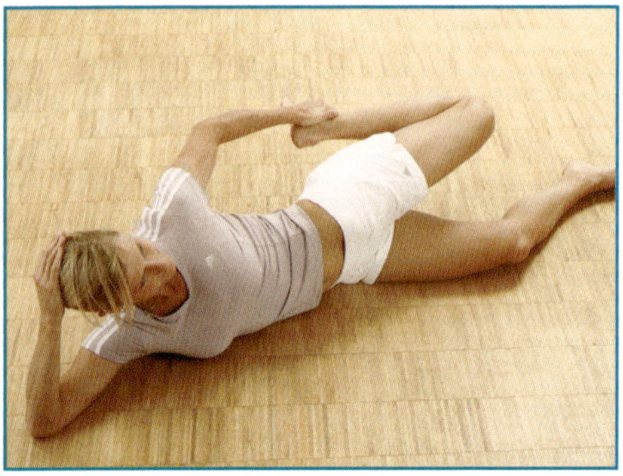

Ziehen Sie in der Seitenlage das untere Bein an. Fassen Sie das obere Bein am Fußgelenk und ziehen Sie die Ferse Richtung Po. Jetzt schieben Sie die Hüfte nach vorne, bis Sie eine Dehnung in der Oberschenkelvorderseite und der Hüfte spüren. Seitenwechsel.

Po

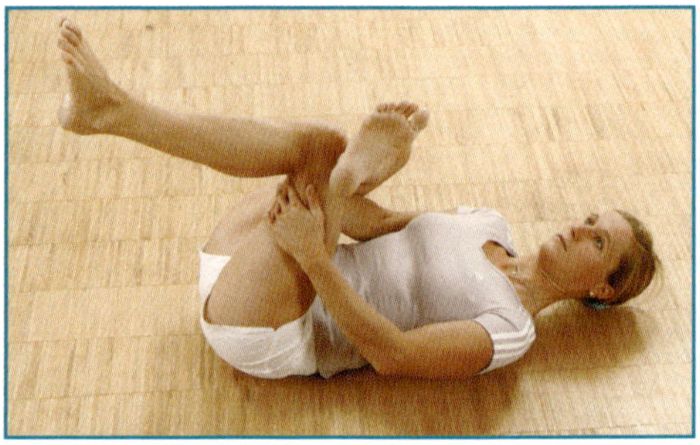

Winkeln Sie in Rückenlage beide Beine an. Den rechten Fuß über das linke Knie legen. Umgreifen Sie mit beiden Händen den linken Oberschenkel und ziehen Sie ihn zu sich heran. Kopf und Schultern liegen auf dem Boden. Das Kinn ist leicht eingezogen, damit die Halswirbelsäule gestreckt ist. Sie spüren ein Ziehen in der rechten Pobacke. Seitenwechsel.

Hüftbeuger

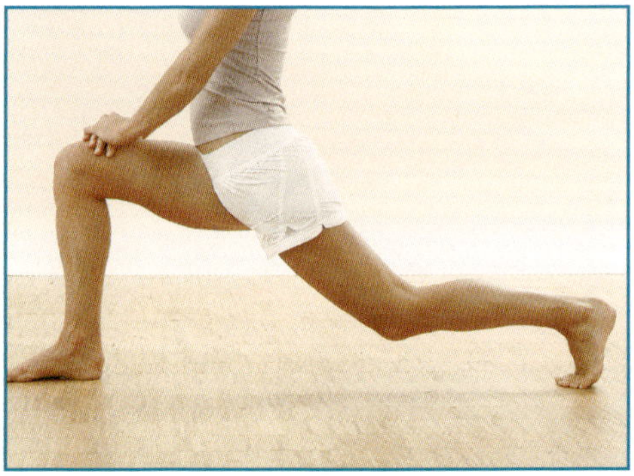

Im Ausfallschritt strecken Sie ein Bein weit nach hinten. Die Ferse des hinteren Beins ist angehoben. Das vordere Bein ist gebeugt, das Knie befindet sich aber »hinter« dem Fuß. Stützen Sie sich mit den Armen am Oberschenkel ab und richten Sie sich auf. Sie dürfen jetzt ein leichtes Hohlkreuz machen. Ihr Körper beschreibt einen Bogen. Senken Sie die Hüfte ab. Sie spüren die Dehnung in der Hüfte auf der Seite des hinteren Beins. Seitenwechsel.

Lange Wade

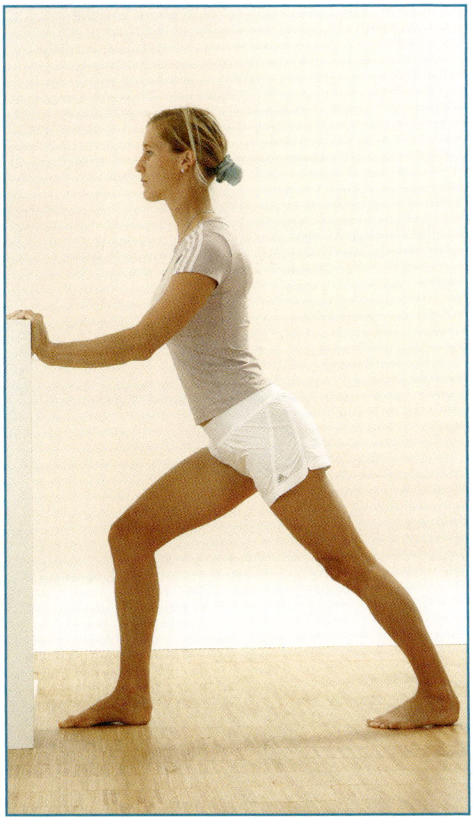

Stützen Sie sich an einer Wand in Schrittstellung ab. Das hintere Bein ist gestreckt, die Ferse bleibt am Boden. Die Fußspitze zeigt gerade nach vorne. Schieben Sie die Hüfte jetzt nach vorne Richtung Wand und beugen Sie das vordere Bein. Spüren Sie keine Dehnung in der oberen Wade des hinteren Beins, dann setzen Sie den Fuß des hinteren Beins weiter von der Wand weg. Seitenwechsel.

Kurze Wade

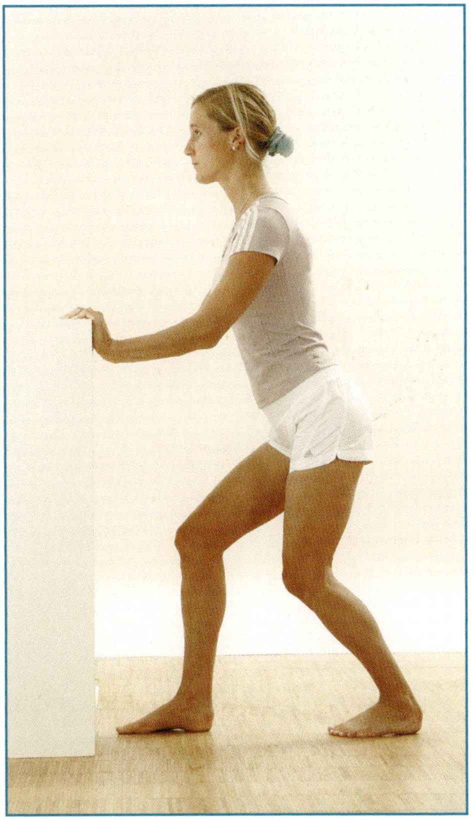

Stützen Sie sich an einer Wand in Schrittstellung ab. Das hintere Bein ist gebeugt, die Ferse bleibt am Boden. Die Fußspitze zeigt gerade nach vorne. Beugen Sie das Knie des hinteren Beins stärker, sodass Sie eine Dehnung in der unteren Wade und der Achillessehne spüren. Seitenwechsel.

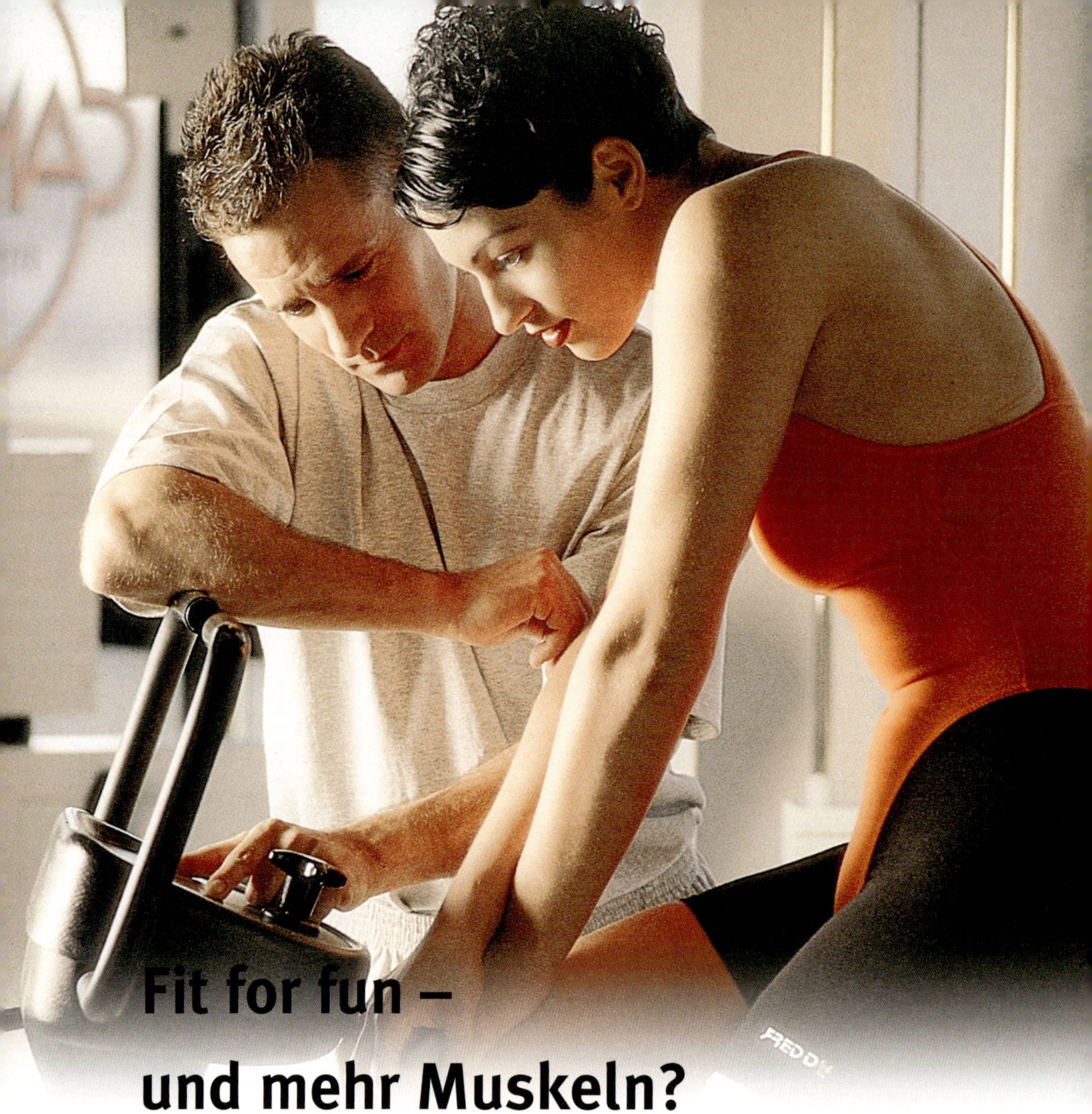

Fit for fun – und mehr Muskeln?

Sie haben den Zirkel erfolgreich und konsequent in Ihr neues, schlankes Leben eingebaut. Sie spüren die neue Spannung in Ihrem Körper, Ihrem Alltag. Sie wollen mehr? Menschen, Motivation, einen Trainer? Dann gehen Sie einen Schritt weiter. In Ihr Fitnessstudio um die Ecke.

Mit einem Gerätetraining wachsen Ihre Muskeln. Mit Unterstützung der Geräte können Sie jetzt Muskelgruppen intensiv belasten. Die Geräte geben meist eine Bewegungsrichtung vor und fixieren Sie in einer bestimmten Haltung. So schützen Sie sich vor Überlastungen. Das ist nötig, denn die Gewichtsbelastung ist nicht ohne. Leider trainiert ein Gerät selten die Koordination im Muskel, da er sich nur in der vorgegebenen Richtung und Winkelstellung bewegen darf. Deswegen suchen Sie sich bei Ihrem Krafttraining komplexe, mehrgelenkige Kraftübungen – ähnlich wie bei Ihrem Zirkeltraining. Übungen, die Ihre Muskeln beim Wachsen auch koordinativ fordern und fördern.

Das intensive Krafttraining fordert noch mehr Kalorien aus Ihrer Energiebilanz, denn die

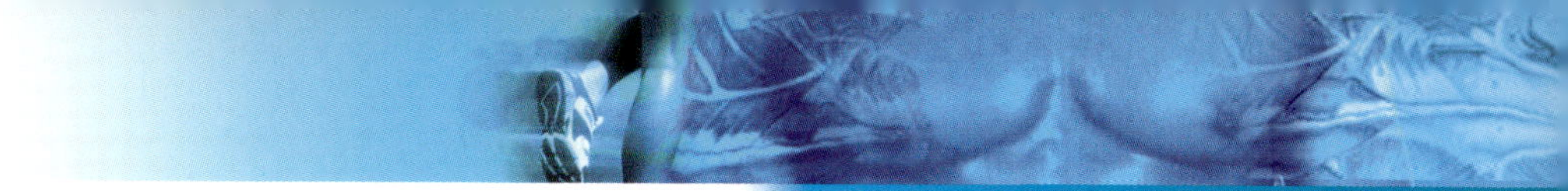

regenerativen Prozesse sind intensiv, der Wachstumsreiz auf den Muskel immens – das lässt den Nachbrenneffekt schnurren und schnurren …

Tipps & Tricks fürs Studio

Ihr Training zum intensiven Muskelaufbau sieht folgendermaßen aus:

- Zehn bis zwölf Wiederholungen pro Übung. Oder 40 bis 50 Sekunden lang die Übung durchziehen. Belasten Sie Ihren Muskel aus. Auf Ihrer Gefühlsskala sollte sich die Übung »schwer = 6« anfühlen. Siehe die Gefühlsskala auf Seite 154.
- Die Übung zwei- bis dreimal wiederholen. Mit einer Minute Satzpause. So hat der Muskel Zeit, sich bis zum nächsten Satz zu erholen. Denn Sie wollen bei jedem Satz volle Power geben. Den Muskel voll ausbelasten.
- Sie wollen Zeit sparen? Dann nehmen Sie sich immer zwei Übungen vor, die jeweils eine andere Muskelgruppe belasten, und machen Sie in der Satzpause die andere Übung. Immer abwechselnd ohne Pause. Das kann so aussehen: Bauchcrunches auf der Matte und dann zur Schrägbank, um den Rücken fit zu machen. Diesen Durchlauf zwei- bis dreimal durchlaufen – und dann suchen Sie sich die zwei nächsten Geräte.
- Wählen Sie ein Fitnessstudio aus, in dem Sie gut und kompetent betreut werden – mit Eingangstest, Check-up, der Sie da abholt, wo Sie sich leistungsmäßig befinden. Darauf basiert dann auch der Trainingsplan. Meist bekommen Sie den Trainingsplan mit einer Einführung in die Geräte. Ganz ohne sind Sie in so einem Geräteparcours verloren. Der Trainier zeigt Ihnen, wie die Geräte bedient werden, und stellt mit Ihnen die passenden Gewichte ein.
- Die Trainer sollten gut ausgebildet sein (Fitnesstrainer, Physiotherapeut, Sportwissenschaftler …) und sich um Sie kümmern. D. h.: Sie sollten nicht nur ein nettes Hallo und Tschüss am Tresen hören. Der Trainer muss Sie korrigieren und den Trainingsverlauf stets mit Tipps begleiten. Ein guter Trainier macht Sie selbstständig und motiviert Sie.

Mit der Maschine auf du und du

Die richtige Einstellung

Für ein sinnvolles Training stellen Sie das Gerät immer auf Ihre Körpermaße ein. Achten Sie darauf, dass sich bewegende Gelenke Ihres Körpers mit den bewegenden Gelenken der Maschine auf einer Höhe bzw. auf einer Ebene befinden. Diese Einstellungen nimmt normalerweise der Trainer mit Ihnen vor.

Tipps für Klein und Groß

Kraftmaschinen sind für Durchschnittsgrößen entwickelt. Wenn Sie größer oder kleiner als die Norm sind, können Sie das Gerät nicht optimal einstellen. Gehen Sie an den Seilzug oder die freien Gewichte. Da trainieren Sie frei, ohne das Gerät an sich anpassen zu müssen.

Spannung einbauen

Auch wenn Sie in einem Gerät sitzen, das zum Lümmeln und Lockerlassen verführt, halten Sie den ganzen Körper immer auf Spannung. Ihre Sitzhöhe sollte so eingestellt sein, dass Ihre Füße fest am Boden stehen und sich die Hüfte ein kleines Stück weit über Ihren angewinkelten Knien befindet. Lassen Sie während einer Übung die Gewichtsscheiben nicht aufschlagen. Sie sollten sich immer in der Luft befinden, damit der Muskel immer unter Spannung steht.

Alltagsgerecht trainieren

Suchen Sie sich mithilfe eines ausgebildeten Trainers mehrgelenkige Übungen. Diese sprechen die Muskeln koordinativ viel besser an, und es müssen immer mehr Muskeln im Teamwork arbeiten.

Seilzug – Ihr bester Trainingspartner

Seilzugmaschinen sind eine gelungene Kombination aus freien Gewichten und Maschinen. Die Seilzugmaschine besteht aus einer Stahlkonstruktion, an der die Führungsschienen für die Gewichtsscheiben und die Umlenkrollen für das Seil befestigt sind. Die Umlenkrollen sind in der Höhe variabel einstellbar. Und auch die verschiedenen Griffe lassen sich austauschen. Dadurch haben Sie an dieser Maschine unbegrenzte Möglichkeiten, Ihre Muskeln zu fordern. Die Seilzugmaschinen bieten ein abwechslungsreiches und koordinatives Training, das den ganzen Körper durcharbeitet. Sie können stehen, sitzen oder knien. Der Körper wird – wie auch beim Hanteltraining – nicht durch Sitzflächen, Polster oder Bügel in die richtige Position gebracht, sondern ist für seine Stabilität selbst verantwortlich. Es gibt viele einfache Übungen an diesem Stahlturm, die Ihrem Muskel Freude machen. Technik und saubere Ausführung sind wichtig. Denken Sie auch an Ihre gute Haltung (siehe Seite 150).

Freies Hanteltraining auch im Studio

Auch im Fitnessstudio sollten Sie zu den freien Hanteln greifen. Denn die freien Gewichte, egal, ob lange oder kurze Hantel, muss der Körper austarieren und stabilisieren. Dabei spannen Sie viele Muskeln an, obwohl Sie bewusst nur eine Muskelgruppe trainieren, und das Zusammenspiel der Muskeln verbessert sich. Sie tanken nicht nur Kraft, sondern auch Koordination.

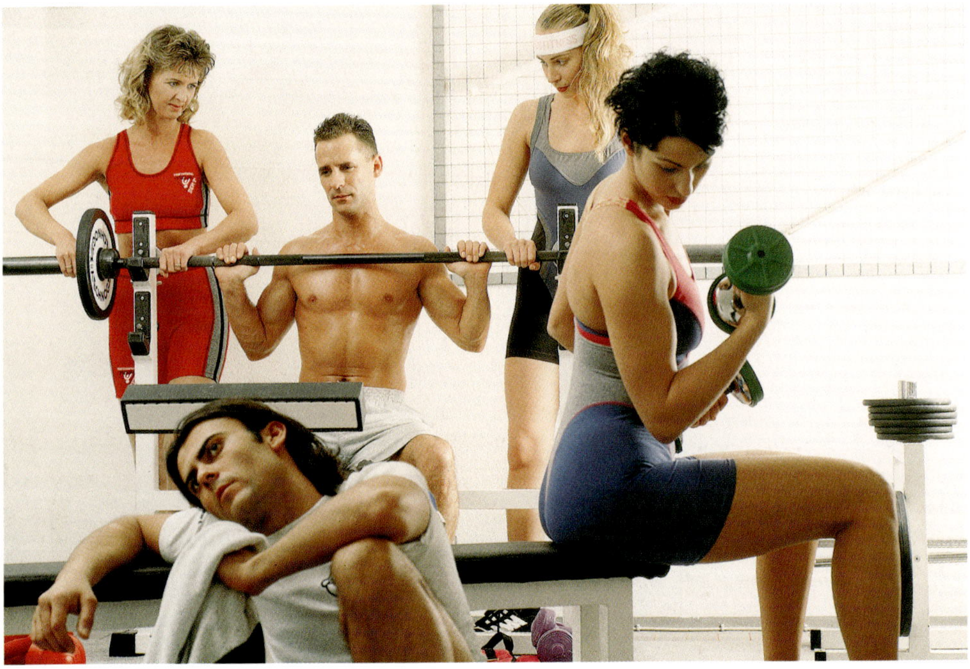

Wenn Ihr Trainer Ihren individuellen Trainingsplan macht, dann geben Sie ihm am besten gleich zu verstehen, dass Sie vornehmlich frei, also an Hanteln und Seilzug, trainieren wollen. Damit haben Sie ein alltagstaugliches und koordinatives Muskelaufbauprogramm für Ihren gesamten Körper.

Beim Hanteltraining sollten Sie immer darauf achten, dass Sie die Gewichte richtig hochheben. D. h. in die Knie gehen und mit geradem Rücken und angespanntem Bauch das Gewicht hochnehmen. Das schont Ihren Rücken, und die Beine leisten Arbeit. Ansonsten gelten die Haltungsregeln von Seite 150 fürs Krafttraining.

small talk

Muckibuden für Seniorenresidenzen

Mit dem Alter nimmt die Muskelleistung ab, alles geht immer langsamer. Das Aufstehen vom Stuhl, das Überqueren einer Straße ... Also, ich würde was dagegen tun. Schnell. Und das kann man auch noch mit 90. Früher dachte man, dass die Fähigkeit, Muskeln und Kraft aufzubauen, mit dem Alter abnimmt. Stimmt nicht. Das zeigen neue Studien. Sogar 90-Jährige können innerhalb weniger Wochen ihre Maximalkraft um 100 % steigern. Von so einem Kraftzuwachs in so einem kurzen Trainingszeitraum können selbst die 20-Jährigen nur träumen. Muskelkraft und Koordination sind die Schutzschilder im Alter. Nur: Wer hat die noch? Bauen Sie vor, bauen Sie auf ein Krafttraining, bauen Sie auf ein Wunder:

- Krafttraining heißt Überwinden von Herausforderungen und Wachsen an Widerständen. Das merkt nicht nur Ihr Muskel, sondern das merken auch Sie. Ihr Selbstbewusstsein wächst.
- Rückenschmerzen verschwinden. »Denn mehr als 95 % der Rückenschmerzen sind auf eine geschwächte Muskulatur mit der Folge einer Überlastung der stabilisierenden Bänder zurückzuführen.« So Professor Froböse, Sportwissenschaftler an der Sporthochschule Köln.
- Der Blutzuckerspiegel sinkt während eines intensiven Krafttrainings stark ab. Und er bleibt bei regelmäßigem Krafttraining auch unten. Um bis zu 25 %. Das müsste man mal einem Diabetiker erzählen, der sich jedes Stück Zucker mühsam vom Munde abspart.
- Sie putzen sich die Adern frei. Die schlechte Fraktion des Cholesterins (LDL) verkrümelt sich mit zunehmendem Hantelschwingen, während die gute Fraktion (HDL) ansteigt. Auch der gesamte Cholesterinspiegel pendelt sich auf einem niedrigeren Niveau ein. Das schützt vor Herzinfarkt und Schlaganfall.
- Der Nachbrenneffekt läuft bis zu 24 Stunden. Der Grundumsatz ist erhöht, Fett verbrennt, während Sie schlafen.
- Wach- und Jungbrunnenhormone wie Testosteron und Wachstumshormon sorgen für gute Laune und Bewegungsdrang.

Fazit: Wir haben Krafttraining, haben Muskelaufbau zu lange gründlich unterschätzt – auch ich!

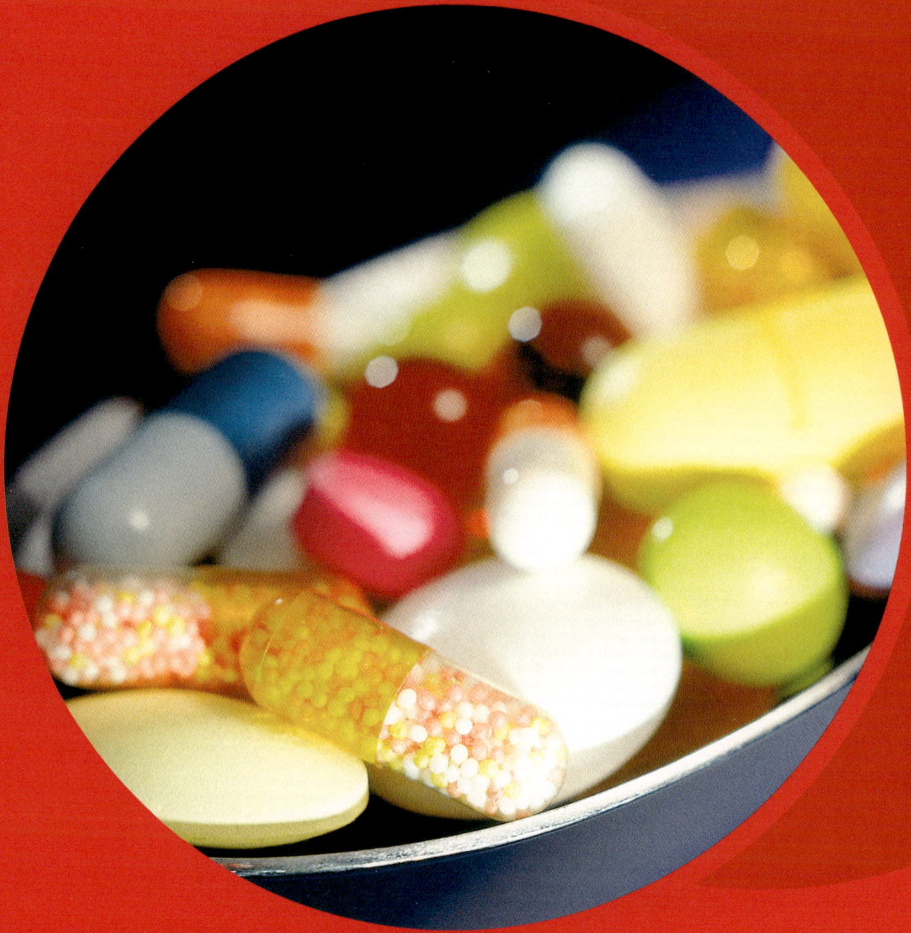

Gekonnt tunen mit den richtigen Pillen!

tatort blut

Im letzten Teil dieses Buches möchte ich Ihnen ein Geschenk machen. Möchte ich Ihnen zeigen, wie Sie noch schneller schlank und fit werden können. Ohne jegliche Anstrengung. Möchte ich Ihnen zeigen, wie Sie nach Umstellung Ihres Stoffwechsels von Zucker- auf Fettverbrennung, nach Beschleunigung dieses Vorgangs durch Sport und Krafttraining Ihren Stoffwechsel einfach so noch mehr ankurbeln können, um jeden Tag noch ein bisschen mehr und schneller Fett zu verbrennen, um mit mehr Metabolic Power schlank zu werden. Wie das geht? Ganz einfach: indem Sie etwas Wohlschmeckendes zusätzlich essen. Ihre Nahrung wohlschmeckend ergänzen, intensivieren. Also durch Nahrungsergänzungsmittel.

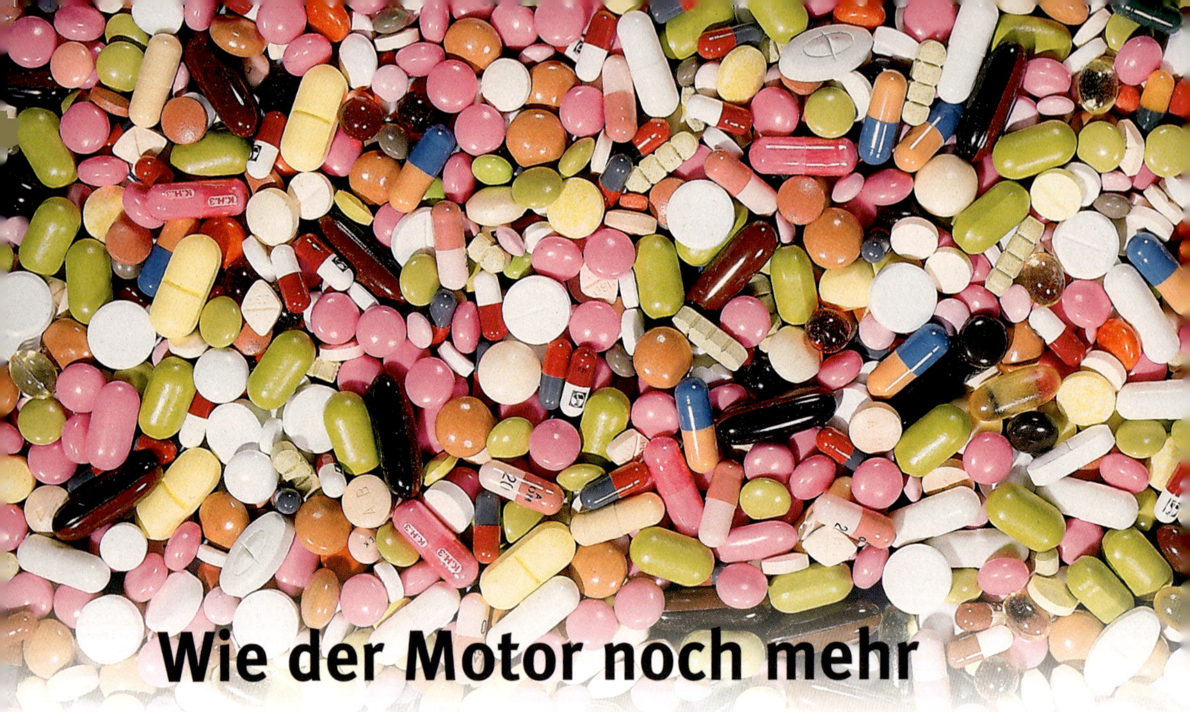

Wie der Motor noch mehr Fett verbrennt

Sie wissen mittlerweile, dass der Mensch im Gegensatz zum Auto zwei Benzintanks besitzt. Einen kleinen Kohlenhydrattank von 1/2 Liter und einen riesigen Fetttank. Und dass es nur darum geht, den Fetttank endlich einmal einzuschalten. Wenn das geschehen ist, verbrennt das menschliche Auto Fett. Aber wie viel? Welche Menge? Das geht zäh! Außer man …

… gibt Vollgas

Das menschliche Auto fährt sehr sparsam. Ist ein Drei-Liter-Auto. Verbraucht sehr wenig Fett. Hat einen niedrigen Grundumsatz. Und Fett enthält viel, viel Energie, nämlich neun Kilokalorien pro Gramm! Da kann das Auto Mensch lange rollen, bevor es eventuell ein bisschen abnimmt.

Was tun wir? Ganz einfach! Wir geben Gas. Vollgas. Mindestens einmal am Tag geben wir 30-60-90-Minuten (neueste Vorschrift USA, täglich! Wirklich täglich!) Vollgas. Wir joggen am Grenzpuls. Wir verbrauchen jetzt sechsmal mehr Kalorien, sechsmal mehr Fett als in Ruhe. Da fließt endlich Saft durch die Leitung. So speckt das menschliche Auto sehr viel schneller ab.

… tunt den Motor

Sind das alle Möglichkeiten? Kann man nur so die Fettverbrennung beschleunigen? Nein … man könnte ja den Motor tunen. Man könnte die Zylinder besonders leichtgängig machen, den Motor hochtourig machen, kurz: Man könnte den Stoffwechsel beschleunigen. Heißt konkret: die Schilddrüse ankurbeln. Und damit den Grundumsatz erhöhen. Dann läuft der Motor hochtourig, verbraucht mehr Sprit. Gewollt! Mehr Fett! Das funktioniert nicht nur mit mehr Selen und Jod für mehr Schilddrüsenhormone, sondern auch zum Beispiel mit Koffein, wie Ihnen wohl bekannt ist. Mit Trinken von viel Wasser. Mit Essen von Eiweiß. Oder mit Adrenalin, also positivem Stress. All das macht Ihren Motor hochtouriger, verbrennt mehr Fett.

… zaubert mehr Zylinder

Und das war's? Nein … Sie könnten auf die verrückte Idee kommen, dem menschlichen Auto mehr Zylinder zu geben. Statt bisher als Ente mit zwei Zylindern durchs Leben zu schnaufen, könnten Sie auch einen Sechs- oder Zwölfzylinder fahren. Beim menschlichen Auto geht das.

Zum Beispiel, indem man seinen Magnesiumspiegel in Ordnung bringt. Magnesium stimuliert das Wachstum der kleinen Kraftwerke in der Muskelzelle, der Mitochondrien; jede Zelle bekommt mehr Zylinder. Und verbraucht natürlich mehr Energie. Mehr Fett. Um all das geht es in diesem Kapitel.

small talk

Basis-Fatburner – Vitamin C

Also ich kenne keinen, wirklich keinen Übergewichtigen, der ausreichend mit Vitamin C versorgt ist. Vitamin-C-Mangel geht oft mit einer erhöhten Stressanfälligkeit einher. Die Folge: Stressessen. Nicht nur deshalb sollte man auf eine ausreichende Vitamin-C-Versorgung achten. Auch im Fettstoffwechsel spielt Vitamin C eine wichtige Rolle: Der Körper braucht es, um Carnitin und andere am Fettstoffwechsel beteiligte Metabolite wie Schilddrüsenhormone, Katecholamine oder Serotonin herstellen zu können.

Schlank durch Schlucken

Die richtigen, die gekonnten Nahrungsergänzungsmittel machen schlank. Die können nämlich direkt auf den Stoffwechsel, auf Hormone wie die der Schilddrüse einwirken und die Fettverbrennung zusätzlich anschieben. Die Fettverbrennungsenzyme sozusagen auf Trab bringen. Denn Enzyme arbeiten nur, wenn all die kleinen Substanzen, die die biochemischen Reaktionen im Körper katalysieren, also vorantreiben, auch da sind. Sprich: Fettverbrennung hängt an Bausteinen, die im Essen stecken. Und die kann man im Blut messen. Nur: Da sind sie meist nicht. Kein Wunder, dass bei Ihnen Abnehmen automatisch langsam läuft.

Bei all den Menschen, die in der Praxis eine Spiroergometrie haben machen lassen, und deren RQ bei 1 lag (= Kohlenhydratverbrenner; siehe Seite 118ff.), stellt man immer auch fest, dass sie zu wenig Chrom haben, zu wenig Jod, zu wenig Selen, zu wenig Magnesium oder zu wenig Eiweiß. Fehlt ein wichtiger Stoff aus der Nahrung, kann der Energiestoffwechsel einfach nicht optimal funktionieren. Ein Beispiel:

Die beiden Schlankhormone

Testosteron und das Wachstumshormon sind die stärksten fettverbrennenden Substanzen im menschlichen Körper. Beide Hormone sind streng eiweißabhängig. Will sagen: Je mehr Eiweiß Sie im Blut messbar haben, desto mehr steigen diese beiden Hormone an. Einer der vielen Tricks in der Praxis. Tausende meiner Sportler und Manager haben ihre Schlankhormone messen lassen, dann ihren Eiweißspiegel gezielt angehoben und stehen staunend vor den dann höheren Werten an Testosteron und Wachstumshormon, dem buchstäblichen Jungbrunnen. Und stehen dann staunend auf der Waage …

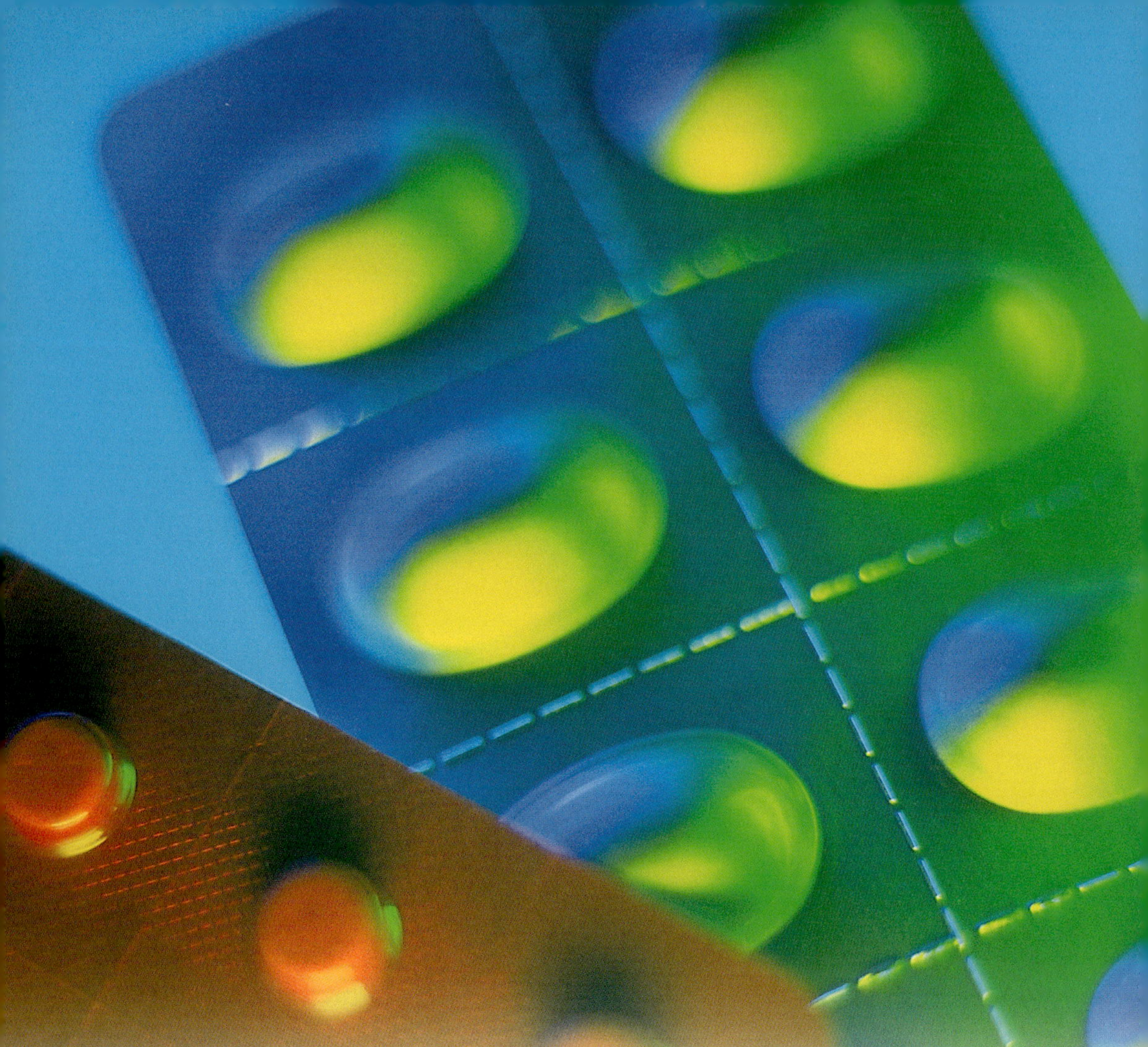

Immer wenn er die Pille nahm …

Sie lachen alle. Trotzdem sitzt der australische Altersforscher Sinclair grinsend da, wenn er seine Resveratol-Kapseln zum Kaffee schluckt, amüsiert sich über die Unwissenden und sagt: »Wenn ich in 100 Jahren noch hier bin, werden wir wissen, dass es gewirkt hat.« Er weiß eben. Er erforscht sie ja. Die sieben verschiedenen Sirtuine, die Enzyme, die jung halten, schaltet er mehrmals am Tag an durch Resveratol aus der Kapsel. Sonst müsste er Rotwein trinken, 180 Flaschen am Tag. Schön, gut, ja, lähmt halt die Birne. Oder kiloweise Erdnüsse essen, die machen ihn dann aber dick, was auch nicht gerade das Denken fördert. So trinkt er sein Glas Genusswein, knabbert die gesunde Dosis Erdnüsse – und ergänzt das ganze Genießen sinnvoll. Nahrungsergänzung.

Enzymrevolution heißt: Zum Verzicht auf Kohlenhydrate und zur Ankurbelung des Stoffwechsels durch Sport gehört als viertes Prinzip auch die gezielte und gekonnte Nahrungsergänzung – zur Mitnahme des Kopfes.

Gezielt – und gekonnt

Was wöchentlich in der Regenbogenpresse zu lesen ist, was viele, weil plakativ, so schätzen: schlicht und ergreifend grober Unfug. Dass es da das eine Mittel für die Haare, das andere für die Fingernägel, das dritte für die Haut und das vierte für das Wohlbefinden gäbe. Das ist falsch. Es gibt immer knapp 50 essenzielle Substanzen. Vitamine, Mineralien, essenzielle Fettsäuren, sekundäre Pflanzenstoffe wie das Resveratol … Und wenn eine fehlt, fehlt sie im Haar genauso wie im Immunsystem oder bei der Produktion von Glückshormonen oder bei der Produktion von Schlankenzymen. Es sind immer also etwa 50 Substanzen notwendig. Heißt in der Praxis: frische, vom Baum gepflückte Mangos, frische, vom Strauch gepflückte, sonnengereifte Kiwis, frische vollreife Äpfel, die in diesem Moment geerntet wurden und gleich gegessen werden. Und davon vier Kilogramm. Das wäre die Forderung der Natur. Dann wäre ja alles in Ordnung. Geht aber nicht. Deswegen empfehle ich, muss jeder seriöse Arzt empfehlen: Nahrungsergänzung, gezielt und gekonnt.

small talk

Warum wirkt Aloe mal Wunder, mal nicht?

Fehlen einem Menschen ein oder zwei Stoffe, die der Aloe-vera-Extrakt enthält, dann wirkt Aloe natürlich Wunder. Bei anderen Menschen fehlen andere Stoffe, die in Aloe gar nicht drin sind. Die sind dann bitter enttäuscht.

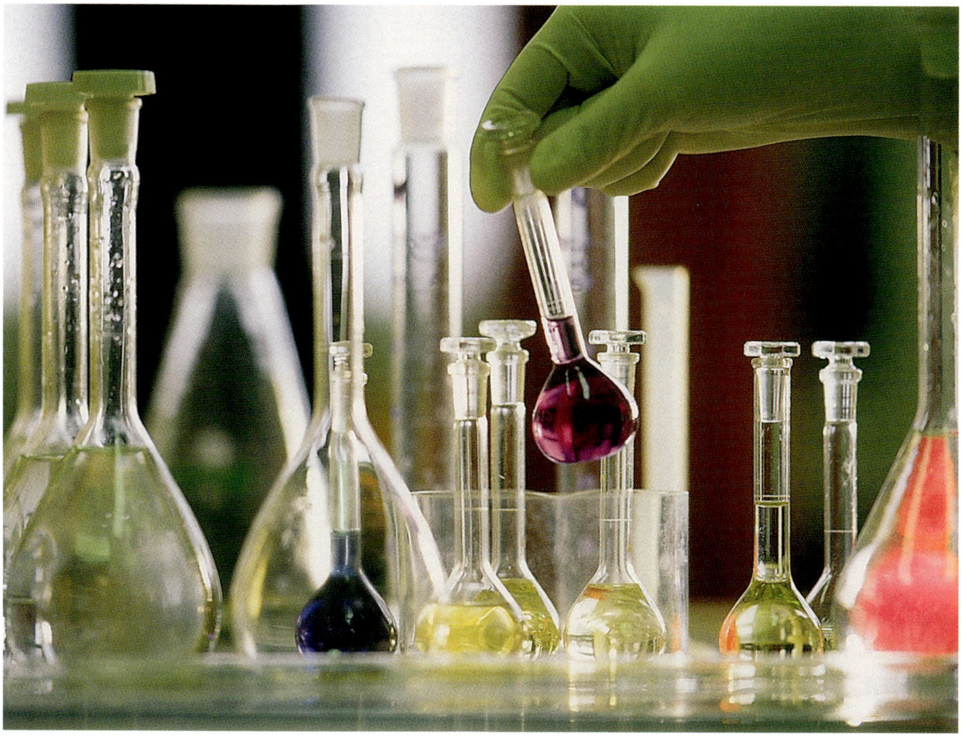

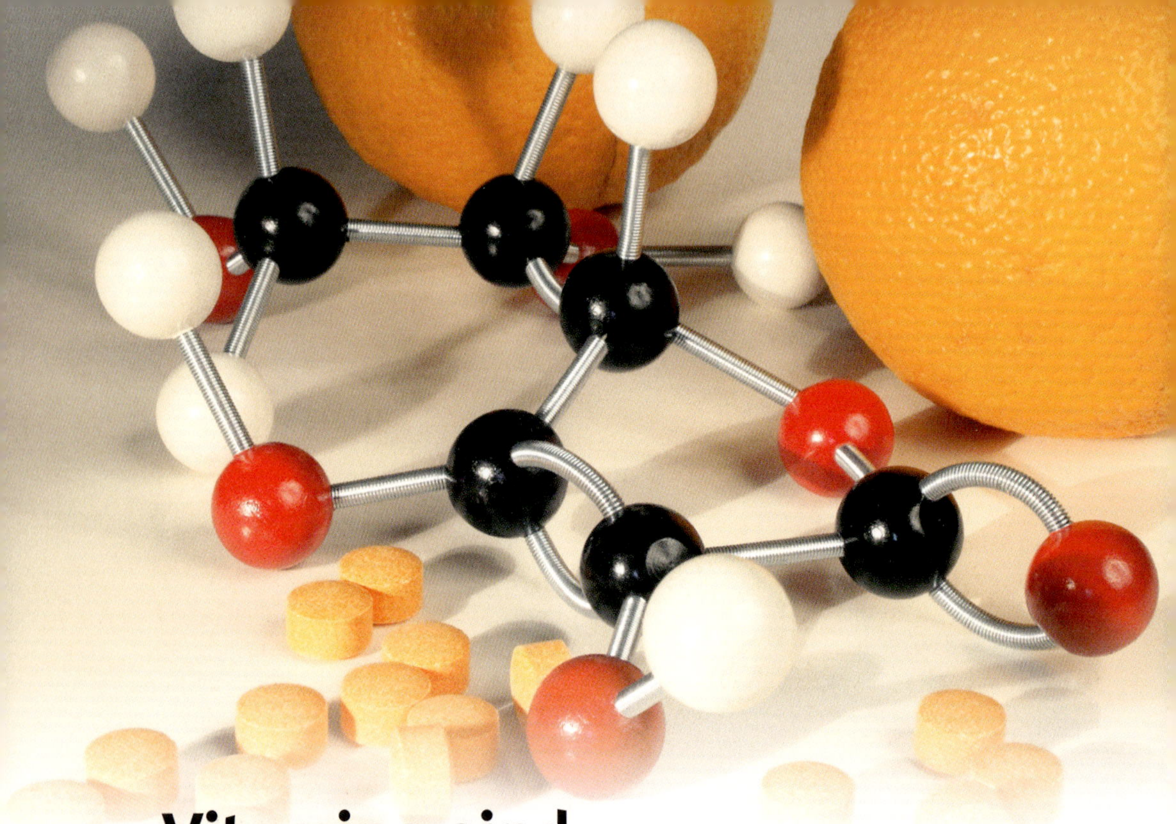

Vitamine sind doch gefährlich!

Sicher haben Sie in der Zeitung gelesen: Vitamine sind gefährlich. Sie verkürzen das Leben. Freilich. Wenn man von 815 guten Studien nur 68 Studien herauspickt, in denen gestorben wurde. Und die 747 Studien, in denen Vitamine Krebs verhindern, Infarkt, grauen Star, Alzheimer, wegfallen lässt. Dann findet man auch heraus: Was wirkt, hat Nebenwirkungen. Denn wenn man Vitamine dumm und unkontrolliert einnimmt, können die Nebenwirkungen gefährlich werden. Manchmal. Selten. Aber immerhin. Das hat man in Studien getan. Einfach Monopräparate verschrieben. Hoch dosiert Vitamin E oder Vitamin A. Und jahrelang nicht kontrolliert, was da im Körper passiert. Nimmt man beispielsweise nur Vitamin E und fehlt die entsprechende natürliche Menge Vitamin C, wird Vitamin E selbst zum freien Radikal. Sprich: aggressiv, Zellen und Erbgut zerstörend. Das führt zu Herzinsuffizienz. Hat man ebenfalls in einer Studie festgestellt. Dann kann ein Vitamin auch mal gefährlich werden. Weiß man zwar seit 1963 (Prof. Dr. Esterbauer), aber welchen Wissenschaftler kümmert störendes Wissen. Also: Vitamine sind essenziell. Sprich: Lebensretter. Punkt. Merke: In der Natur gibt es keine Einzelvitamine!

Vitamine nur dazu – nicht anstatt

Dazu? Wozu? Zur genetisch richtigen Idealkost. Sonst ist's Unfug. Das wurde bislang in keiner Studie so gemacht. Doch. In einer. Woher ich das weiß? Na – langsam kennen Sie mich doch.

Ich hab's gemacht. Ausprobiert. Habe mich drei Wochen von Astronautenkost ernährt. Hochraffiniert. Da ist alles drin. Alle Vitamine, alle Spurenelemente … muss ja so sein. Und meine Zehn-Kilometer-Laufzeit wurde immer schlechter. Darum weiß ich: Vitamine nützen gar nix. Aber Vitamine zu genetisch richtiger Kost machen Sie zum Ironman-Gewinner. Ich hab's bewiesen. Kommen Sie doch mit … gewinnen auch Sie!

Gezielt und gekonnt – so geht's

Wie kann man Vitamine nehmen – ohne dass sie schaden, so, dass sie nur gut tun? Nun, da gibt es einen einfachen Weg: Man isst genetisch richtig. Und ergänzt das Ganze gezielt und gekonnt. Man nimmt ein breitgestreutes Präparat, wobei es nur zwei empfehlenswerte gibt in Deutschland, mit allen lebenswichtigen Substanzen, in einer Dosierung und Kombination, wie sie die Natur vorgibt. Und das Gesetz es erlaubt. Das ist Grundversorgung. Das ist Lebensversicherung.

Und dann misst man – und gleicht Fehlendes gezielt mit Einzelpräparaten aus. Und kontrolliert immer mal wieder. Das ist gezielt – und gekonnt. Und somit auch ungefährlich. Zudem wesentlich wirkungsvoller. Denn konkret heißt dies, dass Magnesium die Anzahl der Mitochondrien vermehrt, wofür es ja Lauf-, Schwimm- und Radmessungen gibt, dass aber an deren Vermehrung mit Sicherheit auch viele andere essenzielle Stoffe beteiligt sind. Dass man Magnesium sehr wohl messbar im Blut anheben, aber zur Sicherheit immer ein Kombinationspräparat dazunehmen sollte. Freilich: Ein Arzt muss auch Verständnis dafür haben, dass manche Menschen ernsthaft glauben, mit dem üblichen, also vitaminleeren Salat allein auskommen zu können.

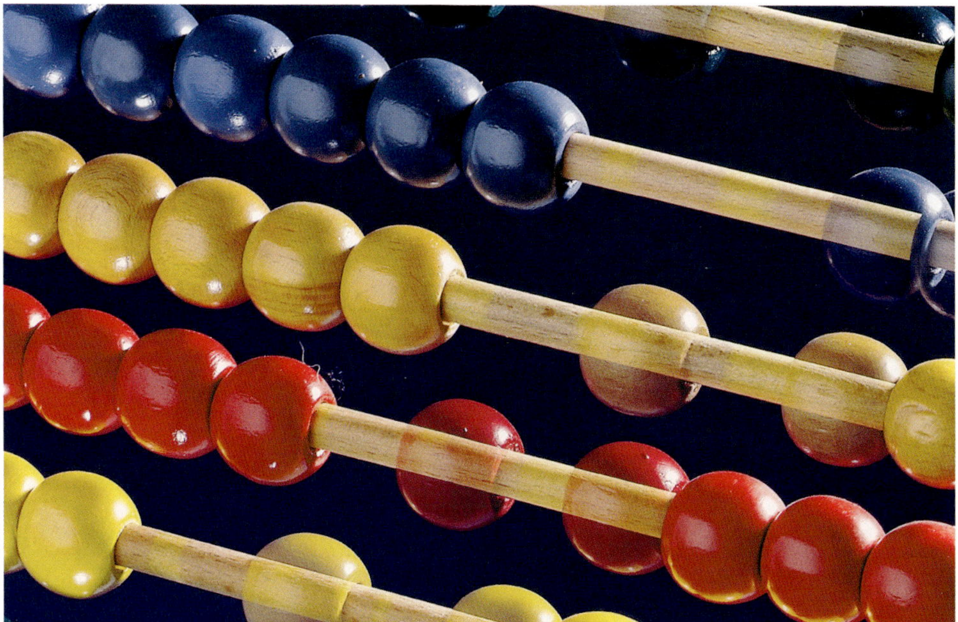

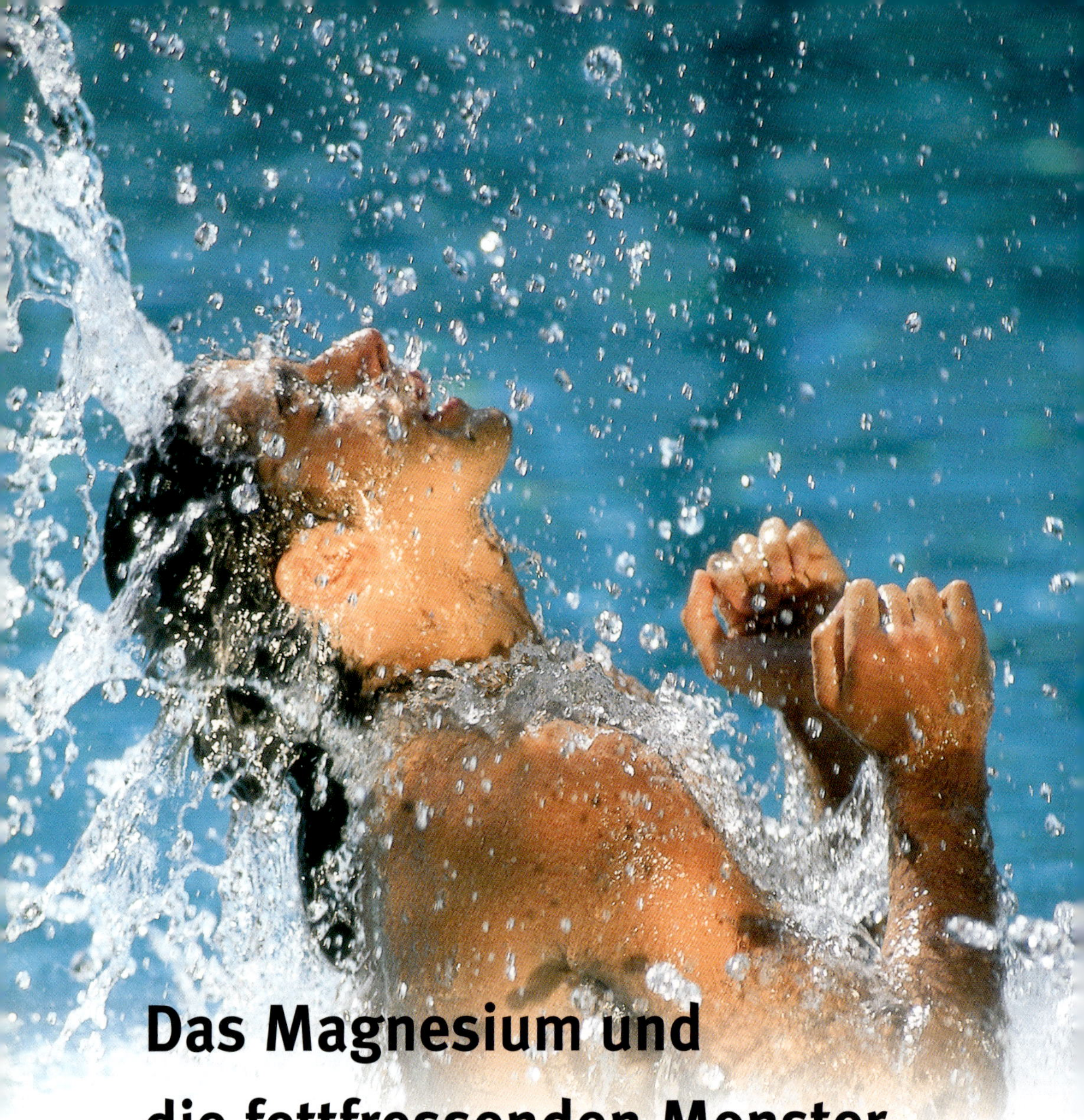

Das Magnesium und die fettfressenden Monster

Ihre Mitochondrien haben Sie ja jetzt über eine kleine Enzymrevolution zu kleinen fettfressenden Monstern erzogen. Wussten Sie, dass diese Dinger nicht dem Körper gehören? Dass das Fremdkörper sind? Schauen Sie: Ihr ganzer Körper wird bestimmt und reguliert durch Ihre Gene, in den Chromosomen. Das ist Ihnen bekannt. Die Haarfarbe, die Augenfarbe, Ihre Größe, Ihr Knochenbau, alles ist in Ihren Genen festgelegt.

Nicht aber Ihre Mitochondrien. Die sind von Ihrem Chromosomenapparat völlig abgekoppelt. Die haben einen eigenen. War Ihnen das bekannt? Man glaubt tatsächlich, dass die Mitochondrien körperfremde Teilchen sind, die damals, vor vielen Millionen Jahren, in die Körperzellen eingewandert sind. Man nimmt an, dass Mitochondrien Bakterien waren, die die Wirtszelle besetzten und dann neben ihr das Arbeiten begannen. Also völlig selbstständige, genetisch selbstständige Wesen. Und das sind sie heute noch.

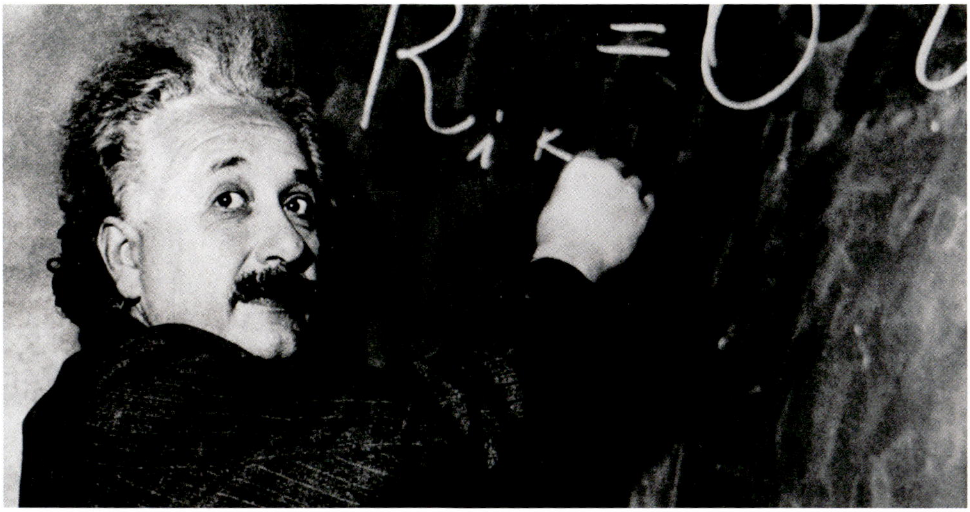

Wer den Nobelpreis kriegt, hat recht – oder?

Ein Nobelpreisträger für Medizin hat u. a. die Entdeckung gemacht, dass das Wachstum, dass die Anzahl der Mitochondrien gesteuert wird durch einen streng magnesiumabhängigen Prozess. Kurz und knapp: Je mehr Magnesium Sie im Körper haben, desto mehr Mitochondrien können Ihre Muskelzellen, kann Ihr Körper herstellen. Ein riesiges Geschenk! Jetzt verstehen Sie, warum ich auf das Salz Magnesium bis hin zum richtigen Mineralwasser so überaus großen Wert lege. Ich möchte einfach, dass Sie mehr Mitochondrien bilden, dass Sie mehr Lebensenergie haben, dass Sie es leichter haben bei der täglichen Arbeit. Aber eben auch leichter bei der Fettverbrennung. Also: Glauben Sie einem Nobelpreisträger. Nehmen Sie Magnesium, wenn Sie schneller schlank werden wollen. Sie kennen die Zahlen? Im Blut sollte mehr als 1,0 Millimol pro Liter herumschwimmen. Ihr Hausarzt hilft Ihnen hier gerne mit einer Messung weiter.

Wie schnell Magnesium auf Ihre Zellen wirkt, zeigt Ihnen eine kleine Tabelle (siehe unten).

Hier hat man einfach Zeiten von Triathleten gestoppt. Im Schwimmen, im Laufen, im Radfahren. Vor der Einnahme von Magnesium und

Wie schnell Magnesium auf Ihre Zellen wirkt

Sportart	mit Magnesium	ohne Magnesium
Schwimmen 500 m	7:44 Min.	8:47 Min.
Radfahren 20 km	34:24 Min.	35:03 Min.
Laufen 5 km	21:43 Min.	23:27 Min.

vier Wochen nach der Einnahme von Magnesium. Sehen Sie selbst, wie dramatisch schneller diese jungen Sportler durch Magnesium geworden sind. Sie wissen jetzt, wie das funktioniert: Die hatten eben mehr Mitochondrien in den Muskelzellen, waren leistungsfähiger geworden.

Magnesium gegen Stress

Sie wissen ja: Stress macht dick. Wenn Sie etwas gegen Stress tun, haben Sie ein wunderbares Schlankmittel. Bekannt geworden ist das berühmte Experiment von Selye: Ratten schwimmen nicht gerne, aber sie können es; auf jeden Fall stellt es einen erheblichen Stress für sie dar. Selye ließ nun eine magnesiumarm ernährte Gruppe von Ratten mit einer magnesiumreich ernährten Gruppe um die Wette schwimmen. In der magnesiumarm ernährten Gruppe kollabierten die meisten Tiere nach ca. einer halben Stunde und ertranken, während die magnesiumreich ernährte Gruppe auch nach einer Stunde keine Ausfälle zeigten.

Magnesium macht also auf zwei Wegen schlank. Über die Mitochondrien, die kleinen fettfressenden Monster in Ihrem Körper – und weil es entstresst.

small talk

In Spuren wichtige Schlankmacher

Fehlt Insulinresistenten häufig: Chrom

Schwimmt nicht genug Chrom im Blut, sinkt die Insulinempfindlichkeit der Muskelzellen. Das ausgeschüttete Insulin schafft es nicht mehr, den Zucker, der nach einer Mahlzeit im Blut schwimmt, vollständig in die Muskel- und Leberzellen zu schleusen. Das lässt den Blutzucker ansteigen. Auch die Triglyzeride steigen an, denn unter Insulinresistenz bastelt die Leber verstärkt aus freien Fettsäuren gefäßschädigende Triglyzeride, die sie in die Blutbahn schickt. Dort verstopfen sie die Gefäße. Natürliche Chromquellen: Brokkoli, Äpfel, Haferflocken, Rindfleisch, Bitterschokolade.

Zink für Testosteron

Studien zeigen, dass die roten Blutkörperchen von Übergewichtigen oft zu wenig Zink in sich tragen. Zink stärkt das Immunsystem und beugt Arteriosklerose vor – und hält ein Enzym (Aromatase) davon ab, schlank haltendes Testosteron zu vernichten. Zink steckt vor allem in Hartkäse, Haselnüssen, Weizenkeimen, Austern und Hähnchenbrust. Auch am Antioxidans Selen sollte es deshalb nicht mangeln. Toplieferanten sind Kokosnuss, Haferflocken, Eier, Hering und Huhn.

Kennen Sie Ihren Eisenwert?

Ohne Sauerstoff kann kein Fett verbrennen. Und Eisen transportiert Sauerstoff zum Muskel. Eisen liegt in Form von Ferritin vor. Bei Ferritinwerten unter 30 ist eine Fettverbrennung praktisch unmöglich (Frankfurter Studie). Ferritin besteht aus Eisen plus Eiweiß.

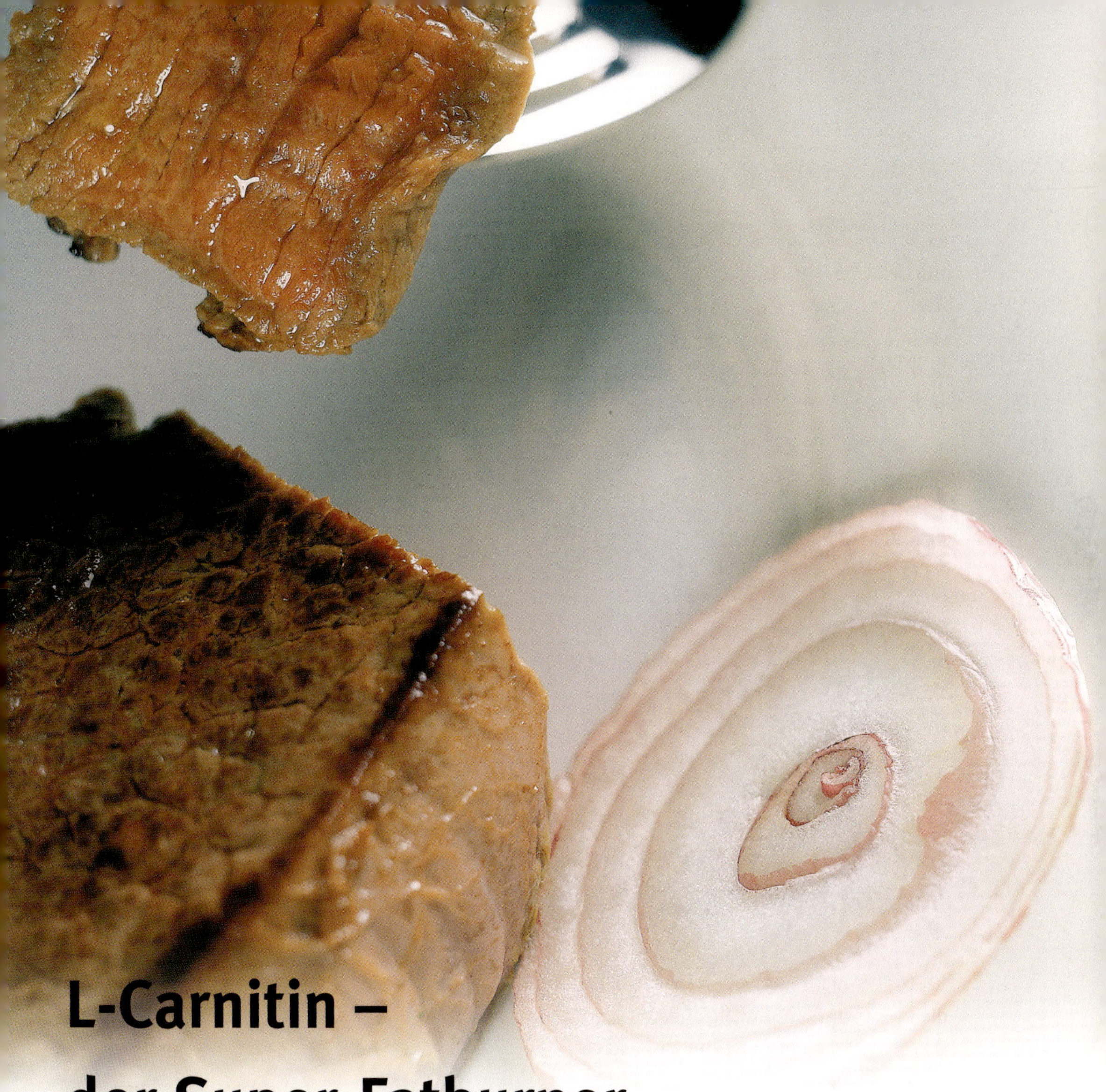

L-Carnitin – der Super-Fatburner

Dicke haben nicht zu viel. Im Gegenteil: Sie haben zu wenig. Zu wenig Vitalstoffe, die die Fettverbrennung anheizen. Ohne die geht es nicht. Magnesium, Vitamin C, B-Vitamine, Eiweiß und vor allem L-Carnitin sind die Schlüsselsubstanzen zu einem schlanken Dasein. Der L-Carnitin-Spiegel ist bei Dicken in der Regel viel zu niedrig. Das ist Fakt. Das kann man im Blut nachmessen. L-Carnitin spielt eine zentrale Rolle in der Energieproduktion und bei der Fettverbrennung. Ohne L-Carnitin können die dicken Fettbriketts nicht in die Brennöfen – die Mitochondrien – aller Zellen gelangen.

Ihr Muskel kann L-Carnitin selbst produzieren. Er muss dazu aber Muskeleiweiß abbauen. Um ein Gramm L-Carnitin selbst zu produzieren, müssen 30 Gramm Muskeleiweiß abgebaut werden. Deshalb freut sich Ihr Körper immer über L-Carnitin auf dem Teller, um den Abbau von Muskeleiweiß zu vermeiden. L-Carnitin steckt vor allem in Fleisch und Milchprodukten. Essen Sie nicht so gerne? Nicht täglich? Dann nehmen Sie L-Carnitin eben zusätzlich ein.

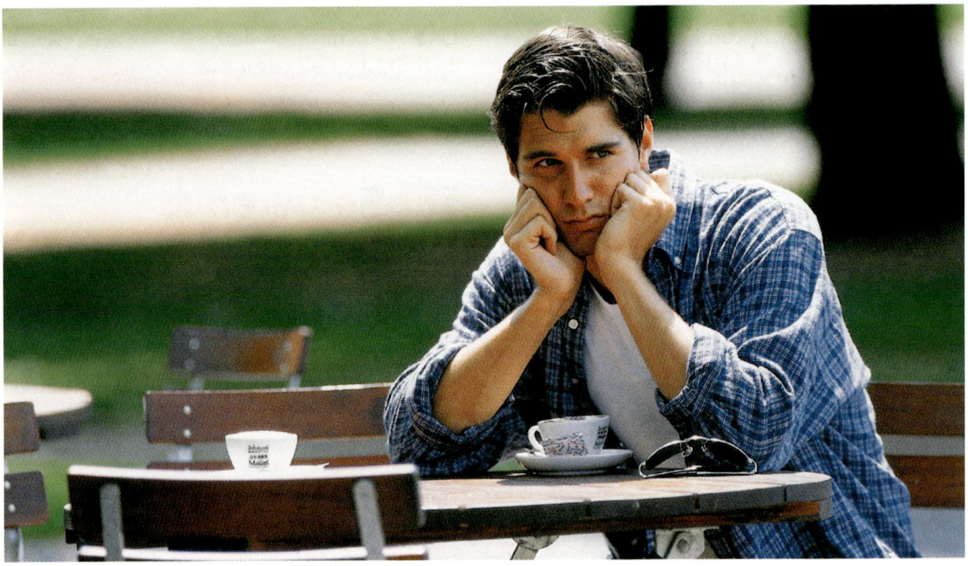

small talk

L-Carnitin – Taxi in die Fettverbrennungsöfen

Vor allem Muskel- und Herzzellen leben von Fetten und enthalten deswegen auch die meisten L-Carnitin-Fetttransport-Shuttles. Folgen eines L-Carnitin-Mangels:

- Müdigkeit: Fett wird kaum als Energie genutzt.
- Muskelverlust: Statt Fett wird immer wieder wertvolles Eiweiß aus der Muskelmasse zur Energieproduktion herangezogen.
- Herzschwäche: 80 % der Energie für das Herz stammen aus Fett. Vor allem im Alter kann sich L-Carnitin-Mangel im Herzen durch Herzschwäche oder Angina pectoris bemerkbar machen.
- Schlechter Gewichtsverlust – trotz Diät werden Bauchspeck und Hüftgold nicht schnell genug abgebaut.

Schlank mit L-Carnitin?

L-Carnitin ist kein Wunder-Fett-Verschwindibus-Mittel, obwohl es in der Presse oft so dargestellt wird. Studien zeigen: Allein L-Carnitin zu schlucken hilft nichts, bringt kaum Gewichtsverlust. Warum sollte der Körper auch plötzlich mehr Bauchspeck als sonst verbrennen, obwohl Sie genauso viel essen und nicht mehr Kalorien verbrauchen. Glauben Sie mir: Jedes überflüssige Zuckerstückchen und jede fette Wurst kommt mit oder ohne Carnitin zuverlässig auf Ihre Hüften.

Während einer Diät hingegen kurbelt L-Carnitin Ihren Fettabbau enorm an. Ein Beispiel: In einer Studie bekamen 100 Patienten (alle auf Diät) entweder Carnitin oder weißes Pulver ohne Carnitin. Die Patienten mit Carnitin nahmen binnen vier Wochen 25 % mehr an Gewicht ab. Im Schnitt ein Kilo mehr.

Die Einnahme von L-Carnitin kann die Verbrennung der Fettsäuren, die Sie täglich essen, um ein Drittel steigern. Dieses Fett kann also nicht vom Körper unschön gespeichert werden, sondern wird tatsächlich vermehrt in Energie umgewandelt.

Die L-Carnitin-Esser der Studie verloren weniger Muskelmasse. Warum? Der Körper holte sich seinen Stoff für Energiegewinnung nicht aus den Muskeln, sondern aus den Fettröllchen.

small talk

L-Carnitin als Diätturbo

- Carnitin hält wach: Wenn Sie Muskeleiweiß statt Fett verbrennen, sammelt sich als Verbrennungsrest Ammoniak an. Es wirkt als Nervengift, das müde macht.
- Carnitin drosselt den Hunger: Wenn Sie Zucker statt Fett abbauen, bekommen Sie Heißhungerattacken und werden nervös, weil mit sinkendem Blutzuckerspiegel Ihrem Gehirn und Ihren Nerven die Energie ausgeht. L-Carnitin sorgt für eine bessere Fettverbrennung und drosselt so Hungergefühle. So fällt es Ihnen natürlich viel leichter, Diät zu halten – und dadurch beschleunigt sich wiederum der Fettabbau.
- Carnitin verhindert den Jo-Jo-Effekt: Wenn bei einer Diät schnell viel Fett verbrannt wird, produziert der Körper verstärkt Ketonkörper. Diese Ketonkörper signalisieren dem Körper, dass er Energie sparen soll – er fährt den Fettstoffwechsel herunter. Wenn Sie wieder normal essen, kommt es zum berühmten Jo-Jo-Effekt, weil der verlangsamte Stoffwechsel weniger Fett verbrennt und die Kalorien wieder verstärkt speichert. L-Carnitin sorgt dafür, dass weniger Ketonkörper entstehen und so die Fettverbrennung optimal weiterläuft.

Und: L-Carnitin fördert den Eiweißeinbau in den Muskel. Mit L-Carnitin bauen Sie also Muskeln auf und Fett ab. So einfach ist das.

Für Senioren & Vegetarier

Im Alter nehmen die körpereigene L-Carnitin-Synthese und die L-Carnitin-Aufnahme mit der Nahrung ab. Gleichzeitig drosselt das Alter die Fettverbrennung. Stattdessen verbrennt der Körper mehr Muskeleiweiß, und dadurch geht Muskelmasse verloren. Zwischen dem 40. und 80. Lebensjahr verliert der Mensch so etwa 40 % seiner gesamten Muskelmasse.

Besonders im Alter kommt es darauf an, mehr Fett zu verbrennen und Muskelmasse zu erhalten oder sogar ganz neu aufzubauen, denn der Erhalt der Muskelmasse sorgt für die körperliche Leistungsfähigkeit und ein intaktes Immunsystem.

L-Carnitin steckt vor allem in tierischen Produkten. Sie sind Vegetarier? Dann haben Sie mit ziemlicher Sicherheit zu wenig von diesem Stoff. Muskeln erschöpfen schneller, Sie haben weniger Ausdauer. L-Carnitin wird übrigens biologisch durch Fermentation hergestellt und nicht etwa aus Fleisch gewonnen. Das Produkt ist also rein vegetarisch.

So nehmen Sie L-Carnitin ein

- Zur Deckung des normalen Tagesbedarfs genügen zwischen 250 bis 500 Milligramm pro Tag. In diesen kleinen Mengen von 250 bis 500 Milligramm pro Portion wird L-Carnitin auch am besten im Darm aufgenommen.

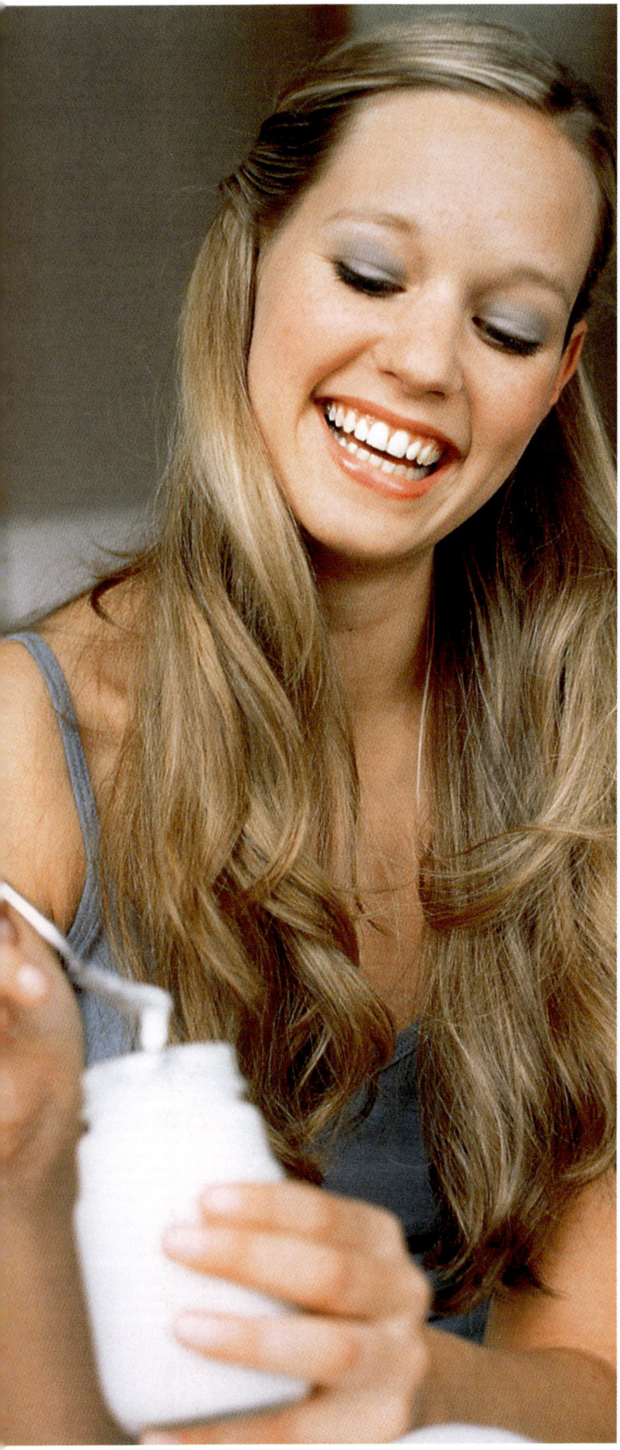

- Zur Steigerung des Fettabbaus kann L-Carnitin auch höher dosiert eingenommen werden (beispielsweise ein bis zwei Gramm täglich). Aber bitte in kleinen Portionen!
- Drei Gramm L-Carnitin täglich können therapeutisch zur Bluttfettsenkung, bei Herzerkrankungen und Diabetes eingesetzt werden.
- Auch zur Unterstützung des Immunsystems bei Krankheiten wird L-Carnitin eingesetzt.
- Bei Leistungssportlern kann durch die Einnahme von drei Gramm L-Carnitin täglich die Regenerationszeit verkürzt oder sogar Muskelkater verhindert werden. Diese hohen Dosierungen sind aber wirklich dem Leistungssport vorbehalten.

Noch mehr Eiweiß für den Superfettstoffwechsel

- Wer sich gut mit den Eiweißbausteinen **Arginin, Ornithin, Lysin, Glycin, Glutamin** und **Tryptophan** aus Fisch, Fleisch, Eiern, Milch und Milchprodukten versorgt, animiert die Hypophyse, mehr Wachstumshormon auszuschütten. Das Wachstumshormon sorgt dafür, dass verstärkt Fett ab- und Muskeln aufgebaut werden. Im Blut von übergewichtigen Menschen findet man nur sehr niedrige Wachstumshormonkonzentrationen. Aufgepasst: Ein niedriger Blutzuckerspiegel lockt das Wachstumshormon. Wer den Kohlenhydrathahn drosselt, bringt also die Fettverbrennung in Gang. Auch hormonell.
- Aus **Tryptophan** bastelt der Körper das Glückshormon Serotonin, das gleichzeitig den Appetit reguliert, uns sagt, dass wir satt sind. Wenig Tryptophan im Blut heißt wenig Serotonin im Gehirn und fehlendes Stoppsignal, wenn wir essen. Thunfisch, Geflügel, Milchprodukte

sind gute Tryptophanlieferanten. Tryptophan ist übrigens die seltenste essenzielle Aminosäure in der Natur.

- Neben Tryptophan helfen auch **Phenylalanin** und **Tyrosin,** den Appetit zu dämpfen. Sie steigern die Freisetzung von Cholecystokinin (CCK) im Gehirn. Ein Hormon, das für die Entstehung des Sättigungsgefühls verantwortlich ist. Die beiden Aminosäuren stecken in Käse, Fleisch, Fisch, Nüssen und Eiern.
- Das Blutbild übergewichtiger Menschen zeigt eine niedrigere Konzentration von **Thiol** als das normalgewichtiger Menschen. Der Eiweißbaustein Cystein ist eine Thiolverbindung, die den Körper davor bewahrt, Muskelmasse zu verlieren. Zu wenig Cystein in Form von Ei, Fisch, Geflügel, Nüsse, Samen, Soja, Käse auf dem Teller lässt den Körperfettanteil ansteigen und im Gegenzug Muskelmasse schmelzen.

Mehr wichtige Eiweißbausteine finden Sie auf Seite 50f.

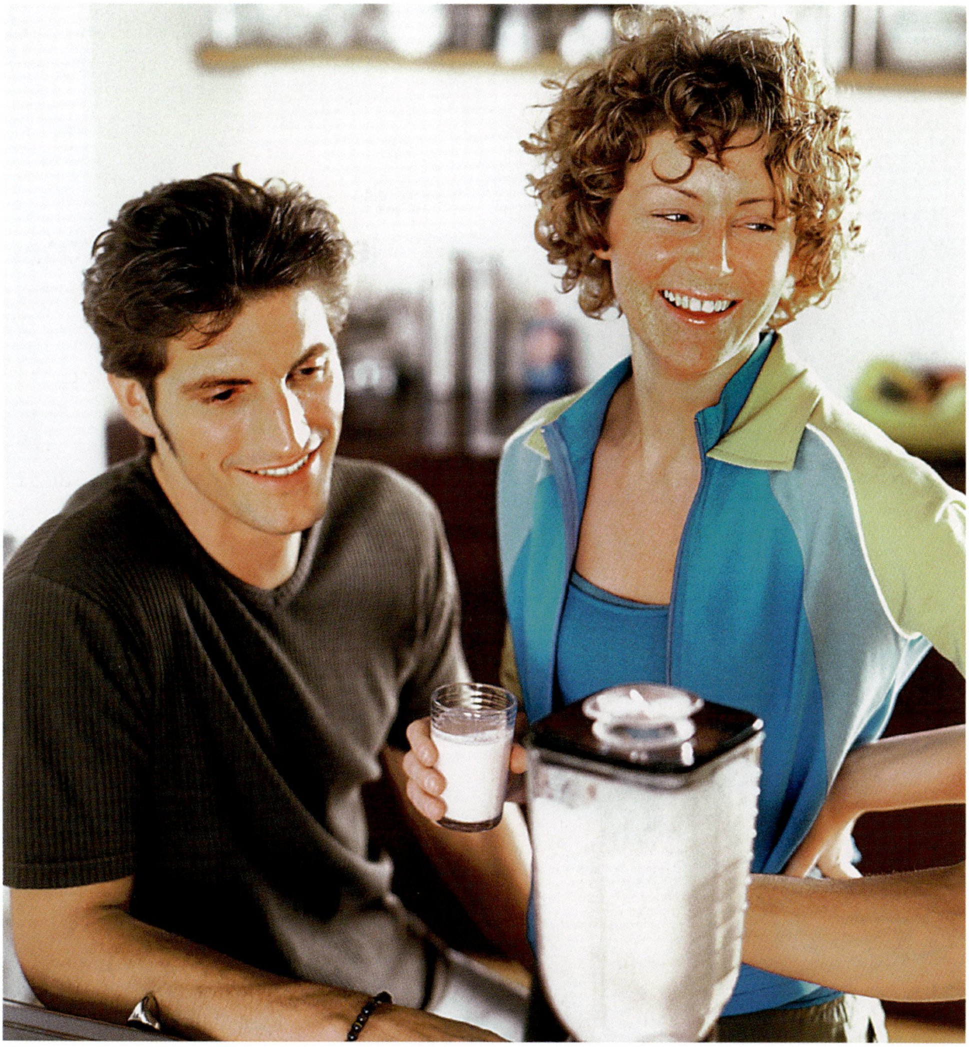

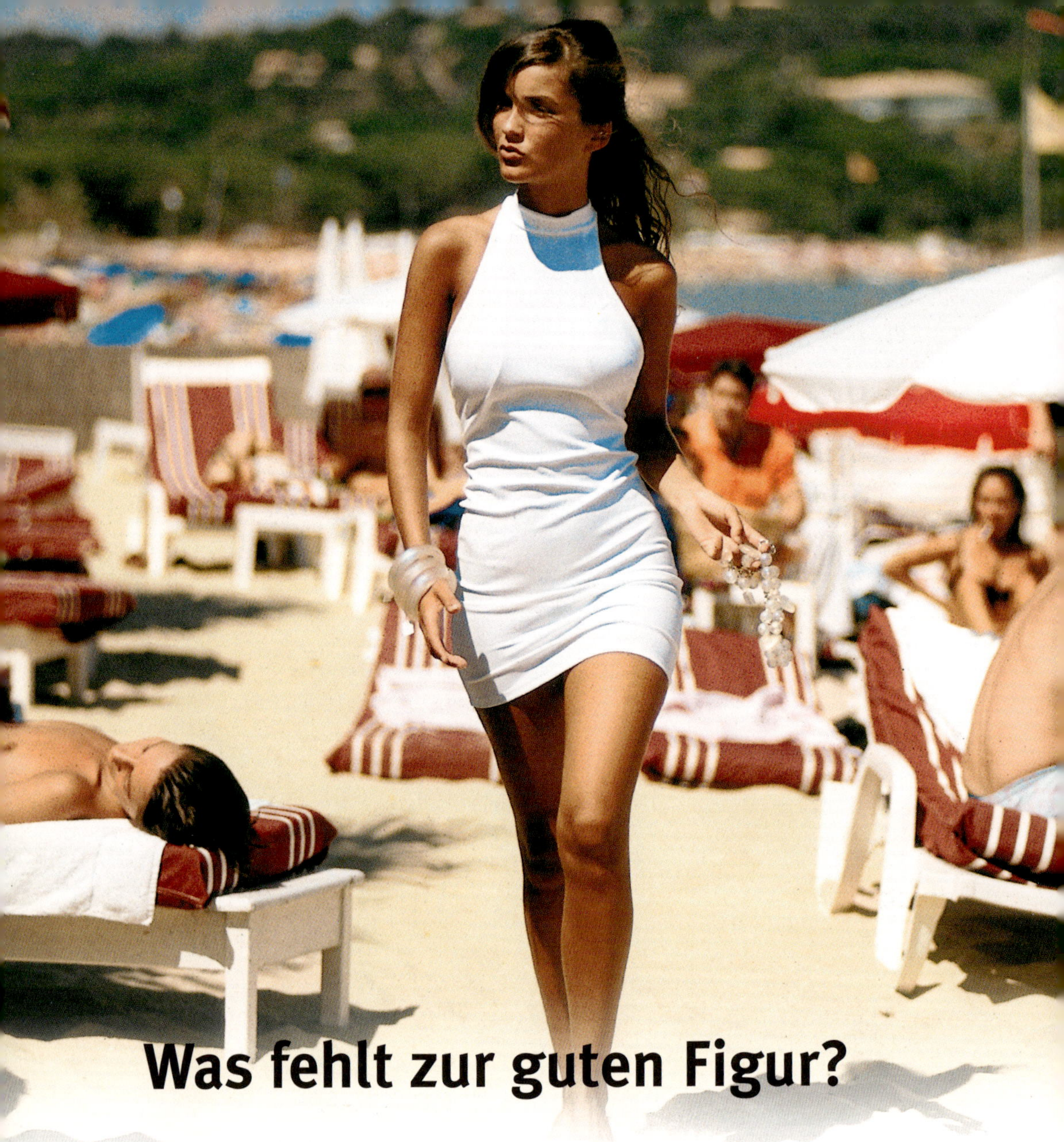

Was fehlt zur guten Figur?

Selbstverständlich haben Sie recht. Natürlich bestimmt Ihre Schilddrüse Ihr Leben. Eindeutig sind Sie mit einer hochaktiven Schilddrüse eher schlank und mit einer trägen, häufig sogar unterfunktionierenden Schilddrüse eher übergewichtig. Das Schilddrüsenhormon, der Motor der Fettverbrennung, kommt an Wichtigkeit gleich nach dem scheußlichen Insulin. Und was ist Schilddrüsenhormon? Eines der einfachsten, schlichtesten, simpelsten Hormone des menschlichen Körpers. Wussten Sie das?

Tyrosin + Jod + Selen

Schilddrüsenhormon ist Eiweiß. Eiweiß. Bitte merken Sie sich: Eiweiß. Nämlich zu allererst und zum größten Anteil eine einzige Aminosäure, der Eiweißbaustein Tyrosin. Tyrosin ist die Basis des Schilddrüsenhormons. Und dann brauchen Sie noch ein bisschen Jod. Tyrosin und Jod lagern sich zusammen und werden leider nur zur Speicherform des Schilddrüsenhormons. Wussten Sie das? Die Speicherform ist fast zur Gänze inaktiv. Nützt Ihnen fast nichts.

Ist zunächst nur einmal da und wirkt noch nicht richtig.

Aktiv wird diese Speicherform erst durch ein Enzym. Ein Enzym, das von Selen abhängt. Also erst Selen macht aktives, wirksames, fettverbrennendes Schilddrüsenhormon.

Sie brauchen also kurz und knapp drei Dinge: eine Aminosäure, Jod und Selen.

Haben Sie das?

Jetzt denken Sie einmal kurz über Ihre Situation nach. Sie leben in Deutschland. Und Sie wissen selbstverständlich, dass drei Länder, nämlich Deutschland, Österreich, Schweiz, laut WHO Mangelgebiete sind. In diesen drei Ländern mangelt es an Jod und Selen im Boden, also auch in der Nahrung.

Ausgesprochen unglücklicher Zufall. Zufall? Gucken Sie sich doch einmal um! Auch Ihre Mitmenschen sind dick, aber doch nicht willensschwach. Ihre Mitmenschen wollen doch auch. Bemühen sich genauso wie Sie um eine vernünftige Figur. Genauso wie Sie, überflüssiges Fett zu verbrennen. Reißen sich zusammen. Befolgen Ernährungsrichtlinien und verzweifeln … genauso wie Sie.

Ja – vielleicht können wir gar nichts dafür? Wenn im Boden kaum Jod und Selen sind, wie sollen wir dann genügend aktives Schilddrüsenhormon, also einen brummenden Stoffwechsel überhaupt erzeugen? Völlig richtig.

Darum misst Ihr Hausarzt regelmäßig die Schilddrüsenfunktion, misst das inaktive Speicherhormon T4 und das aktive Schilddrüsenhormon T3. Und findet in neun von zehn Fällen ein ausgesprochen tiefes T3. Wenig aktives Schilddrüsenhormon. Jetzt wissen Sie, weshalb.

Und weil Sie das jetzt verstanden haben, tun Sie's: essen ab sofort Eiweiß plus Jod plus Selen. Übrigens: Alle drei Werte kann man im Blut ganz genau messen. Ein Aha-Erlebnis!

small talk

Schilddrüsenhormone

Produziert die Schilddrüse zu wenig ihrer Hormone T3 (Triiodthyronin) und T4 (Thyroxin) oder schickt die Hypophyse zu wenig vom schilddrüsenstimulierenden Hormon TSH (Thyreotropin), spricht der Arzt von einer Schilddrüsenunterfunktion. Der Stoffwechsel verlangsamt sich, die Blutfettwerte steigen an, die Fettdepots des Körpers wachsen, ohne dass man mehr essen würde. Etwa 40 % aller Menschen, die an einer Schilddrüsenunterfunktion leiden, entwickeln mit der Zeit eine Adipositas. Der Eiweißbaustein Tyrosin ist Bestandteil der Schilddrüsenhormone. Eine gute Versorgung mit dem Protein in Kombination mit Jod und Selen kann helfen, den Stoffwechsel wieder in Gang zu bringen.

Übergewicht – Diagnosen aus dem Labor

Die Kilos lassen Sie nicht los? Dann lassen Sie doch einmal im Blut nachgucken, ob da nicht was fehlt, das normalerweise die Enzyme auf Trab hält. Dann können Sie nämlich etwas dagegen tun – und das Leben wird leichter und leichter.

Insulinresistenz

Jeder vierte Deutsche leidet darunter. Die Zellen hören nicht mehr auf das Blutzuckerhor-

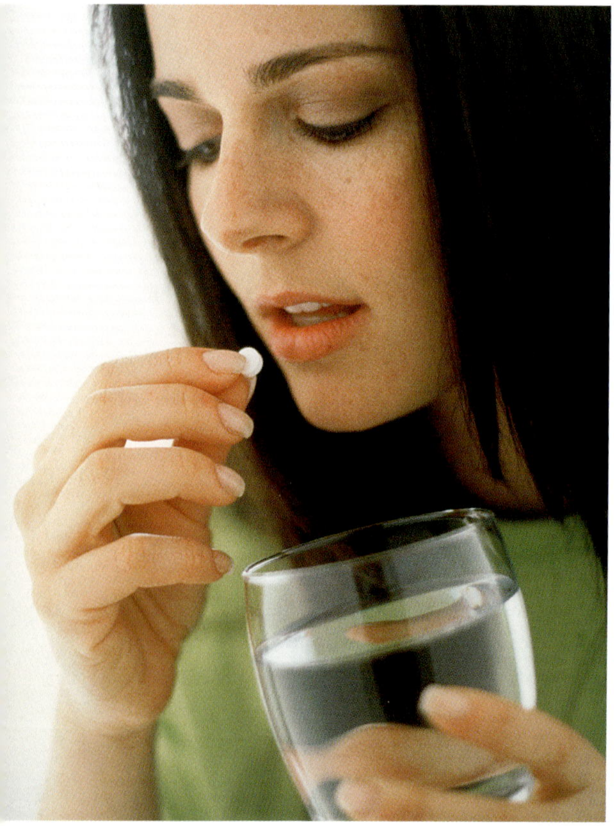

mon. Die Bauchspeicheldrüse produziert immer mehr Insulin, das unablässig im Blut kreist. Und solange Insulin im Blut ist, wird kein Fett aus der Fettzelle abgebaut. Endstation: Diabetes Typ 2. Ein neuer Test kann Pro-Insulin und seine Spaltprodukte messen. Liegt der Wert für »intaktes Pro-Insulin« unter 11 pmol/l Blut, hat man noch keine Insulinresistenz.

Oraler Glukose-Toleranztest

Stellt fest, wo man schon ist auf der Autobahn in den Diabetes. Man muss morgens nüchtern zum Arzt. Dort wird zunächst Blut abgenommen, um den Nüchternblutzucker zu bestimmen. Der sollte nicht höher als 100 mg/dl Blut liegen. Anschließend muss man innerhalb von fünf Minuten eine Lösung aus 75 Gramm Glukose und 250 bis 300 Milliliter Wasser trinken. Nach ein und dann wieder nach zwei Stunden wird erneut der Blutzucker bestimmt. Bei Werten unter 140 mg/dl ist alles in Ordnung; darüber spricht man von gestörter Glukosetoleranz (Insulinresistenz) – Werte, die über 199 mg/dl liegen, bestätigen die Diagnose Diabetes Typ 2.

Freies T3 – das aktive Schilddrüsenhormon

Der Zündfunke für die Fettverbrennung. FT3 besteht aus einem Eiweißanteil plus Jod, wird aktiviert durch Selen. Aktives Schilddrüsenhormon haben Dicke in der Regel wenig. Und damit einen schlechten Kalorienumsatz. Der Grund ist einfach: Deutschland ist laut WHO ein Jod- sowie Selenmangelgebiet. Kommt noch hinzu, dass wir in der Regel niedrige Bluteiweißwerte haben.

Freies Testosteron

Das männliche Keimdrüsenhormon, unser innerer Antrieb. Wird auch im weiblichen Körper gebildet, wenn auch weniger. Lenkt das Muskelwachstum (Eiweißaufbau) genau wie die Fettverbrennung. Je mehr, desto schlanker. In der Regel hat der Deutsche tiefe, zu tiefe Werte. Testosteron steigt am sichersten an durch Sport. Oft auch durch Stressabbau.

IGF I

Zeigt uns die Menge an Wachstumshormon an, die über den ganzen Tag pulsierend ausgeschüttet wird. Wachstumshormon ist die stärkste fettverbrennende Substanz im menschlichen Körper. Der sogenannte Jungbrunnen. Wird in Anti-Aging-Kliniken täglich gespritzt. Man muss aber nicht spritzen: Wachstumshormon besteht aus reinem Eiweiß (siehe Seite 99f.), wird stimuliert durch Sport, durch Tiefschlaf, durch Eiweißfasten (nach 18 Uhr nur Eiweiß, um das Insulin niedrig zu halten).

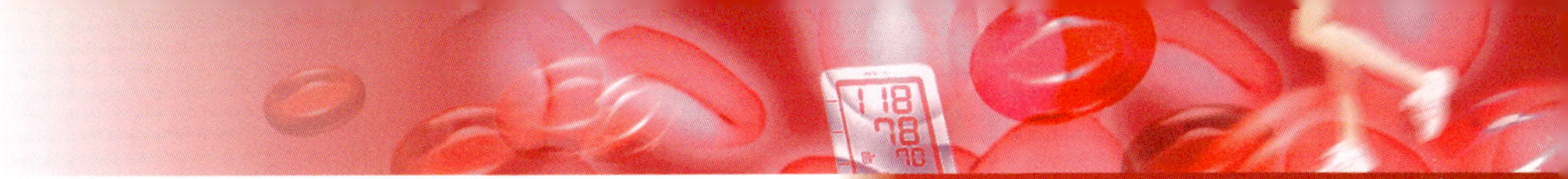

Ferritin, der Eisenspeicher

Ein indirektes Maß für die Menge an rotem Muskelfarbstoff, also für die Sauerstoffversorgung der Muskelzelle. Ohne Sauerstoff kann kein Fett verbrennen: Bei Ferritinwerten unter 30 ist eine Fettverbrennung praktisch unmöglich (Frankfurter Studie). Ferritin besteht aus Eisen plus Eiweiß.

Magnesium

Steuert die Anzahl von Kraftwerken in den Muskelzellen. Je mehr Kraftwerke, desto effektiver ist die Fettverbrennung. Magnesium ist in deutschen Böden kaum mehr enthalten. Und wird durch Alkohol leider ausgeschwemmt. Unweigerlich.

Chrom

Ein Spurenelement, das die Fettverbrennung direkt steuert. Chrommangel (laut amerikanischer Gesundheitsbehörde bei 92 % der Menschen) ist einer der wesentlichen Gründe für eine träge Fettverbrennung.

Eiweiß

Die Basis einer aktiven Fettverbrennung. Weil Eiweißbausteine, also Aminosäuren, die Basis des Schilddrüsen- genauso wie des Wachstumshormons sind. Aber auch, weil Eiweiß das Sättigungszentrum im Gehirn steuert.

Das sollte man auch messen lassen

Selen

Wandelt inaktives Schilddrüsenhormon (T4) in aktives Hormon (T3) um und stimuliert damit den Stoffwechsel. Deutschland ist Selenmangelgebiet. Daher ist Selen über eine normale Ernährung nicht ausreichend zuführbar.

Carnitin

Der Stoff, der Fetttröpfchen in die Muskelzelle zu den Kraftwerken transportiert. Ohne Carnitin ist Fettverbrennung unmöglich. Übergewichtige Menschen haben in der Regel viel zu wenig Carnitin.

Phosphat

Teil von ATP, dem eigentlichen Brennstoff in der Zelle. Der Mensch setzt täglich enorme Mengen des AT-Phosphats um. Ein Phosphatmangel erklärt trägen Stoffwechsel.

Methionin

Der Anfangsbaustein für jedes Eiweißmolekül, das ja aus Aminosäuren gebastelt wird. Und ist damit unerlässlich für die Bildung des fettverbrennenden Wachstumshormons. Etwa 40 % der Deutschen haben einen Mangel an Methionin. Kein Wunder …

Phenylalanin

Die Vorstufe der Aktivhormone Adrenalin und Noradrenalin, die die Fettverbrennung unmittelbar beschleunigen.

Tryptophan

Wird im Körper zu Serotonin, das (auch) die Sättigung steuert. Ein Tryptophanmangel lässt uns immer weiter essen.

Zink

Ein Aromatasehemmer. Zink hemmt also das Enzym, das das so wichtige Schlankhormon Testosteron in Östrogen umwandelt. Ein erwünscht hoher Zinkspiegel erhöht also indirekt den Testosteronspiegel.

Wer mehr wissen will über die Frohwerte, die einen gesund und schlank und jung halten, liest meine »Frohmedizin«, erschienen ebenfalls im Heyne-Verlag.

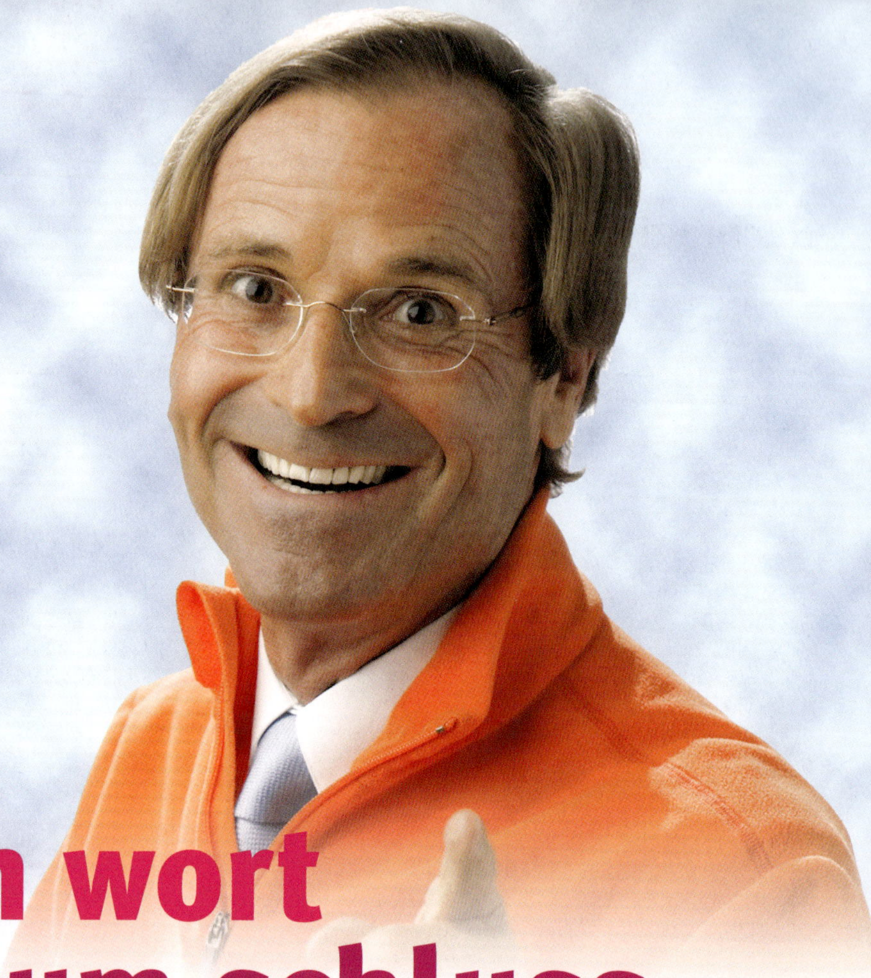

ein wort zum schluss

karl Lagerfeld der Große hat kürzlich so weise formuliert: »Es ist zum Glück unmöglich, schlank zu werden und dumm zu bleiben.« Da hat er recht. Und irgendwie ist es ja wirklich klug, andere für einen arbeiten zu lassen. Warum nicht auch beim Schlankwerden? Also, nehmen Sie aus diesem Buch mit: Lassen Sie die anderen ran. Die anderen, das sind die Enzyme. Dazu sind die nämlich da. Die nehmen Ihnen gerne die ganze Arbeit ab. Sie müssen es denen a) nur sagen – Sie haben ja gelernt, wie. Und dann müssen Sie b) sie lassen. Legen Sie ihnen keine Steine in den Weg. Steine? Das ist der Zucker, das sind die Kohlenhydrate – die lassen Sie einfach weg.

Und dann ruhen Sie sich aus, lassen Ihre Enzyme werkeln, werden schön schlank – im Schlaf. Dank mehr Metabolic Power.

Sachregister

Rezeptregister

dr. strunz bei heyne –

eine Auswahl der lieferbaren Titel

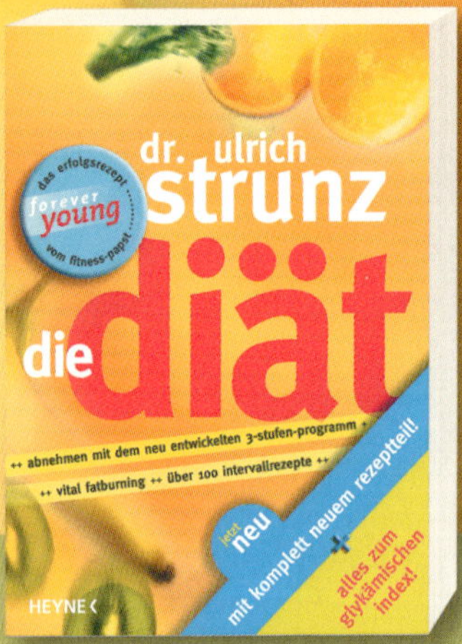

ISBN 978-3-453-87517-3

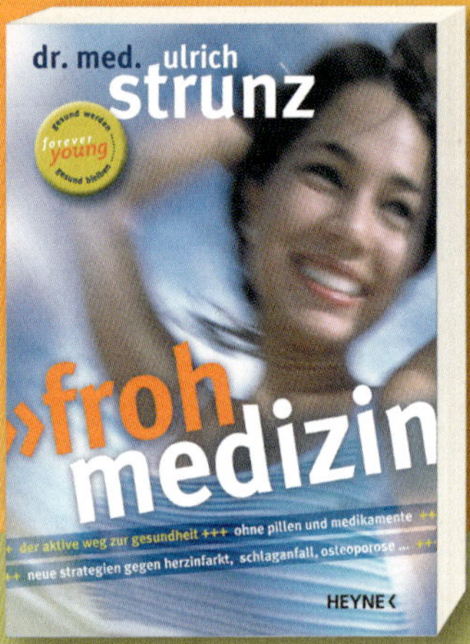

ISBN 978-3-453-87268-4

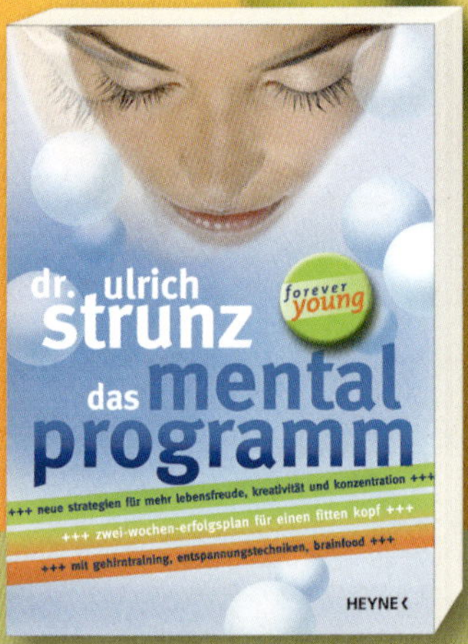

ISBN 978-3-453-87267-7

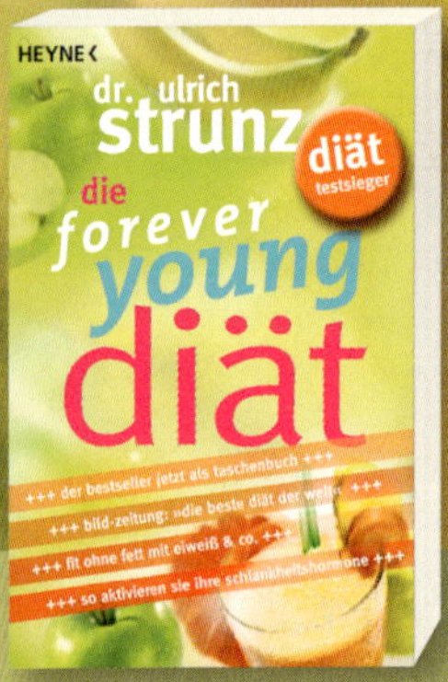

ISBN 978-3-453-66021-2

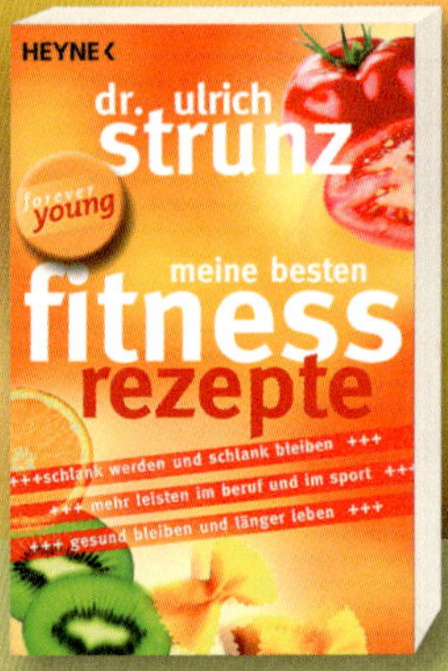

ISBN 978-3-453-66013-7

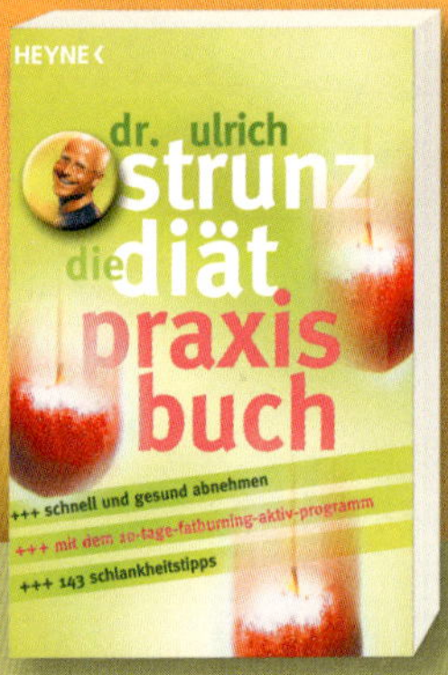

ISBN 978-3-453-86229-6

HEYNE

www.heyne.de